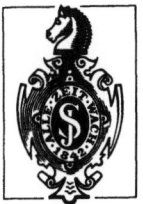

J. Mohr Ch. Schubert O. Jürgensen (Hrsg.)

Management der Unfruchtbarkeit

Anfragen an die Reproduktionsmedizin

Mit 9 Abbildungen und 14 Tabellen

Springer-Verlag Berlin Heidelberg New York
London Paris Tokyo Hong Kong

Dr. med. Jürgen Mohr, Arzt und Pfarrer
Christoph Schubert, Dipl.-Volkswirt
Evangelische Akademie Bad Boll
7325 Bad Boll

Dr. med. Ortrun Jürgensen, Akademische Oberrätin
ZF 6, Abt. Gynäkologische Endokrinologie
Theodor-Stern-Kai 7, 6000 Frankfurt 70

ISBN-13:978-3-540-51216-5   e-ISBN-13:978-3-642-74798-4
DOI: 10.1007/978-3-642-74798-4

CIP-Titelaufnahme der Deutschen Bibliothek
Management der Unfruchtbarkeit : Anfragen an die Reproduktionsmedizin / J. Mohr ...
(Hrsg.). - Berlin; Heidelberg; New York; London; Paris; Tokyo; Hong Kong: Springer, 1989
ISBN-13:978-3-540-51216-5

NE: Mohr, Jürgen [Hrsg.]

Dieses Werk ist urheberrechtlich geschützt. Die dadurch begründeten Rechte, insbesondere die der Übersetzung, des Nachdrucks, des Vortrags, der Entnahme von Abbildungen und Tabellen, der Funksendung, der Mikroverfilmung oder der Vervielfältigung auf anderen Wegen und der Speicherung in Datenverarbeitungsanlagen, bleiben, auch bei nur auszugsweiser Verwertung, vorbehalten. Eine Vervielfältigung dieses Werkes oder von Teilen dieses Werkes ist auch im Einzelfall nur in den Grenzen der gesetzlichen Bestimmungen des Urheberrechtsgesetzes der Bundesrepublik Deutschland vom 9. September 1965 in der Fassung vom 24. Juni 1985 zulässig. Sie ist grundsätzlich vergütungspflichtig. Zuwiderhandlungen unterliegen den Strafbestimmungen des Urheberrechtsgesetzes.

© Springer-Verlag Berlin Heidelberg 1989

Die Wiedergabe von Gebrauchsnamen, Handelsnamen, Warenbezeichnungen usw. in diesem Werk berechtigt auch ohne besondere Kennzeichnung nicht zu der Annahme, daß solche Namen im Sinne der Warenzeichen- und Markenschutz-Gesetzgebung als frei zu betrachten wären und daher von jedermann benutzt werden dürften.

Produkthaftung: Für Angaben über Dosierungsanweisungen und Applikationsformen kann vom Verlag keine Gewähr übernommen werden. Derartige Angaben müssen vom jeweiligen Anwender im Einzelfall anhand anderer Literaturstellen auf ihre Richtigkeit überprüft werden.

Satz: Elsner & Behrens GmbH, Oftersheim

2119/3140-543210 - Gedruckt auf säurefreiem Papier

Geleitwort

Vom 29. April bis 1. Mai 1988 fand in der Evangelischen Akademie Bad Boll die Tagung „Ein Kind um jeden Preis?" statt. A. Krautschik hatte mit dem auf S. 61 geschilderten Fallbeispiel den Anstoß zu dieser Tagung gegeben.

Als Endokrinologin und Psychoanalytikerin, die seit über 20 Jahren an einer Spezialabteilung für gynäkologische Endokrinologie der Universität Frankfurt (Leiter Prof. Dr. H.-D. Taubert) arbeitet, deren Hauptaufgabe die Behandlung von Kinderlosigkeit ist, wurde ich gefragt, ob ich an der Gestaltung der Tagung mitwirken wolle. Da ich die Akademie bereits vorher kennen und schätzen gelernt hatte, stimmte ich zu.

Mein Beitrag zu dieser Tagung hat sich im wesentlichen auf die Beratung für die Auswahl der Referenten beschränkt. So fällt es mir leicht, jetzt als Gast und zuschauende Beobachterin meine Eindrücke zu schildern, die das Lesen der Manuskripte noch einmal lebendig werden ließ.

Das Konzept der Tagung war, die modernen Reproduktionstechniken [In-vitro-Fertilisation, Mikrochirurgie der Tuben, GIFT („gamete intra fallopian transfer"), intrauterine Insemination] von medizinischen Experten (P. Kemeter, R. Baumann, U. Noss, E. Jecht), die sie durchführen, darstellen und von Experten aus dem soziologisch-psychologisch-psychiatrischen Bereich (W. Dmoch, M. Springer-Kremser, A. Krautschik, P. Nijs, C. Hölzle, S. Davies-Osterkamp), welche die Auswirkungen dieser Techniken auf die Betroffenen beobachtend untersucht haben, kommentieren und hinterfragen zu lassen. Betroffene und Beobachtende zugleich war dabei U. Straeter.

Ungewöhnlich an dieser Tagung, deren Teilnehmer praktizierende Gynäkologinnen und Gynäkologen aus dem süddeutschen Raum waren, ist, daß die „Macher" und die „Denker", als Vertreter sozusagen der Vita activa und der Vita contemplativa, miteinander und keineswegs nur gegeneinander ins Gespräch kamen.

Die teilweise abgedruckten Diskussionsbeiträge spiegeln etwas vom Ernst des Engagements wider und lassen die Tiefe des seelischen Erlebens ahnen, die unweigerlich mit dem Eingreifen in fundamentale menschliche Beziehungen und überkommene Wertvorstellungen durch forcierte Sterilitätsbehandlung berührt werden. Ungewöhnlich ist auch das hohe Niveau der Referate und die Sorgfalt, mit der sie für diesen Band geschrieben wurden. Daraus läßt sich dankbar anerkennen, daß die Referenten diese Tagung abseits der großen Fachkongresse sehr ernst genommen haben. (Das Referat von E. Jecht über intrauterine Insemination lag bei Drucklegung leider nicht vor.) Die Lebendigkeit der Diskussion, die nie von allein endete, ist selbst der gedruckten Fassung noch abzuspüren.

Ein von den Fachkollegen außerhalb der Tagung bekriteltes Novum ist, daß auf dieser Tagung 2 österreichische Gäste, nämlich M. Springer-Kremser und P. Kemeter, sowie P. Nijs aus Belgien zu Wort kamen. Sie gehören zu den prominentesten Vertretern ihrer Disziplinen in den Nachbarländern. Die Qualität ihrer Referate spricht für sich. Ich bin dankbar, daß hier ein Forum war, die Gastfreundschaft der Nachbarn den deutschen Kolleginnen und Kollegen gegenüber zu erwidern und die jahrelange Freundschaft und Zusammenarbeit zu intensivieren.

Diesem Buch wünsche ich eine große, nachdenkliche Leserschaft, die sich aus den Teilnehmerinnen und Teilnehmern der Tagung und Frauen und Männern aus allen am „Management der Unfruchtbarkeit" beteiligten Berufsgruppen zusammensetzt. Nicht zuletzt sollten betroffene Frauen, Paare mit unerfülltem Kinderwunsch, dieses Buch lesen.

Im Namen aller Teilnehmer möchte ich – als Mittagungsleiterin und Mitgast – an dieser Stelle dem Kollegen Pfarrer Dr. med. Jürgen Mohr danken, dessen Multifunktionalität als Hausherr, Studienleiter, Seelsorger, Gastronom, Sanitäter und nicht zuletzt liebevoller Tagungsvater wir alle kennen- und schätzengelernt haben. Der gute Geist, der über diesen Frühlingstagen in Bad Boll lag, war nicht zuletzt der gute Geist des Hausherrn.

Frankfurt, im Frühjahr 1989   Ortrun Jürgensen

Autorenverzeichnis

Baumann, Rudolf, Dr. med., Priv.-Doz.
Zentrum der Frauenheilkunde und Geburtshilfe
Theodor-Stern-Kai 7, 6000 Frankfurt 70

Davies-Osterkamp, Susanne, Prof. Dr. rer. soc., Dipl.-Psych.
Klinik für Psychotherapie und Psychosomatik
an der Rheinischen Landesklinik, Universität Düsseldorf
Bergische Landstraße 2, 4000 Düsseldorf 12

Dmoch, Walter, Dr. med.
Arbeitsbereich Psychosomatik
Lukaskrankenhaus – Frauenklinik Neuss
Preußenstraße 84, 4040 Neuss

Hölzle, Christine, Dipl.-Psych.
Institut für Medizinische Psychologie
Domagkstraße 3, 4400 Münster

Kemeter, Peter, Dr. med.
Trauttmansdorffgasse 3A, A-1130 Wien

Krautschik, Adeleid, Dr. med., Dr. phil.
Sommerfeld 15, 4330 Mülheim/Ruhr

Mohr, Jürgen, Dr. med.
Evangelische Akademie Bad Boll
7325 Bad Boll

Nijs, Piet, Prof. Dr. med.
Academische Ziekenhuizen, K.U. Leuven
Kapucijnenvoer 33, B-3000 Leuven

Noss, Ulrich, Dr. med.
Tal 12, 8000 München 26

Springer-Kremser, Marianne, Dr. med., Universitätsdozentin
Institut für Tiefenpsychologie und Psychotherapie
der Universität Wien
Lazarettgasse 14, A-1090 Wien

Straeter, Ulrike, Dr. med.
Hensenstraße 172, 4400 Münster

Inhaltsverzeichnis

Einführung
J. Mohr 1

Refertilisation – operative Möglichkeiten und Chancen
R. Baumann 3

Aus der Diskussion nach dem Referat Baumann 10

Refertilisierungswünsche – Beobachtungen eines
Psychotherapeuten an einer Frauenklinik
W. Dmoch 13

Aus der Diskussion nach dem Referat Dmoch 24

Praxis der In-vitro-Fertilisation (IVF) im Rahmen der
Sterilitätsbehandlung
P. Kemeter 29

Management der Unfruchtbarkeit
M. Springer-Kremser 44

Aus der Diskussion nach den Referaten Kemeter und
Springer-Kremser 54

Reifestadien der Mütterlichkeit
A. Krautschik 60

Schöpfung in der Retorte
P. Nijs 68

Aus der Diskussion nach den Referaten Krautschik und Nijs . 86

Intratubarer Gametentransfer
U. Noss 95

Physische und psychische Belastung durch In-vitro-Fertilisation
C. Hölzle 97

Ungewollt kinderlos – Was kann man tun und lassen?
U. Straeter 105

Aus der Diskussion nach den Referaten Hölzle und Straeter . 112

Künstliche Reproduktion aus psychologischer Sicht:
die Rolle des Arztes – die Rolle der betroffenen Paare
S. Davies-Osterkamp 116

Aus der Diskussion nach dem Referat Davies-Osterkamp
und Schlußaussprache 129

Zur Achtung vor dem Leben
Kundgebung der EKD-Synode 1987 143

Einführung

J. Mohr

Das Thema dieser Tagung, die wir in Verbindung mit der Bezirksärztekammer Nord-Württemberg veranstalten, lautet: „Ein Kind um jeden Preis?" Die Möglichkeiten, einem Paar mit bisher unerfülltem Kinderwunsch ärztlich zu helfen, sind in den vergangenen Jahren wesentlich erweitert worden. „Neue Techniken" wurden entwickelt und haben eine erste Phase der Erprobung durchlaufen. Gleichzeitig aber mehrten sich die Stimmen derer, die diese Entwicklung im Blick auf die psychischen Auswirkungen bei den betroffenen Paaren und den behandelnden Ärzten hinterfragen wollen.

In der Entwicklung dieser Techniken ist der Geburtstag Louise Browns, des ersten Retortenbabys der Welt, von Bedeutung. Sie wurde am 25. Juli 1978 geboren und hat

> eine neue Epoche der Beziehung zwischen Mann und Frau, zwischen Arzt und Patient eingeleitet. Sie hat ethische, politische und ökonomische Fragen aufgeworfen, an deren Beantwortung wir heute und für geraume Zeit noch zu arbeiten haben werden (Schuller 1987).

Wann beginnt menschliches Leben? Welche psychischen und sozialen Folgen hat unser Handeln? Louise Brown – im Reagenzglas gezeugt, im Mutterleib gewachsen und glücklich geboren – wirft Fragen auf, für die eine gemeinsame Beantwortung noch in weiter Ferne ist. Mittlerweile gehört die Sterilitätsbehandlung mittels In-vitro-Fertilisation zu den gängigen Behandlungsmethoden nicht nur der großen Zentren.

„Es hat in der Zwischenzeit die Enquetekommission des Deutschen Bundestages, es hat die sog. Benda-Kommission der Bundesregierung, viele Fernsehinterviews und Expertengespräche gegeben" (Schuller 1987). Nicht zuletzt beschäftigte man sich in den Akademien unserer Kirchen mit diesem Fragenkomplex.

> Bisher ist die Diskussion noch nicht zur Kontroverse geraten, die Positionen sind noch nicht ideologisiert, die Bastionen noch nicht besetzt. In der Frauenbewegung zum Beispiel wird die In-vitro-Fertilisation sowohl als neuer Unterjochungsversuch beklagt als auch als Befreiung beklatscht (Schuller 1987).

Im Jahre 1987 schrieb Peter Petersen in der Zeitschrift *Fertilität* einen Aufsatz „Manipulierte Fruchtbarkeit – Problematik der Retortenbefruchtung", und der Herausgeberkreis sah sich genötigt, dem Beitrag „Bemerkungen" anzuschließen, um die positiven Aspekte des Kinderwunsches bei In-vitro-Fertilisation herauszustellen. Professor Manfred Stauber weist in diesen Nachbemerkungen darauf hin, daß er diese Entgegnung gerne geschrieben habe, da die moderne Reproduktionsmedizin ohne eine breite Diskussion, die auch kontrovers sein dürfte – und ich füge hinzu, die kontrovers sein muß –, nur Technik bleibe und den behandelten Paaren, ihren Ärztinnen und Ärzten und den gesellschaftlichen Forderungen nicht gerecht werde.

Darum soll es an diesem Wochende hier in der Evangelischen Akademie Bad Boll gehen. In diesem Zusammenhang weise ich auf die Kundgebung der 7. Synode der Evangelischen Kirche in Deutschland auf ihrer 4. Tagung „Zur Achtung vor dem Leben" hin. Dort heißt es:

> Kinder sind Gabe und Aufgabe. Sie brauchen eine behütete Kindheit. Aber es gibt keinen Anspruch auf Kinder. Wenn mit Mitteln der extrakorporalen Befruchtung ein Kindeswunsch verwirklicht werden soll, der sonst unerfüllt bliebe, ist auch zu bedenken, ob das Wohl des Kindes gesichert sein wird. Die Synode appelliert an den Gesetzgeber, auf dem Gebiet der Fortpflanzungsmedizin rechtliche Regelungen zu treffen, die das Wohl des Kindes berücksichtigen.
>
> Gewichtige Gründe sprechen gegen die extrakorporale Befruchtung. Aber die Not der ungewollten Kinderlosigkeit darf nicht gering geschätzt werden. Der Wunsch nach einem Kind rechtfertigt jedoch noch nicht jede medizinische Maßnahme. Darum rät die Synode vom Verfahren der extrakorporalen Befruchtung ab.

Ich wünsche uns auf dieser Tagung eine lebhafte Diskussion, die immer wieder auch mit der ethischen Hilfestellung dieser EKD-Verlautbarung aus dem Jahr 1987 konfrontiert wird. (Die Kundgebung ist auf S. 143–156 dieser Veröffentlichung abgedruckt.)

Literatur

Petersen P (1987) Manipulierte Fruchtbarkeit – Problematik der Retortenbefruchtung. Fertilität 3:99–109

Schuller A (1987) Editorial. Medizin Mensch Gesellschaft 12:4

Refertilisation – operative Möglichkeiten und Chancen

R. Baumann

Definition und Statistik

Unter Refertilisation versteht man die operative Wiederherstellung der Funktion der Eileiter nach ihrer absichtlich operativ herbeigeführten Funktionsstörung. Die erste Refertilisation, die dieser Definition entspricht, wurde 1934 von Aldridge publiziert. Er hatte eine 26jährige Frau „vorübergehend" sterilisiert, indem er die Fimbrienenden beiderseits in das Ligamentum latum versenkte. Fünf Jahre nach diesem Eingriff befreite er per laparotomiam die Fimbrienenden, und 29 Monate nach der Operation wurde die Patientin von einem gesunden Kind am Termin entbunden.

Heute ist die operative Sterilisation eine weltweit angewendete Methode der Geburtenkontrolle. Leider liegen aus der Bundesrepublik Deutschland keine exakten Zahlenangaben vor, so daß die folgenden Zahlen aus angloamerikanischen Arbeiten übernommen werden müssen. So berichten Peterson et al. (1981), daß in Nordamerika jährlich mehr als 800000 Frauen sterilisiert werden. Damit ist die Sterilisation die am meisten angewendete Kontrazeptionsmethode bei Frauen über 30 Jahren in den USA. Den *Population Reports* (1980) ist zu entnehmen, daß zu jenem Zeitpunkt weltweit etwa 60 Mio. Frauen zum Zwecke der Antikonzeption sterilisiert worden waren.

Ebensowenig wie exakte Zahlen über die tatsächliche Anzahl sterilisierter Frauen vorliegen, existieren Daten über die Anzahl der Frauen, die die Sterilisation bedauern bzw. eine Refertilisation wünschen. Einige fundierte Studien (Cooper et al. 1981, 1982; Campanbella u. Wolff 1975; Cheng et al. 1977; Watkins et al. 1976; Whitelaw 1979; Smith 1979) geben an, daß zwischen 3% und 5% der sterilisierten Frauen den Eingriff bedauern. Etwa 1%–2% der betroffenen Patientinnen wünscht dann schlußendlich auch eine Refertilisation.

Gründe für Refertilisation

Die Gründe für den Wunsch nach Refertilisation sind vielfältig und nicht Gegenstand dieses Referats. Dennoch kann auch aus unserer Erfahrung festgehalten werden, daß in den meisten Fällen eine neue Partnerschaft bzw. ein neuer Partner der Grund für den erneuten Kinderwunsch und damit die operative Wiederherstellung der Funktion der Eileiter ist. Die Bandbreite der Gründe ist jedoch wesentlich weiter gespannt; sie entspricht dem überraschend weiten Spektrum der Indikationen für eine Sterilisation, das von der Sterilisation anläßlich des 3. Kaiserschnitts ohne vorherige Absprache mit der betroffenen Frau bis zur Sterilisation aus weltanschaulich-politischen Gründen auf Wunsch der 19jährigen Patientin (eigenes Kollektiv) reicht.

Sicherheit des Eingriffs

Seit Aldridge (1934) sind eine Unzahl von Methoden beschrieben worden, die Funktion der Eileiter operativ so zu beeinträchtigen, daß keine Gravidität mehr eintreten kann. Alle diese Methoden sind nicht 100%ig sicher; auch nach der Entfernung des Uterus sind noch Graviditäten, allerdings extrauterine, beschrieben! Nicht alle Operateure sind so rücksichtsvoll wie Aldridge, der schon bei der Sterilisation an die Refertilisation dachte. Die Sterilisation wird heute i. allg. als etwas Irreversibles angesehen, und dementsprechend ist auch das Vorgehen vieler Operateure.

Getrieben von dem Wunsch nach möglichst großer Sicherheit und aus Angst vor möglichen juristischen Folgen wird in vielen Fällen der Eileiter irreversibel zerstört. Wie oben erwähnt, bietet jedoch auch der völlig verkohlte Eileiter keinen 100%igen Schutz vor einer nachfolgenden Extrauteringravidität. Insbesondere die in der BRD weitverbreitete Methode der laparoskopischen Sterilisation mit Koagulation der Tuben läßt dem Mikrochirurgen häufig keine Chance für eine evtl. erwünschte Refertilisation. Für solche Maßnahmen wesentlich besser geeignet sind die in den USA häufig verwendeten Clips, die zwar nicht einfach abgenommen werden müssen, wie viele Patientinnen fälschlich annehmen, jedoch nur wenig Tubengewebe zerstören und eine über 80%ige Chance für eine erfolgreiche Refertilisation bieten.

Praktisches Vorgehen

In der Praxis gehen wir so vor, daß wir die Patientin, wenn möglich mit dem zukünftigen Kindsvater, zu einem gemeinsamen Gespräch einbestellen. In diesem Gespräch versuchen wir zunächst, die Gründe für den Refertilisationswunsch zu erörtern. Danach schildern wir dem Paar die Operationsmethode sowie die Risiken und Chancen des Eingriffs. Anhand mitgebrachter Operationsberichte versuchen wir, die Chancen genauer anzugeben; wer jemals Operationsberichte von Sterilisationen gelesen hat, weiß, daß dies leider häufig aufgrund der Operationsberichte nicht möglich ist. Die Angaben über den Sitz und die Ausdehnung der Tubenschädigung sind meist zu ungenau; eher geht aus den Berichten hervor, daß eine Refertilisation nicht möglich sein wird. Darüber hinaus versuchen wir, die Kontraindikationen, wie sie in folgender Übersicht aufgeführt sind, zu eruieren.

Kontraindikationen für Refertilisierungsoperationen

Alter über 38 Jahre,
unregelmäßiger Zyklus,
erhöhtes Operationsrisiko,
zu erwartende Risikogravidität,
Fertilitätsstörung des Partners,
Tubenlänge nach der Refertilisation weniger als 4 cm,
zusätzliche Erkrankungen der Tube.

Wesentlichen Wert legen wir dabei auf einen guten Postkoitaltest nach Sims bzw. Huhner (Sims 1869; Huhner 1914) und nicht auf ein evtl. mitgebrachtes gutes Spermiogramm. Sollte die Patientin nach dieser Besprechung weiterhin die Refertilisation wünschen, wird ein Termin zur Laparoskopie vereinbart. Bei dieser Laparoskopie werden die endgültigen Chancen der Refertilisation beurteilt und diese noch einmal ausführlich mit dem Paar diskutiert. Erst dann wird, falls erfolgversprechend und gewünscht, in der 2. Sitzung etwa 6–8 Wochen nach der Laparoskopie die Refertilisation durchgeführt.

Der Erfolg einer refertilisierenden Operation hängt von mehreren Faktoren ab: zum einen von der Lokalisation der Tubendurchtrennung sowie von der Länge der nach der Refertilisation verbleibenden Resttube; zum anderen spielen die Erfahrung des Operateurs sowie die Zeitdauer des Eingriffs eine wesentliche Rolle. Während die Lokalisation der Durchtrennung sowie die Resttubenlänge unveränderliche vorgegebene Parameter sind, stehen die Erfahrung des Operateurs sowie die Zeitdauer des Eingriffs ohne Zweifel in direktem Zusammenhang: je erfahrener der Operateur, um so kürzer ist in der Regel auch die Operationsdauer. Schließlich wird jedoch auch der erfahrenste Operateur an eine zeitliche Grenze stoßen, die durch die Operationstechnik an sich bedingt ist. Diesen Zusammenhang zwischen Operationsdauer und Erfolg einer refertilisierenden Operation unterstreicht Abb. 1 (nach Boeckx et al. 1986).

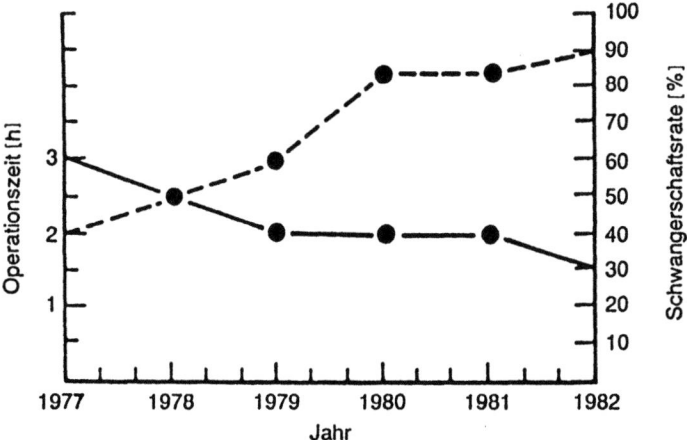

Abb. 1. Zusammenhang zwischen Operationsdauer und Schwangerschaftsrate bei refertilisierenden Operationen. (Nach Boeckx 1986)

Boeckx analysierte die von ihm selbst in den Jahren 1977–1982 durchgeführten 82 Refertilisationen. Mit Abnahme der Operationsdauer stieg die Erfolgsrate signifikant an. Weiter konnte er für dasselbe Patientengut zeigen, daß die Schwangerschaftsrate von 79% auf 27% reduziert wurde, wenn die Operationsdauer 150 min überschritt.

Die klassische mikrochirurgische Refertilisation besteht in einer zweischichtigen Naht mit resorbierbaren Einzelknopfnähten der Stärke 8–0 bzw. 7–0. Bei der Suche nach einer Verkürzung der Operationsdauer wurde schon vor längerer Zeit versucht, die Anzahl dieser Mikronähte zu verringern bzw. durch Gewebekleber zu ersetzen. Versuche mit Kunststoffklebern wie Histacryl ergaben schlechte Resultate: gelangte der Kleber in das Tubenlumen, wurde dieses verlegt; daneben kam es zu Fremdkörperreaktionen, die ebenfalls zu einem Verschluß des Lumens führten. Swolin, einer der Väter der gynäkologischen Mikrochirurgie, führte im Jahre 1967 tierexperimentelle Untersuchungen durch, bei denen er die Tuben durchtrennte und alle Nähte wegließ. Die Ergebnisse dieser Studien veranlaßten ihn, bei einigen wenigen ihm geeignet erscheinenden Patientinnen die Refertilisation mit einer von ihm so genannten „Ein-Stich-Technik" durchzuführen. Er anastomosierte die Tubenstümpfe mit einer einzigen seromuskulären Naht an der antimesenterialen Seite. Mit Hilfe dieser Technik, die er 1981 in Berlin vorstellte, erzielte er einige intrauterine Schwangerschaften (Swolin 1981).

Methode

Nachdem tierexperimentelle Untersuchungen von Alrich et al. (1982) und von Scheidel et al. (1982) gezeigt hatten, daß der Einsatz von Fibrinkleber am Rattenuterus sowie an der Kaninchentube bei der Anastomose möglich ist und offensichtlich nicht zu einem erhöhten Verschlußrisiko führt, entschlossen wir uns 1984, die „Ein-Stich-Technik" von Swolin mit der Fibrinklebung zu kombinieren. Wir wollten nachweisen, daß der Einsatz von Fibrinkleber auch bei Menschen möglich ist und nicht zu schlechteren Ergebnissen führt als die konventionelle mikrochirurgische Technik. Unser Endziel ist jedoch die nahtfreie geklebte Anastomose. Hier hoffen wir, durch den zu erzielenden Zeitgewinn möglicherweise noch bessere Ergebnisse erzielen zu können, als diese schon heute mit den klassischen Methoden möglich sind. Wir haben die Zahl der 8–0-Muskularisnähten auf 2 und in wenigen Fällen auf 1 reduziert. Nach dem Knüpfen dieser Nähte, das über einem kurzzeitig eingelegten Splint erfolgt, besteht in der Regel eine ausreichend gute Adaptation der Tubenstümpfe. Auf die Anastomose wird dann ein Tropfen Fibrinkleber (Beriplast) aufgegeben, ohne besondere Sorgfalt darauf zu verwenden, daß das Tubenlumen von Kleber frei bleibt. Über der Anastomose wird die Serosa mit wenigen 7–0-Nähten vereinigt.

Tabelle 1. Ergebnisse der mikrochirurgischen Refertilisation in den International-Fertility-Society-Gruppen (Stand 15. 4. 1988; Nachbeobachtungszeit mindestens 12 Monate) des Zentrums für Geburtshilfe und Frauenheilkunde Frankfurt

IFS-Gruppe	n	Schwangerschaften intrauterin		Schwangerschaften extrauterin	
		(n)	[%]	(n)	[%]
IV. Tubotubare Anastomosen					
a. Intramural (tubocornual)					
1. Isthmisch	2	1	50	0	
2. Ampullär	8	4	50	1	12,5
b. Isthmisch					
1. Isthmisch	6	5	83	0	
2. Ampullär	12	6	50	2	16,6
c. Ampullär					
1. Ampullär	0				
	28	16	57	3	10,7

Ergebnisse

Die Ergebnisse mikrochirurgischer Operationen sind leider nur mit Vorbehalt zu vergleichen. Zu unterschiedlich sind die Angaben, die die einzelnen Operateure machen; wir haben alle unsere mikrochirurgischen Operationen aus diesem Grunde nach der Klassifikation der International Fertility Society eingeteilt, wie sie auf dem Meeting 1977 in Miami Beach beschlossen wurde. Für die Refertilisationen kommt die Gruppe IV dieser Klassifikation in Frage, wie sie in Spalte 1 der Tabelle 1 aufgeführt ist.

Seit dem 04. 04. 1984 haben wir 35 Refertilisationen nach der oben beschriebenen Methode durchgeführt. Am 06. 04. 1985 konnte die erste Patientin, die nach dieser Modifikation operiert wurde, von einem gesunden 3050 g schweren Knaben entbunden werden. Es war dies die erste Geburt in der Welt, die nach einer refertilisierenden Operation unter zusätzlicher Anwendung von Fibrinkleber stattfand. Für eine vorläufige Analyse unserer Ergebnisse kommen 28 Patientinnen in Frage, bei denen eine Nachbeobachtungszeit von mindestens 12 Monaten besteht (Tabelle 1).

Obwohl die Zahl der Patientinnen in den einzelnen Untergruppen für eine genaue Analyse noch viel zu klein ist, scheint sich jedoch abzuzeichnen, daß diese Ergebnisse nicht wesentlich schlechter bzw. ebensogut sind wie die anderer Operateure, die nach der klassischen mikrochirurgischen Technik operieren. Dies wird noch unterstrichen durch den Vergleich mit anderen Autoren (Tabelle 2).

Wir glauben annehmen zu dürfen, daß der zusätzliche Einsatz von Fibrinkleber bei der Refertilisierung keine schlechteren Ergebnisse bringt als die übliche mikrochirur-

Tabelle 2. Schwangerschaften nach mikrochirurgischer Refertilisation (Mod. nach Patton Kistner [2]1984)

Autor	n	Intrauterin [%]	Extrauterin (n)	Gesamt [%]
Clyman (1971)	27	41	0	41
Wilson (1976)	3	67	0	67
Gomel (1980)	112	64	1	65
Winston (1980)	95	59	3	60
Diamond (1977)	16	75	0	75
Owens-Pettigrew (1977)	10	60	0	60
Paterson u. Wood (1977)	9	22	0	22
Jones-Rock (1978)	12	75	1	83
Siegler (1979)	16	50	1	56
Patton (1980)	27	70	0	70
Hepp (1983)	16	62	0	62
Schlösser (1983)	119	58	3	60
Spivak (1986)	89	55	6	62
Baumann (1988)	28	57	3	68

gische Technik. Der Einsatz des Fibrinklebers führt auch bei großzügiger Anwendung nicht zu einem Verschluß des Lumens; möglicherweise wird eine vorübergehend durch den Kleber verschlossene Tube durch die körpereigene Fibrinolyse wieder durchgängig. Ein Problem bereitet uns jedoch die Anzahl der Extrauteringraviditäten (EUG) in unserem Kollektiv. Sollte sich herausstellen, daß diese hohe Anzahl durch den Fibrinkleber bedingt ist, so ist diese Methode abzulehnen. Da wir alle 3 Patientinnen, die nach einer Refertilisation eine EUG bekamen, selbst operiert haben, konnten wir alle 3 Tuben lichtmikroskopisch untersuchen. Über die Ergebnisse werden wir an anderer Stelle berichten.

Zusammenfassung

Die Sterilisation der Frau ist eine weltweit angewendete Methode zur Geburtenkontrolle. Bei entsprechender Sterilisationstechnik ist es möglich, ohne auf die hohe Sicherheit, die diese Methode bietet, verzichten zu müssen, mit guten Chancen (60%–90%, je nach Sitz und Art der Sterilisation) eine Refertilisation durchzuführen. Obwohl die Nachfrage nach dieser Operation, aus welchen Gründen auch immer, insgesamt gering ist, sollte den Frauen, die sich für eine Refertilisation entschlossen haben, die operativ bestmögliche Chance geboten werden. Die an mikrochirurgisch tätigen Zentren erzielten Erfolgsraten von über 90% intrauterinen Schwangerschaften nach solchen Eingriffen sind wohl nicht mehr zu verbessern. Da diese erstaunlich hohen Erfolgsraten bisher jedoch nur bei isthmisch-isthmischen Anastomosen erzielt werden, hoffen wir, daß durch den Einsatz von Fibrinkleber bzw. durch den Ersatz von Mikronähten durch Fibrinkleber diese Ergebnisse auch für die übrigen Anastomosen erzielt werden können. Unsere vorläufigen Ergebnisse lassen uns dies zumindest erhoffen, obwohl sie unsere Hoffnung noch nicht bestätigen können.

Literatur

Albrich W, Weichenmeier J, Götz A, Walz C, Blümel G (1982) Mikrochirurgische Anastomosen des Rattenuterus mit Hilfe der Fibringewebeklebung. Med Welt 33:1820–1824

Aldridge AH (1934) Temporary surgical sterilization with subsequent pregnancy. Am J Obstet Gynecol 27:741–745

Boeckx W, Gordts S, Buysse K, Brosens I (1986) Reversibility after female sterilization. Br J Obstet Gynaecol 93:839–842

Campanbella R, Wolff JR (1975) Emotional reaction to sterilization. Obstet Gynecol 45:331–334

Cheng MCE, Cheong J, Khew KS, Ratnam SS (1977) Psychological sequelae of sterilization in women. Singapore Int J Gynaecol Obstet 15:44–47

Cooper P, Gath D, Fieldsend R, Rose N (1981) Psychological and physical outcome after elective tubal sterilization. J Psychosom Res 25:357–360

Cooper P, Gath D, Rose N, Fieldsend R (1982) Psychological sequelae to elective sterilization: a prospective study. Br Med J 284:462–465

Huhner M (1914) The practical scientific diagnosis and treatment of sterility in the male and female. Med Research 85:840–845

Petersen P (1987) Manipulierte Fruchtbarkeit – Problematik der Retortenbefruchtung. Fertilität 3:99–109

Peterson HB, Greenspan JR, DeStefano F, Ory HW, Layde PM (1981) The impact of laparoscopy on tubal sterilization in United States hospitals, 1970 and 1975 to 1978. Am J Obstet Gynecol 140:811–814

Population reports (1980) Reversing female sterilization 8:97–123

Scheidel PH, Wallwiener DR, Wiedemann RA, Hepp HK (1982) Experimental anastomosis of the rabbit fallopian tube using fibrin glue. Fertil Steril 38:471–474

Sims JM (1869) On the microscope as an aid in the diagnosis and treatment of sterility. NY Med Bull 8:393–397

Smith AHW (1979) Psychiatric aspects of sterilization: a prospective survey. Br J Psychiatr 135:304–306

Swolin K (1981) Simplified suture technique for isthmical anastomosis of fallopian tubes. In: Human Reproduction, Proceedings of III World Congress, Berlin, March 22–26 1981. Excerpta Medica International Congress Series 551:426–428

Watkins RA, Correy JF, Wise DA, Perkin GJ (1976) Social and psychological changes after tubal sterilization: a reevaluation study on 425 women. Med J Aust 2:251–254

Whitelaw RC (1979) Ten-year survey of 483 sterilisations. II: Patients' view of their sterilization. Br Med J 1:34–35

Aus der Diskussion nach dem Referat Baumann*

N. N.:
Es wird immer wieder beklagt, daß es in der Bundesrepublik keine exakten Zahlen über die Sterilisationen gibt. So fällt es auch sehr schwer, abzuschätzen, wieviele Refertilisationen auf uns zukommen könnten.

Baumann:
Ich versuche, solche Zahlen zu ermitteln. Der Oberarzt einer großen Frankfurter Klinik z. B. berichtete mir von 3000 Sterilisationen, die er selbst durchgeführt habe. Wenn man davon ausgeht, dann ist die Gesamtzahl der Sterilisationen in der Bundesrepublik sehr hoch anzusetzen. Doch, wie gesagt, exakte Zahlen gibt es nicht.

N. N.:
Ich denke, je bekannter die Möglichkeiten der Refertilisierung werden, desto mehr Frauen und Männer werden den Wunsch nach Refertilisierung äußern.

Baumann:
Diese Operationen wurden durch die Medien sehr bekannt. Viele Leute hielten uns daraufhin vor, daß wir durch solche Berichte die Nachfrage geweckt hätten. Seither sind viele Patientinnen auch aus anderen Bundesländern zu uns nach Frankfurt gekommen und mit Erfolg behandelt worden.

Götz:
Wie sieht es hinsichtlich der Kostenübernahme durch die Krankenkassen aus? Ich habe gelesen, daß sie sich auf den Standpunkt stellen, nach einer erfolgreich

---

* Außer den Diskussionsbeiträgen der Referentinnen und Referenten der mit dieser Veröffentlichung dokumentierten Tagung wurden in dieser und den nachfolgenden Diskussionen solche folgender Teilnehmerinnen und Teilnehmer aufgenommen (soweit feststellbar): Dr. med. Dorothee Brümmer, Oberärztin, Donaueschingen, Dr. med. Barbara Brumbach, Ärztin, Kernen, Dr. med. Rainer Götz, Frauenarzt, Süßen, Dr. med. Suse Hönes, Ärztin, Stuttgart, Dr. med. Knut Hoffmann, Frauenarzt und Psychiater, Karlsruhe, Benedikt-Johannes Hostenkamp, Frauenarzt, Bodolz, Dr. med. Ekkehard Jecht, Arzt, Fürth, Dr. med Eckhard Klein, Arzt, Konstanz, Dr. med. Kurt Mürdter, Frauenarzt, Börtlingen, Dr. med. Christiane Rose-Schmelzer, Frauenärztin, Schorndorf-Oberberken, Prof. Dr. med. Rainer Terinde, Arzt, Ulm, Susanne Thumm, Frauenärztin, Stuttgart, Dr. med. Irmela Weinmann, Frauenärztin, Stuttgart, Dr. med. Verena Wollmann-Wohlleben, Frauenärztin, Ludwigsburg.

durchgeführten Sterilisation, die immerhin auf der freien Entscheidung des Patienten beruhe, sei es nicht Sache der Krankenkasse, die Kosten für die Refertilisation zu übernehmen.

Baumann:
Nach einem Urteil des Bundessozialgerichtes sind die Kassen nicht verpflichtet, die Kosten einer Refertilisation zu übernehmen. Wir raten den Patientinnen immer, vor der Operation den Eingriff mit der Kasse zu besprechen. Wir haben die Erfahrung gemacht, daß die Kassen doch in etwa 70% der Fälle auf freiwilliger Basis die Kosten übernehmen. Am Rande sei erwähnt, daß eine 19jährige Patientin, die aus weltanschaulich-politischen Gründen sterilisiert worden war, später mit Hilfe eines psychiatrischen Gutachtens refertilisiert wurde und auf diese Weise die Kostenübernahme durch ihre Kasse erreichen konnte.

Thumm:
Haben Sie Vergleichszahlen von Sterilisationen bei Männern und Frauen in der Bundesrepublik? Wie hoch ist die Refertilisationsrate bei Männern? Ist deren Refertilisierung einfacher? Sind die Erfolgschancen besser? Das hätte doch sicherlich Einfluß auf die Sterilisationsberatung eines Paares im Blick auf die Geburtenregelung.

Baumann:
Wir versuchen eigentlich immer darauf hinzuwirken, daß die Männer sich sterilisieren lassen. Häufig jedoch blocken dann die Frauen schon ab, weil es bei uns und wahrscheinlich in vielen anderen Ländern auch so ist, daß die Potentia generandi und Potentia coeundi immer noch verwechselt werden. Ich habe also fast noch nie erlebt, daß ein Mann oder ein Paar zu mir kam und sagte, der Mann wolle sterilisiert werden. Und wenn man die Patientinnen darauf anspricht, dann stellen sie sich vor ihren Mann und erbitten die eigene Sterilisation.
Die Refertilisation ist an sich keine technisch schwierige Operation und ist beim Mann leichter möglich. Der Zugang ist einfach leichter. Ich kenne eine ganze Reihe von refertilisierten Männern aus unserer Sterilitätssprechstunde. Bei diesen Patienten – und das ist das Problem – sind dann zwar die Samenleiter wieder durchgängig, aber die Spermienqualität ist aufgrund der länger zurückliegenden Sterilisation ganz schlecht, da diese offensichtlich zu irreversiblen Tubulusschäden führt und häufig Autoantikörperbildung zur Folge hat. Man sollte deshalb den Männern sagen, bevor man sie sterilisiert, daß bei der Refertilisation die ebengenannten Probleme auftreten können. Das technische Problem besteht darin – und dies gilt auch bei den Frauen –, daß die durchgängige Tube noch nicht die funktionsfähige Tube und der durchgängige Ductus deferens noch nicht der funktionsfähige Ductus deferens ist. Wiederherstellung der ableitenden Samenwege bedeutet noch nicht ausreichende Produktion fertiler Spermien.

Hönes:
Habe ich Sie richtig verstanden, daß Sie mit einer Schwangerschaftsrate von 53% selbst in ungünstigen Fällen bei Refertilisation bessere Chancen haben als bei der In-vitro-Fertilisation?

Baumann:
Im Herbst fand in Frankfurt eine Fortbildungsveranstaltung statt, auf der auch die Frage der Reproduktionsmedizin erörtert wurde. Wir erzielten Übereinkunft, daß nach der Sterilisation in geeigneten Fällen sicherlich die Refertilisation erfolgreicher ist als die In-vitro-Fertilisation. Für eine realistische Einschätzung ist aber weniger die Schwangerschaftsrate als die Rate der Lebendgeburten heranzuziehen. Nach diesen Zahlen sollte man sich richten. Sehe ich bei einer Laparoskopie, daß die Chance einer Patientin unter 40% liegt, so rate ich ihr, sich dem IVF-Programm zu unterziehen.

Refertilisierungswünsche – Beobachtungen eines Psychotherapeuten an einer Frauenklinik

W. Dmoch

Mein Bericht bezieht sich auf Begegnungen mit Patientinnen im Zeitraum meiner Tätigkeit in der psychosomatischen Abteilung der Universitätsfrauenklinik Düsseldorf zwischen 1976 und 1984 sowie in der Frauenklinik des Lukas-Krankenhauses Neuss seit April 1984 bis heute.

In der Universitätsfrauenklinik habe ich vorwiegend Patientinnen gesprochen, die zuvor von den Mikrochirurgen der Klinik gesehen worden waren. In der Frauenklinik des Lukas-Krankenhauses werden Refertilisierungen nicht durchgeführt. Über unsere psychosomatische Ambulanz werden jedoch Patientinnen benachbarter Kliniken und von niedergelassenen Gynäkologen zuweilen mit Fragestellungen zur Indikation, seltener mit einem Therapieauftrag an mich überwiesen.

In den letzten beiden Jahren hat die Anzahl von Patientinnen mit Refertilisierungswunsch in unserer Ambulanz abgenommen; dagegen wurden häufiger solche Frauen vorgestellt, die bei irgendeiner Form der Sterilität um andere technische Methoden zur Befruchtung bitten und bei denen die überweisenden Gynäkologen Bedenken in irgendeiner Weise äußerten. Meist geht es dabei um die Besorgnis, daß wegen einer manifesten Depression die Bedingungen zur Durchführung der gewünschten Maßnahme ungünstig seien. Auch wird die Frage gestellt, ob die geplante Maßnahme die Patientin in größere Schwierigkeiten bringen könnte.

Auf einer Tagung zu unserem Thema an der Katholischen Universität in Leuven hat Winston schon 1980 mit einem Boom an Refertilisierungswünschen gerechnet. Er meinte, je mehr Mikrochirurgen dieses Verfahren anböten, desto mehr würde die Methode auch genutzt werden. Er beklagte die Tatsache, daß nicht selten Frauen von ihren Gynäkologen dahingehend beraten würden, daß ein operativer Verschluß der Tuben ja nun operativ reversibel sei, so daß manche Patientin sich leichter zu einer eigentlich definitiv gemeinten Kontrazeptionsmaßnahme entschließt.

Bemerkungen zu meinen Arbeitsbedingungen

Ich halte es für notwendig, die Veränderungen, die im Berichtszeitraum geschehen sind, hier zu beschreiben, da sie ja auch zur Beurteilung meiner Mitteilungen bedeutsam sein können; mein Patientinnengut, das Beobachtungsfeld und die Fragestellung bei den überweisenden Ärzten haben sich gewandelt, nicht zuletzt aber auch habe ich in der Begegnung mit diesen Patientinnen und den genannten Fragestellungen eine Veränderung erfahren.

Die Haltung des psychotherapeutisch tätigen Nervenarztes in diesem psychosomatischen Bereich der Gynäkologie ist die eines teilnehmenden Beobachters, wie es von Sullivan (1953) gefordert wurde. Dabei folgen wir seiner Maxime, daß der teilnehmende Beobachter nicht die „Natur an und für sich" erforschen kann, sondern er hat eine „der forschenden Beobachtung ausgesetzte Natur" vor sich. Der Beobachter versteht sich dabei als Teil des zu beobachtenden Feldes, als emotional berührter Teilnehmer an der Szene; aber er ist auch Beobachter, der nicht in seiner Teilnahme hingerissen wird, sondern sein Erleben und Reagieren reflektiert. Er reflektiert auch die Eigenveränderungen, die ihm während seiner Teilnahme widerfahren.

Mit zunehmender Vertrautheit mit den diesen Patientinnen eigentümlichen Wünschen und Bedürfnissen wurde die Wahrnehmung allmählich geschärft. Auch die eigene Grundhaltung zu den vorliegenden Problemen wandelte sich allmählich, nicht nur in Reaktion auf die Begegnungen mit diesen Fragestellungen, sondern auch im Verlauf dieser 12 Jahre, in denen eigene Kinder zur Welt kamen und doch auch die eigene Familienplanung zum Abschluß kommen mußte.

Manche dieser Patientinnen konnte ich daher besonders gut verstehen, während andere – und unter ihnen besonders diejenigen mit einem sehr willkürlich erscheinenden Umgang mit dem Sterilisationswunsch – mir manchmal recht fremdartig erschienen. Mit diesen Bemerkungen will ich auch auf die Einflüsse einer sich in ihren Vektoren dynamisch verändernden persönlichen Ungleichung hinweisen, die mein Beobachten und Verstehen unausweichlich sowohl gefördert als auch behindert haben mag.

Zum anderen war da sicher auch die Erfahrung der zahlreichen, oft in unmittelbarem zeitlichem und örtlichem Zusammenhang durchzuführenden Interviews mit unabweisbar sterilisationswilligen jungen Frauen und den vielen Frauen aus der Beratung wegen Schwangerschaftskonflikten, die nicht ohne Einfluß auf mein Erleben der Dynamik bei refertilisierungswilligen Frauen bleiben konnte.

In den Beobachtungszeitraum fielen auch die Vorbereitungen für die beiden Klausurtagungen in der Evangelischen Akademie Loccum, die ich zusammen mit Peter Petersen, Piet Nijs und Adeleid Krautschik u. a. durchführen durfte und in denen es zu einem nachhaltigen Austausch über „Dimensionen vorgeburtlichen Lebens" sowie über „Unser Verhältnis zu Tod und Leben" kam. Für die dortigen Begegnungen und Anregungen bin ich den Genannten sehr dankbar (Behnken 1985; Westmüller 1983).

Im Berichtszeitraum veränderte sich aber nicht nur der Beobachter, sondern auch die Art der Dokumentation: Anfangs habe ich mich vorwiegend auf Persönlichkeitsfragebögen und auf TAT-Protokolle („thematic apperception test") gestützt, daneben existieren die zusammenfassenden Beurteilungen in den Arztbriefen. Es sind nur wenige Notizen aus einigen Besprechungen mit Analytikern des Kölner Instituts vorhanden, denen ich eine Reihe von Interviews zur Kontrolle vorstellte. Diese Anfangszeit war von großer Unsicherheit in den Beurteilungskriterien gekennzeichnet.

Mit der Zeit aber wurden die freien Protokollierungen umfangreicher und detaillierter. Neben den Aussagen der Patientinnen und Notizen über Fakten nahmen Beschreibungen des eigenen Gefühlseindrucks zu, und ich bekam mehr Mut zu einer konsequenteren Beschreibung nicht nur bloß des Übertragungsangebots als beobachtbare Verhaltenstendenzen der Patientinnen, sondern auch der eigenen Gegenübertragungsreaktion und der Phantasien, die ja meist in die Arztbriefe nicht unverändert eingehen. Einzelheiten des Gesprächsverlaufs, Details zur Lebensgeschichte der Patientinnen oder zu ihrem Selbstverständnis nahmen zu, allerdings offensichtlich auch die Gesprächsdauer bzw. die Zahl der Gespräche.

Fragestellungen

Anfangs kamen nur wenige Patientinnen primär wegen der Beurteilung ihres Operationsbegehrens, sondern sie wurden vorwiegend wegen funktioneller Störungen überwiesen, die sich nach einer Sterilisation eingestellt hatten oder die sie der durchgeführten Sterilisation zuschrieben. Zunehmend wurden dann aber Frauen überwiesen, bei denen Fragen zur Indikation und Prognose gestellt wurden; unsere Mikrochirurgen hatten wiederholt Patientinnen operiert, die anschließend die Pille einnahmen, und in 2 Fällen wurde davon berichtet, daß Patientinnen nach erfolgreicher Refertilisierung schwanger wurden, anschließend aber um Abruptio baten. Auch nahmen die Überweisungen zu, bei denen nach der Wertigkeit des individuellen Kinderwunsches gefragt wurde, wenn die Patientin besonders unbändig auf Operation drängte und die Plazierung auf einer Warteliste kaum ertragen konnte.

Immer öfter präzisierten die Gynäkologen ihre Fragen hinsichtlich Indikation oder Kontraindikation aus psychiatrischer Sicht, oder die Patientin wurde zur Behandlung überwiesen, bevor operiert werden sollte, weil der Gynäkologe die psychische Verfassung der Patientinnen als ungünstig für die Operation ansah. Manchmal überwiesen sie auch Patientinnen, bei denen der Verdacht bestand, daß sie bei der Erfüllung der von ihnen so drängend vorgetragenen Wünsche in noch größere Schwierigkeiten geraten könnten. Schließlich kamen einige Patientinnen nach Ablehnung des Operationswunsches zu uns, weil sie eine unerwartet große Enttäuschungsreaktion zeigten. Gelegentlich wurde auch die Frage aufgeworfen, ob es sich bei der einen oder anderen Patientin um einen neurotischen Kinderwunsch handele. Hier wurde im Denken der Kollegen die Neigung erkennbar, den Wunsch der als neurotisch beurteilten Patientin weniger ernst zu nehmen als den Operationswunsch der Frauen, die nach ihrer Sterilisation eines oder mehrere ihrer Kinder durch Unfalltod verloren hatten.

Reaktionen des Umfelds

Nicht selten ist es nützlich, zweifelhafte Fälle expektativ zu behandeln, um Kriterien des Handelns zu klären. Zu einem überlegten Umgang mit der Zeit hat ja auch schon Stauber beim stufenweisen Vorgehen zur Abklärung des Sterilisationsbegehrens geraten. Wir müssen uns klarmachen, daß es nur in der Abstraktion den Begriff „der neurotische Kinderwunsch" gibt. Im klinischen Alltag sitzen uns Frauen gegenüber, deren Erleben und Verhalten auch hinsichtlich des Kinderwunsches verzerrt sein kann. Aber es kann ja nicht erwartet werden, daß eine Frau keine Kinder bekommen dürfe, weil sie neurotisch sei. Der Arzt soll lediglich prüfen, inwieweit ein schwerwiegender Nachteil für die Patientin behoben, Leiden vermindert oder verhütet und Schaden von ihr abgewendet werden kann und welches der beste Weg hierfür sein könnte.

Natürlich gibt es Fälle – deren habe ich genug gesehen –, bei denen der Wunsch nach einem Kind in den Dienst einer psychischen Störung genommen wird bzw. aus verzerrtem Erleben gespeist wird. Die Rede vom „neurotischen Kinderwunsch" muß sich aber auch immer die Frage gefallen lassen, wie neurotisch ein Mensch wohl sein kann, um keinen Wunsch nach einem Kind aus seiner Liebesbeziehung zu fühlen.

Naturgemäß zieht eine Frau mit Kinderwunsch Mitgefühl und Hilfsbereitschaft auf sich. Manchmal konnten wir beobachten, daß Gynäkologen und Krankenschwestern dazu neigten, die Gespräche mit dem Psychiater nicht gerade zu fördern. Sie fürchteten, er könne seine Aufgabe darin sehen, der Patientin die Refertilisierung auszureden. Die Reaktionen der Schwestern und der Gynäkologen im Haus ließen zuweilen erkennen, wie sehr hier Projektionen wirksam sein können. Bei manchen Mitarbeitern war die Tendenz erkennbar, den Kinderwunsch der Patientin fast eifersüchtig zu hüten; bei anderen hielten sie sich ärgerlich zurück und stellten die Fähigkeit der Patientin in Frage, eine gute Mutter zu sein.

In informellen Gesprächsrunden, wie sie in einer Klinik in Form der für das soziale Gefüge so wichtigen kleinen Kaffeerunden existieren, wurde dann etwas offener gesprochen: „Bei der möchte ich nicht Kind sein müssen" – „Wie diese Frau sich in ihrer Lage noch ein Kind aufhalsen kann ..." – „Bei der kann es ein Kind doch gar nicht gut haben".

Die Nachvollziehbarkeit des Kinderwunsches und die Empathie spielen in der eigenen Stellungnahme eine so unübersehbare Rolle, daß es sehr nötig ist, die eigene emotionale Reaktion auf die Patientinnen, deren Kinderwunsch und ihr Operationsbegehren zu beachten und zu bedenken. Für den Gynäkologen ist es hier empfehlenswert, in regelmäßig tagenden Balint-Gruppen die psychologischen Determinanten seiner Begegnungen mit solchen Patientinnen im kollegialen Austausch zu durchleuchten.

Einige Zahlen

Mein Hauptanliegen besteht in der Mitteilung qualitativer Verhältnisse; dennoch möchte ich einige Zahlen nennen, weil hier Quantitäten auch Aussagen über qualitative Verhältnisse machen.

Bis heute sind bei uns 138 Fälle von Frauen mit Refertilisierungswunsch dokumentiert (dabei sind nicht die Frauen mit Operationswunsch nach entzündlicher Veränderung der Eileiter oder einer Fehlanlage mitgezählt). Auffällig ist die große Streuung des Alters dieser Patientinnen. Im Mittel sind sie 29 Jahre alt; die jüngste war zur Zeit des Erstgesprächs bei mir 23, die älteste 41. Das Alter zur Zeit der Sterilisation liegt im Mittel bei 26 Jahren, die jüngste Patientin war zur Zeit der Sterilisation 23 und die älteste 39.

Als Sonderfall ist eine weitere Patientin zu erwähnen, die wegen Minderbegabung im Alter von 16 Jahren aus fürsorglichen Bedenken der Eltern sterilisiert wurde; sie fand jedoch später einen Mann, der sie heiratete, und in dieser Ehe wurde der Kinderwunsch so mächtig, daß sie 23jährig um Refertilisierung bat. Wie ich während dieser Tagung erfuhr, erinnern sich Rainer Terinde und Gundel Maatz-Terinde noch sehr lebhaft an die besonderen Umstände dieser Patientin, die nach der Sterilistion eine unerwartet gute Entwicklung nahm.

Auch das Intervall zwischen Sterilisation und der Bitte um Refertilisierung ist durch eine große Streuung gekennzeichnet. Das Minimum liegt bei 3 Monaten, das Maximum bei 11 Jahren, so daß die Mitte mit $3^1/_2$ Jahren wenig aussagekräftig ist. Die Aussagen über das Auftreten von Zweifeln, Bedauern und Reue sind ähnlich wechselhaft und nicht unabhängig von lebensgeschichtlichen schicksalhaften Ereignissen. Die Patientinnen berichten auf Befragung, daß zwischen dem ersten Auftreten von Bedauern und dem tatsächlichen Bemühen um eine operative Korrektur z. T. beträchtliche Zeiträume liegen. Die häufigsten Zeitangaben über reuevolle Gefühle oder wenigstens stärkere Zweifel liegen zwischen den unmittelbaren postoperativen Wochen und etwa 2 Jahre danach, mit einem Maximum bei etwa 18 Monaten.

Diejenigen Frauen, die nach der Sterilisation Kinder durch Krankheit oder Unfall verloren hatten, gaben traurige und zweifelnde Gefühle nach der Operation an, ohne daß sie den Impuls nach einer Veränderung gespürt hätten. Erst nach dem schweren Schicksalsschlag werden Schuldgefühle, starke Reue und der Wunsch nach Refertilisierung berichtet.

Umgang mit der Fruchtbarkeit

Die Zahl von Abtreibungen und Fehlgeburten mag einen Hinweis auf das Verhältnis zur eigenen Fruchtbarkeit geben.

Abtreibungen:

Anzahl der Frauen	Anzahl der Abtreibungen
44	keine
35	1
9	2
5	3

22 Patientinnen machten ausweichende oder unklare Angaben, 23 Patientinnen wollten keine Aussage hierzu machen. Hier hatte ich zuweilen im Gespräch das Gefühl, daß ein weiteres Nachfragen – ein Durchbrechen der Abwehr – die Patientinnen in Not gebracht hätte, so daß ich die Rücksichtnahme vor das Gewinnen weiterer Information stellte. Ich denke aber, daß sie Gründe für dieses Antwortverhalten hatten.

Fehlgeburten:

Anzahl der Frauen	Anzahl der Fehlgeburten
22	1
16	2
6	3

Keine Fehlgeburten oder unklare Angaben habe ich bei 71 Patientinnen verzeichnet, während wiederum 23 Frauen keine Angaben machen wollten oder hierzu keine Aufzeichnungen vorhanden sind.

Wenn man diese Zahlenangaben addiert, ergibt sich eine Summe von 68 Abtreibungen und 72 Fehlgeburten in diesem Kollektiv von 138 Frauen. Dazu muß ich erwähnen, daß manche Abtreibung nachträglich in eine Fehlgeburt umgewidmet wird. Inwieweit eine Häufung von psychogenen Aborten in dieser Gruppe vorhanden ist, kann ich diesem retrospektiven Material nicht entnehmen. Wir sollten aber auch sehen, daß in dieser Gruppe eine große Zahl von Schwangerschaften vorhanden ist, auch wenn diese nicht alle glückhaft ausgehen.

Anzahl lebender Kinder zum Zeitpunkt der Sterilisation:

Anzahl der Frauen	Anzahl der Kinder
39	keine
36	1
29	2
19	3
8	4
4	5
3	6

Unter diesen 3 Frauen mit 6 Kindern ist eine mit sowohl leiblicher als auch sozialer Mutterschaft: Sie hat 3 Kinder aus eigenen Schwangerschaften sowie 1 weiteres adoptiertes und 2 Dauerpflegekinder. Demgemäß findet sich in diesem Kollektiv ein Verhältnis von 138 Frauen zu 121 Kindern. Schon diese Konstellation weist aus, daß es sich keineswegs um eine mit der Durchschnittsbevölkerung vergleichbare Gruppe von Frauen handelt. Dem gegenüber stehen 72 Fehlgeburten und 68 angegebene Abtreibungen, also 140 glücklose Schwangerschaften.

Begründungen der Sterilisation

Hier helfen Zahlenangaben nicht sehr weit, da die einzelnen Lebenschicksale zu verschieden sind, um brauchbare Kriterien für Untergruppen zu gewinnen. Ein Teil der Frauen sagte, daß sie ihr Leben grundsätzlich kinderlos geplant hätten und daher schon im frühen 3. Lebensjahrzehnt ihre Sterilisation durchgesetzt hatten, zum großen Teil wegen Pillenmüdigkeit und im Einvernehmen mit dem festen Partner.

Nur 5 Frauen waren aus ernster medizinischer Indikation (zerebrales Anfallsleiden, Minderbegabung, Nierenerkrankung, Transplantation, Retinitis pigmentosa) sterilisiert worden. Eine etwas größere Untergruppe berichtete über jahrelanges Schwanken über den Kinderwunsch oder ständiges Aufschieben, und trotz des Fehlens kontrazeptiver Maßnahmen seien sie nicht schwanger geworden. Einige berichteten sogar von Fertilitätsbehandlungen bei sich oder beim Partner. Schließlich hatten sie aber einen Schlußstrich unter alle frustranen Bemühungen ziehen wollen und deshalb die Sterilisation erbeten. Rational kann man fragen, warum bei so deutlich manifester Sterilität dann sterilisiert werden mußte. Im Rückblick erscheint mir bei diesen Patientinnen die Sterilisation die Funktion gehabt zu haben, auf diese Weise doch als potentiell empfängnisfähig zu gelten, denn nur wo das Risiko von Schwangerschaft besteht, kann man definitive Kontrazeption betreiben. So bestätigten die Operateure indirekt die konzeptive Potenz dieser Frauen.

Die große Mehrheit der Frauen schilderte glaubhaft, daß zum Zeitpunkt der Sterilisation die Familienplanung abgeschlossen gewesen sei. Bei gezielter Befragung stellte sich aber heraus, daß im Wünschen und Hoffen bei einer kleineren Gruppe (25 Frauen) durchaus noch der Wunsch nach einem Kind bestanden habe, daß jedoch der Partner keines wollte oder keines mehr wollte. Eine weitere Gruppe (27 Frauen) gab soziale Belastungen und Schulden für die Verneinung des Kinderwunsches an, obwohl beim Eintreten einer Schwangerschaft das Kind wohl akzeptiert worden wäre. Allen Frauen habe ich die Frage vorgelegt, ob vielleicht entgegen Verstandesgründen eine gefühlshafte Tendenz nach einem oder einem weiteren Kind bestanden habe, und knapp die Hälfte der Frauen mit Kindern konnte diese Frage bejahen; etwas mehr als die Hälfte der kinderlosen Frauen ebenfalls.

Diese Angaben sind schwer zu beurteilen, da ich ja auf retrospektive Mitteilungen angewiesen bin und die widersprüchlichen Gefühle wie auch die bewußten Bestrebungen diese Angaben beeinflußten; z. B. mag der Wunsch wirksam gewesen sein, mich zur Bestätigung der Operationsindikation zu gewinnen, oder es mögen Schuldgefühle und andere Motive zur sekundären Bearbeitung der Vorgeschichte geführt haben.

Es ist z. B. an das Phänomen der „Rechtfertigungszufriedenheit" nach der Sterilisation oder Abtreibung zu denken, das Petersen beschrieben hat (persönliche Mitteilung) und das bei diesem Kollektiv im Sinn einer „Rechtfertigungsunzufriedenheit" wirksam gewesen sein mag. Wenn schon die Motivationslage zum Zeitpunkt der Sterilisation schwierig genug zu beurteilen ist, so ist sie retrospektiv in einer von völlig anderen Motiven gekennzeichneten Situation kaum noch zuverlässig zu erfassen, da ja alle Angaben von der aktuellen Situation mitgefärbt sein müssen.

Hinzu kommt die alledem zugrundeliegende Ambitendenz: Molinski (1980) hat in seinen Arbeiten zum Kinderwunsch und zum Schwangerschaftskonflikt darauf hingewiesen, daß das Erleben in diesem Bereich immer von Ambiguität gekennzeichnet ist. Der bewußte Wunsch nach einer Abtreibung schließt den unbewußten Wunsch nach einem Kind keineswegs aus; ähnlich beurteilt er die Rede vom „absoluten Wunschkind". Die oft so drängend vorgetragenen Wünsche nach Sterilisation und die so bewegend geschilderten Motive für die Refertilisierung sind ähnlich zu beurteilen. So wird es verstehbar, daß gerade die als besonders klar und stark dargestellten „zweifelsfreien Strebungen" eher auf unvollständige Verarbeitung hinweisen, bei denen die Widersprüche nicht bewußt geworden sind, sondern ein Aspekt zugunsten oder zuungunsten des anderen verdrängt oder hervorgehoben ist. Gerade diese Konstellation ist die Vorbedingung für spätere Schwierigkeiten in der Verarbeitung.

Reaktionen auf die Sterilisation

Über die Hälfte der Frauen berichtete über Erleichterung, Befreiungsgefühle, Fröhlichkeit und intensiveres oder häufigeres sexuelles Erleben und Verhalten unmittelbar und auch später nach der Sterilisation.

Kurzfristigere Reaktionen waren auch: innere Unruhe, Müdigkeit, Verstimmungen gereizter und mürrischer Art, Enttäuschungen hinsichtlich ausbleibender Gefühle von Freiheit oder sexueller Erlebnisfähigkeit (hier ging es vorwiegend um die Erwartung, durch die Befreiung von der Konzeptionsangst ein gewandeltes sexuelles Erleben zu haben); es wurde jedoch auch von Trauer und von Resignation gesprochen.

An körperlichen Störungen fanden sich: Verlust oder Minderung des sexuellen Verlangens bei einem Drittel der Frauen, Minderung des sexuellen Erlebens bei einem Fünftel, Unterleibsschmerzen ohne Organbefund bei einem Drittel, Kältegefühle verschiedener Art bei zwei Dritteln, Blasenstörungen (Dranginkontinenz, Pollakisurie, Schmerzen bei und nach der Miktion ohne Organbefund) bei einem Drittel, Fluor und/oder Pruritus vulvae bei einem Drittel, Blutungsstörungen, Hyper/Polymenorrhö bei einem Fünftel, Amenorrhö bei einem Drittel (Mehrfachangaben möglich). Ferner wurden unspezifische Störungen wie Kopfschmerzen und Mißempfindungen, Schwindel, abnorme Hungergefühle und andere Störungen beschrieben. Bei den funktionellen gynäkologischen Beschwerden handelte es sich um psychosomatische Störungen, die häufig mit Depression, nicht selten aber auch mit verleugnetem Ärger korrelieren (Molinski 1980).

Motive für den Wunsch nach Refertilisierung

Die Frauen, die ihre Kinder durch Schicksalsschläge (Krankheit, Unfalltod) verloren hatten, waren von dem Streben erfüllt, diese Einbuße wieder auszugleichen; auch wenn sie sagten, daß sie das konkrete Kind ja nicht ersetzen könnten, wollten sie doch die ursprüngliche Familiengröße wiederherstellen. Andere, und besonders diejenigen mit einer Problematik bezüglich der Selbstverfügung, betonten den Aspekt der Autonomie und wollten wenigstens die Möglichkeit zu einer Schwangerschaft haben, um ihr beeinträchtigtes Selbstgefühl zu verbessern.

Patientinnen mit einer vorwiegend depressiven Struktur suchten die Chance, wieder ein Kleinkind zu versorgen, und formulierten: „Ich möchte etwas haben, das einen braucht und liebt, jemand, der Zärtlichkeit und Schutz benötigt." Andere hoben ihre Bedürfnisse nach zärtlichem Austausch mit einem Kind hervor. Bei ihnen regte sich der Wunsch nach Refertilisierung etwa zu der Zeit, in der das jüngste vorhandene Kind zunehmende Selbständigkeit zeigte (Kindergarten/Einschulung). Aber es wurden auch Änderungen in der bestehenden Partnerschaft im Sinne einer Erneuerung der Ehe oder nach Scheidung und Trennung erneuter Kinderwunsch in der Beziehung zu einem neuen Partner angegeben.

Auch kam es nach der Sterilisation zu einer erneuten Auseinandersetzung mit früheren Abruptiones und Fehlgeburten, so daß der Kinderwunsch nun wiederbelebt wurde. Bei ihnen und auch bei den Frauen mit Sterilisation aus medizinischen Gründen wurden stärkere Gefühle des Unlebendigseins angegeben. „Es ist, als wenn ich vom Strom des Lebens abgeschnitten bin", formulierte eine Patientin besonders klar. Gerade bei gravierender medizinischer Indikation, also bei begründeter Sorge um Gesundheit und Leben, suchten sie nun nach einem fühlbaren Beweis ihrer biologischen Intaktheit und ihrer Möglichkeit, Leben hervorzubringen; sie verhielten sich also antithetisch zu ihrer Bedrohung oder Erkrankung.

Aber auch bei anderen Frauen führte erst die Entscheidung für eine definitive Kontrazeption zur Konfrontation mit der Begrenztheit des eigenen Lebens. In Reaktion darauf erstarkte der eigene Lebenswille. Das verstärkte Bewußtwerden darüber, daß die Weitergabe des Lebens nun den Jüngeren und anderen überlassen werden mußte, löste eine fast trotzige Haltung des „nun erst recht" aus, wobei eine gewisse Konkurrenzsituation erlebt wurde.

Andere sahen sich in einer Reihe der Generationen im Vergleich zu ihren Müttern und Großmüttern in Schuld: Angesichts der weiblichen Vorfahren hätten sie voreilig und leichtfertig unter ihren „Fähigkeiten" aufgegeben. Diese trotzige Wiederbelebung des Kinderwunsches war gerade von den Frauen zu hören, die aus harter medizinischer Indikation oder auch unter ärztlichem Druck oder dem des Lebenspartners sterilisiert worden waren.

Bei den meisten Frauen aber war eine starke Ambitendenz gegenüber dem Kinderwunsch wirksam. Dieser Angst-Wunsch-Komplex schloß immer eine Problematik um Stolz, Selbstachtung und Gefühle des Geschätztseins ein. Die Art des Umgangs und die Akzentuierung sind dabei von der jeweiligen Persönlichkeitsstruktur gekennzeichnet, auf die ich hier nicht näher eingehen will.

Dementsprechend häufig war der Eindruck, daß mittels der Operation ein Defizit psychischer Art ausgeglichen werden sollte, wobei sich an den Effekt der Operation nicht leicht erkennbar illusionäre erhöhte Erwartungen knüpften. Man kann sagen, eine seelische Schwierigkeit soll so in eine operativ-technische anatomische Schwierigkeit umdefiniert werden und erscheint dadurch lösbar. Diese Hoffnung aber wird sich durch Refertilisierung und auch nicht so leicht durch eine dann etwa eintretende Schwangerschaft erfüllen können.

Mit zunehmender Gesprächsdauer entstand immer regelmäßiger der Eindruck, daß ich derjenige sei, der eine für die Patientin und ihr Wohlbefinden notwendige Hilfe bzw. Dienstleistung (Bestätigung der Indikation an den Gynäkologen) verweigere. In dem komplizierten Wechselspiel von Übertragung und Gegenübertragung wurde für mich spürbar und erkennbar, daß die Patientin von mir erwartete, ich könne einen Beitrag zu ihrer Vervollständigung und Vervollkommnung leisten. Die Grandiosität dieser heimlichen Phantasie war nicht ohne weiteres in den ersten Gesprächen erkennbar. Entsprechend wurde der Gynäkologe und wurde ebenfalls ich als zusätzlicher Gutachter oft als sehr mächtig erlebt, weil ja von meinem Verhalten das Erlangen dieser ersehnten Ergänzung oder aber ihre Verweigerung abhing. Gerade wegen der Unreflektiertheit dieses Geschehens war es den Patientinnen sehr schwer, sich vorzustellen oder zu akzeptieren, daß mit der geplanten Maßnahme eine solche „Heilwerdung" nicht verbunden sein kann.

Schlußfolgerung für Aufklärung und Indikationsfindung

Aus der Kompliziertheit der hier nur kurz angerissenen Zusammenhänge wird erkennbar, daß ein einmaliges Aufklärungsgespräch im Zusammenhang mit der Beratung vor Sterilisation bei weitem nicht ausreicht; vielmehr muß mittels eines langfristig und fraktioniert angelegten Gesprächs (kurze, aber alsbald wiederholte Gesprächseinheiten) der Prozeß der Selbstfindung angeregt werden. Das gleiche gilt auch für die Indikationbeurteilung und prognostische Abwägung im Zusammenhang mit der Bitte um Refertilisierung. Dabei ist darauf hinzuweisen, daß die heftigsten Reaktionen auf die Sterilisation in Form von multiplen Symptombildungen bei denjenigen Frauen auftraten, die im Zusammenhang mit einer Abtreibung, nach einem Abort, im Wochenbett oder auf dringenden Rat Dritter sterilisiert worden waren; von manchen Frauen wurde berichtet, daß ihre Gynäkologen argumentiert hätten, man könne doch jetzt die Gelegenheit für eine Sterilisation nutzen, da ohnedies aus anderen Gründen laparatomiert werden müsse.

Beim stufenweisen Aufklärungsgespräch sind nicht nur die rationalen Denkmanöver und die äußeren Determinanten der Familienplanung, sondern auch die emotionalen imaginativen Beweggründe in Erwägungen der Patientinnen anzuregen. Wie in den Gesprächen mit refertilisierungswilligen Frauen zu erfahren ist, spielt ja nicht nur zuweilen ein Dissens zwischen den Eheleuten über die Familienplanung, sondern auch eine Diskrepanz zwischen den kognitiven Entscheidungen und dem nur vage bewußten Idealbild von der Größe der eigenen Familie eine nicht zu unterschätzende Rolle. Eine besondere Schwierigkeit in der Beratung dieser operationswilligen Frauen besteht darin, daß die für die Operation sprechenden Gründe so sehr klar im Bewußtsein sind, während die gegen die Operation sprechenden Gründe eher unbewußt und verdrängt sind. In der Dynamik des Gesprächs tritt dann – ähnlich bei der Beratung wegen Schwangerschaftskonflikt – alsbald zwischen Arzt und Patientin eine Polarisierung auf, in der beide jeweils die andere Seite des Gesamtkonflikts vertreten. Damit aber ist das Beratungsgespräch nicht mehr erfolgreich zu führen. Vielmehr muß der zwischen 2 Personen polarisierte, nun interpersonal gewordene Konflikt wieder in einen intrapsychischen Konflikt bei der Patientin umgewandelt werden. Dieser Umstand in der Dynamik des Beratungsgesprächs zeigt, daß die bloße Teilnahme an Balint-Gruppen noch nicht ausreichend für die Beratung bei diesen Fragestellungen qualifizieren kann, sondern daß ein Unterricht über die technischen Aspekte der Gesprächsführung hinzukommen muß.

Hervorzuheben ist, daß ich aufgrund der Auslesefaktoren beim Überweisungsverfahren ein recht gestörtes Kollektiv von Patientinnen zu sehen bekomme, das auf den gewünschten Eingriff wiederum mit Störungen reagierte. Die Mehrzahl der Frauen war zuvor mit anderen kontrazeptiven Maßnahmen (Ovulationshemmern, Spirale, Zeitwahlmethode, Kondomen) nicht zurechtgekommen oder nicht zufrieden gewesen; schon von daher war zu erwarten, daß eine definitive kontrazeptive Maßnahme auch nur zur Unzufriedenheit führen konnte. Ein Lebensalter in der ersten Hälfte der fruchtbaren Jahre einer Frau, Kinderlosigkeit oder nur ein vorhandenes Kind, instabile Partnerschaft, emotionale Labilität und persönliche Konflikthaftigkeit sind Kriterien, die bei der Indikationsstellung zur Sterilisation vom Arzt bedacht werden müssen. Hinzu kommt die Frage nach dem Kinderwunsch des Ehepartners und die Bedeutung der Sterilisation für beide.

Dennoch möchte ich zum Abschluß darauf hinweisen, daß für eine große Zahl der Patientinnen auch in diesem Kollektiv refertilisierungswilliger Frauen die Sterilisation zunächst eine Hilfe dargestellt hatte, und daß sie bei einer Reihe von Frauen einen Aufschub bewirkte, der für emotionale Entwicklung und Persönlichkeitsreifung genutzt werden konnte, was z. T. in den Veränderungen innerhalb der Partnerbeziehung manifest wurde. In diesen Fällen ist der erneute Wunsch zu einer

Operation, welche die zuvor gewollte Unfruchtbarkeit wieder aufhebt, nicht Zeichen einer pathologischen, sondern einer konstruktiven Entwicklung.

Literatur

Behnken H (Hrsg) (1985) Schwangerschaftsabbruch: Unser Bewußtsein von Tod und Leben. Loccumer Protokolle 64/85, Evangelische Akademie Loccum

Dmoch W (1985) Wunschangst und Fruchtbarkeit. Klinische Beobachtungen zur Psychodynamik anläßlich von Bitten um Refertilisierung. In: Jürgensen O, Richter D (Hrsg) Psychosomatische Probleme in Gynäkologie und Geburtshilfe 1984. Springer, Berlin Heidelberg New York

Hertz D, Molinski H (1980) Psychosomatik der Frau. Entwicklungsstufen der weiblichen Identität in Gesundheit und Krankheit. Springer, Berlin Heidelberg New York

Molinski H (1980) Die psychosozialen Hintergründe des Schwangerschaftsabbruchs heute. Ärztin 5:1–7

Molinski H (1982) Unterleibschmerzen ohne Organbefund und eine Bemerkung zum pseudoinfektiösen Syndrom der Scheide. Gynäkologie 15:207–215

Sullivan HS (1953) The interpersonal theory of psychiatry. Norton, New York

Westmüller H (Hrsg) (1983) Dimensionen vorgeburtlichen Lebens. Loccumer Protokolle 7/82, Evangelische Akademie Loccum

Winston H (1980) Women with reversibility request. Clinical experience and follow-up. In: Nijs P, Brosens J (eds) International symposion reversibility of sterilization. ACCO, Leuven

Aus der Diskussion nach dem Referat Dmoch

Jürgensen:
Herr Dmoch, Sie haben mich beim Zuhören zu einer Untersuchung angeregt, die einmal bei uns in Frankfurt durchgeführt werden könnte. Sie sollte folgende Fragen klären:
- Was wird aus refertilisierten Frauen?
- Erfüllen sich alle Wünsche der Frauen, die um eine Refertilisation bitten?
- Ähneln die neuen, mit großen Hoffnungen begonnenen Partnerschaften eines Tages nicht sehr stark den früheren, ganz gleich, ob die Frauen Kinder bekommen oder nicht, ob also die Refertilisation erfolgreich war oder nicht?

Und noch eine Frage: Sie sprachen von 138 Frauen mit Refertilisierungswunsch; wieviele davon waren sterilisiert worden?

Dmoch:
Es blieb unberücksichtigt, ob die Sterilität auf einem ärztlichen Eingriff beruhte oder einer entzündlichen Eileiterveränderung usw.

Springer-Kremser:
Bei uns in Wien fällt auf – und ich wundere mich, daß das in der Bundesrepublik bei gleichen Tendenzen in der Bevökerung anscheinend nicht auffällt –, daß die Frauen, die z. B. nach der Geburt ihres 4. Kindes oder nach einer Sectio sterilisiert werden, in der Regel Gastarbeiterfrauen sind. In all diesen Fällen wird die Frage des sog. „informed consent" sehr lässig angegangen.

Wir sehen sehr oft einen Refertilisierungswunsch bei Frauen, die in ihrer Biographie vor der Sterilisation Schwangerschaftsabbrüche hatten. Da schwingt so eine Phantasie von Wiedergutmachung mit. Hier wäre für mich entscheidend, der Frau in ihrem Trauerprozeß zu helfen. Und wenn sie trauern kann, dann ist es für sie nicht mehr so unbedingt notwendig, refertilisiert zu werden.

Inwieweit sind wir, die wir als Psychiater oder als psychosomatisch Tätige in Frauenkliniken arbeiten oder auch in anderen organmedizinischen Kliniken, Handlanger von Moralsynthesen? Wie gehen wir damit um?

Davies-Osterkamp:
Ich möchte an eine Untersuchung erinnern, die wir in Gießen durchgeführt haben. Auch hier stellte sich heraus, daß der Refertilisierungswunsch einer kaschierten Wiedergutmachung gleichkam. Ich denke, es ist einfach eine Notwendigkeit, die Entscheidung, die manchmal Jahre zurückliegt, zu bearbeiten.

Terinde:
Ich bin nicht der Meinung, daß der Gynäkologe die psychischen Aspekte außer acht läßt. Und gerade wenn ihm etwas auffällt, bindet er den Psychotherapeuten oder Psychoanalytiker ein. Es geht letztlich darum, den Wunsch nach Refertilisierung zu klären und den Patientinnen nicht irgendwelche Steine in den Weg zu legen.

Kemeter:
Der Vortrag bestätigt meine Erfahrung, daß eigentlich jeder Gynäkologe psychosomatisch tätig sein muß, wenn es um die Fertilität der Frau geht und um all die Fragen, die wir hier erörtern.

Wir bearbeiten diese Fragestellungen mit der Psychologin. Die Patientin wird zu einem Termin bestellt, an dem die Psychologin neben mir in der Ordination sitzt. So können wir alle Fragen gemeinsam besprechen. Das hat sich bewährt. Es wird nicht nur das Problem der Patientin beurteilt, sondern es werden auch gleich meine Emotionen und meine eventuellen vorschnellen Handlungen mitbeurteilt. Andererseits profitiert natürlich auch die Psychologin, weil sie oft nicht das medizinische Wissen hat. Ich kann sehr empfehlen, gleich in der Ordination mit einem Psychologen zusammenzuarbeiten, speziell in dieser Fragestellung.

Und etwas ist ganz entscheidend: je dringender vom Patienten eine Handlung verlangt wird, um so zurückhaltender muß man sein, sie schnell durchzuführen, und um so eher soll man versuchen, sie hinauszuschieben und mehr Beratung und Information einzuholen.

Springer-Kremser:
Es ging nicht darum, die Gynäkologen anzuklagen, sondern darum, daß sowohl die Gynäkologen als auch die Psychiater in solchen Fällen eine Entscheidungsfunktion im Blick auf die Erfüllung oder Nichterfüllung des Kinderwunsches ihrer Patienten übertragen bekommen. Mit welchem Recht, vor welchem Hintergrund tun wir das? Und was spielt da alles mit? Das war gemeint mit dem „Handlanger der Moralsynthese".

Dmoch:
In die Kliniken, in denen ich tätig bin, kommen auch ausländische Frauen zur Sterilisationsberatung, und nicht alle sprechen gut deutsch. Merkwürdigerweise hatten wir in Düsseldorf, in der größeren Stadt und in der renommierteren Klinik, nur Putzfrauen als Übersetzerinnen. Die haben aber ihre Arbeit ganz gut gemacht. Man muß nur sehr darauf achten, daß sie wirklich nur das übersetzen, was man sagt. In Neuss haben wir das große Glück, ausgebildete türkische Sozialarbeiterinnen zu haben. Diese Frauen sind eine große Hilfe; sie kommen sofort, wenn man sie anruft. Wenn eine Türkin überhaupt kein Deutsch spricht, erst ganz kurz in der Bundesrepublik ist und der Mann noch sehr viel Autorität hat, getrauen selbst sie sich manchmal nicht, gegen den Entschluß des Mannes anzugehen. Wir sind zwar in der glücklichen Situation, daß wir nicht im eigenen Haus operieren – und wenn es uns nicht gelingt, einen „informed consent" herzustellen, dann wird nicht sterilisiert. Die Realität aber zeigt, daß diese Paare ihre Operateure anderswo finden, und wenn es ambulant ist.

Zum Bedürfnis nach Nachkontrolle möchte ich gerne nur eine Vermutung mitteilen, eine Beobachtung. Die Frauen mit Refertilisierung habe ich alle gebeten, später wieder von sich hören zu lassen. Ich kann und mag sie ja nicht mit Briefen und

Telefonanrufen verfolgen. Lediglich eine oder 2 davon haben sich später wieder gemeldet, wenn eine spätere Schwangerschaft bei uns im Hause betreut wurde. Ich habe den Eindruck, sie haben eine große Scheu, sich kontrollieren zu lassen.

Es fällt auf, daß die Gynäkologen zu den von ihnen refertilisierten Frauen ein sehr gutes Verhältnis haben. Sie bekommen automatisch Rückmeldungen, sie werden angerufen, wenn die Frauen schwanger sind. Das ist ganz natürlich, denn die Gynäkologen sind die Wohltäter, sie haben den Frauen etwas Gutes getan, während die Psychiater nichts getan haben, als sie auf mehr oder weniger geschickte Weise in Frage zu stellen. Allein indem er mit ihnen redet und sie befragt, stellt er in Frage. Vieles von der Angst und Verletzlichkeit der Frauen rührt daher, daß sie das so erleben und glauben, der Psychiater wolle in jedem Fall ihre Wünsche ändern. Das wird als bedrohlich erlebt.

Mohr:
Es war nach der Korrelation von Abruptio und Refertilisation bzw. Freigabe zur Adoption und Refertilisation gefragt worden. Sehen Sie einen Zusammenhang dahingehend, daß Trauer, die nicht aufgearbeitet worden ist, dann operativ bearbeitet werden soll?

Dmoch:
Es war z. T. uneingestandene Trauer. Frauen äußerten den Wunsch nach Refertilisation in der Hoffnung, daß elende Gefühl, das sie gar nicht mit Namen bezeichnen konnten, vielleicht loszuwerden. Ich kann dazu jedoch wenig aus eigener Anschauung sagen, denn nur ein ganz kleiner Teil dieser Patientinnen ist bei uns stationär behandelt und über Wochen beobachtet worden, wo ein solcher Trauerprozeß in Gang kam. Unter ambulanten Bedingungen haben sich die Patientinnen dem meistens entzogen.

Mürdter:
Wir haben heute abend 2 Referate zu einer Problematik gehört, die m. E. so gar nicht bestehen müßte. Ich möchte die Frage in den Raum stellen, ob es nicht sinnvoller wäre, von vornherein diese ganze Sache restriktiver zu handhaben, also beispielsweise eine Altersgrenze für Sterilisationen einzuführen. Sie kann nicht bei 26 Jahren liegen, die Herr Dmoch als Durchschnittsalter der Frauen genannt hat. Bei dieser Zahl lief es mir kalt den Rücken hinunter.

Terinde:
Es wäre schön, wenn wir den Frauen vorschreiben könnten, was sie zu tun haben, dann könnten wir uns entlasten, dann wären wir nicht belastet damit, daß wir etwas tun müssen, was uns gar nicht so sehr gefällt. Ich glaube, wenn eine Frau entscheidet, daß sie sich sterilisieren lassen und endgültig keine Kinder (mehr) haben will, dann ist das eine Entscheidung, die sie aus ihrem Sein heraus trifft, und diese kann ich nicht in Frage stellen, wenn sie sie offensichtlich bei vollem Bewußtsein, bei vollem Verstand getroffen hat. Ich kann nur in der Öffentlichkeit darauf hinwirken, andere Methoden der Empfängnisverhütung zu propagieren. Und ein Trend ist ja deutlich sichtbar, daß die Frau bis ins Alter hinein die Pille nehmen soll.

Mürdter:
Mir leuchtet das trotzdem nicht ganz ein. Ich kann doch als Gynäkologe nicht gezwungen werden. Es ist meine persönliche Entscheidung, zu sterilisieren oder nicht. Und wenn ich jetzt von all den Komplikationen höre, die dabei auftreten, sei es körperlicher oder seelischer Natur, dann neige ich zu einer restriktiven Haltung, um all dem aus dem Wege zu gehen.

Dmoch:
Ich kann Ihnen zustimmen, wenn Sie diese restriktive Haltung für sich haben. Doch fordern Sie bitte kein Gesetz, keine Indikationenlösung, keine aufoktroyierte Lösung für alle Kolleginnen und Kollegen.

Davies-Osterkamp:
Ich möchte darauf hinweisen, daß der Anteil der Refertilisierungsoperationen an den Sterilisationen unter 1% liegt. Ich glaube, das Entscheidende ist, daß die psychosomatische Beratung im Rahmen der Sterilisationsberatung intensiviert wird.

Hölzle:
Ergänzend möchte ich zu der Beratung bei der Sterilisation hinzufügen: die Prognose ist wohl am besten, wenn die Entscheidung zur Sterilisation wirklich aus dem partnerschaftlichen Konsens heraus geschieht. Untersuchungen zeigen, daß Refertilisierungswünsche kaum geäußert werden, wenn diese Entscheidung lange und intensiv innerhalb der Partnerschaft diskutiert wurde. Es ist auch eine Aufgabe für Ärzte, diese Diskussion in Gang zu bringen.

Dmoch:
Sie kennen das böse klingende Schlagwort „Mein Bauch gehört mir!" Genausogut kann der Gynäkologe sagen: „Mein Arm gehört mir!" Jeder hat seine Selbstbestimmung. Aber vielleicht ist es nützlicher für beide Seiten, wenn der Gynäkologe seinen Arm benutzt, um der Patientin, die ihren Bauch besitzt, die Hand zu reichen. Er hat Kriterien und sie hat Kriterien. Beide wollen handeln, und beide sollten die Kriterien des Handelns vergleichen, um zu einem Konsens zu kommen. Ein Kriterium kann z. B. das Alter der Patientin sein, und das existiert schon als ein Beurteilungsmaßstab.

Jürgensen:
Ich möchte noch eine Anmerkung zu Frau Hölzles Wortmeldung machen. Sie sprechen von einem idealtypischen Fall, und wenn der zutrifft, kann man Ihnen nur zustimmen. Aber die wirklich problematischen Sterilisationswünsche kommen eigentlich so gut wie nie aus partnerschaftlichen Entscheidungen. Entweder sind es sehr junge Frauen, die tatsächlich möglicherweise sehr krank sind, weder einen Partner noch Kinder haben und natürlich auch nicht haben wollen, und zum anderen kommen sie aus zerrütteten Partnerschaften und einem ungeheuren Aggressionsdruck dahinter. Da sind natürlich viele dabei, von denen die Refertilisierung eines Tages gewünscht wird.

Jecht:
Als Androloge möchte ich nicht versäumen, doch noch an dieser Stelle ein Plädoyer für die Sterilisation des Mannes zu halten. Dies einfach deswegen, weil hier zu negativ über diese Variante gesprochen wurde. Die Problematik ist beim Mann sicher sehr viel geringer als bei der Frau, weil die technische Wiederdurchgängigmachung heute

praktisch zu 100% möglich ist, zumindest in den Zentren, die über viel Erfahrung dabei verfügen. Zum Beispiel hat Silber in San Louis solche Zahlen publiziert. Die Schwangerschaftsraten der Partnerinnen dieser Patienten sind zunächst in der Tat relativ gering gewesen, aber bei längeren Beobachtungen, die inzwischen vorliegen, durchaus nennenswert, wesentlich über 50%. Es ist durchaus denkbar, daß die angesprochenen Schädigungen des Hodens, die ohnehin erst bei einer sehr langen Dauer der Unterbindung eintreten (10 Jahre oder länger), auch reversibel sind, wenn die Durchgängigkeit nur lange genug besteht. Wir kennen das ja auch von anderen Situationen beim männlichen Hypogonadismus, wo wir über Jahre mit Testosteron behandeln und dann wieder auf Gonadotropine umstellen und damit eine Spermatogenese aufbauen können. Das ist beim Mann durchaus leichter machbar.

Dmoch:
Ich bin kein Gegner von Refertilisierung, sondern ein Gegner von Refertilisierung nach ungeklärten Sterilisationsentscheidungen. Ich habe ein ziemlich gestörtes Kollektiv vorgestellt, das auf bestimmten Auslesefaktoren beruht. Bei einer Reihe dieser Patientinnen bedeutete die Sterilisation ein Aufschub, in dem sie sich entwickeln konnten, in dem sie eine andere Beziehung zum vorhandenen oder zu einem neuen Partner aufnahmen. Dann waren sie in der Lage, eine völlig andere Haltung zur Schwangerschaft einzunehmen. In solchen Fällen muß die Refertilisierung kein Tor zu neuen Schwierigkeiten sein.

Praxis der In-vitro-Fertilisation (IVF) im Rahmen der Sterilitätsbehandlung

P. Kemeter

Seit 1978 ist es dank der IVF möglich geworden, auch bei verschlossenen Eileitern normale Schwangerschaften zu erzielen. Die IVF wird nun weltweit zunehmend angewendet, allerdings ist die Erfolgsrate eher bescheiden geblieben. Die Schwangerschaftsrate dieser Methode übersteigt nämlich nirgendwo in Deutschland 25% pro Zyklus (Deutsche Gesellschaft ... 1987), so daß die Behandlung nur dann sinnvoll erscheint, wenn sie beliebig oft wiederholt werden kann.

Wiederholbar ist sie aber nur dann, wenn die Belastungen dabei für die Patienten auch auf längere Sicht erträglich sind. Mein Partner W. Feichtinger und ich waren deshalb schon von Beginn unserer Beschäftigung mit der IVF an bestrebt, die Behandlung so einfach wie möglich zu gestalten und haben diese auch schon seit 1982 ambulant durchgeführt (Feichtinger et al. 1983). Ein Krankenhausaufenthalt ist nämlich für die Patienten so gut wie immer belastender und teurer als eine ambulante Behandlung. Sehr erleichtert wurde die Behandlung durch die Einführung der transvaginalen Eizellgewinnung unter Ultraschallsicht (Feichtinger u. Kemeter 1986a, b; Kemeter u. Feichtinger 1986d). Dabei ist in über 50% der Fälle auch keinerlei Narkose mehr nötig (Kemeter u. Feichtinger 1987).

Kulturmedium für die Ei- und Samenzellen

Neben einer dem letzten Stand der Forschung entsprechenden Laborausrüstung und einem gut geschulten Team ist ein geeignetes Kulturmedium für die Ei- und Samenzellen erforderlich. Wir haben bisher 3mal das Kulturmedium gewechselt. Vor August 1986 verwendeten wir das B_2-Menezo-Medium von Bio-merieux (Feichtinger u. Kemeter 1983), danach bis Juni 1987 das französische „minimum essential medium" (MEM)[1], welches uns H. Zech, Bregenz, empfohlen hat. Seit Juni 1987 verwenden wir schließlich ein MEM-Medium aus Israel[2]. Den MEM-Medien wird bei jeder Präparation Glutamin und Penicillin frisch zugefügt. Auf letzteres führen wir die Tatsache zurück, daß es keine Infektion in vitro mehr gegeben hat, seit wir MEM verwenden, während es im B_2-Medium in 4,5% der Fälle zu einer Infektion der Eizellkultur durch Kontamination mit Keimen aus dem Samen kam. Offenbar wirkt

---

[1] MEM 2051 Laboratoires Eurobio, Paris,
[2] MEM Earle's Salts Base, Biological Industries, Israel.

Tabelle 1. Vergleich verschiedener Kulturmedien bei gleichen Stimulationsprotokollen (1986–1987)

Medium	Stimulation HMG/FSH		
	Fertilisationsrate [%]	Graviditätsrate [%]	n
B_2-Medium	70,0	20,0	30
MEM-France	70,4	14,8	27
	p = 1,0 (n.s)	p = 0,87 (n.s)	
Medium	Stimulation Kemeter/Feichtinger		
	Fertilisationsrate [%]	Graviditätsrate [%]	n
MEM-France	87,2	22,0	141
MEM-Israel	79,2	20,0	125
	p = 0,11 (n.s.)	p = 0,81 (n.s.)	

das frisch aufgelöste Penicillin stärker bakterizid als das im B_2 schon vom Hersteller gelöste. Auf die Fertilisations- und Schwangerschaftsrate hatte der Wechsel des Mediums aber keinen Einfluß. Der Vergleich der verschiedenen Medien bei nur einer Stimulationsmethode zeigte keine signifikanten Unterschiede (Tabelle 1).

Hormonelle Stimulation der Follikel und Überwachung der Follikelreifung

Nach wie vor empfinden viele Paare die Hormonbehandlung, welche der IVF vorausgeht, als sehr belastend. Vor allem die täglichen Blutabnahmen und Ultraschalluntersuchungen sind es, die zwar Auskunft über die Follikelreifung geben, aber gleichzeitig die Patienten in Spannung versetzen, ob denn auch alles klappt und den Erwartungen entspricht. Auch aus anderen Gründen wird diese Phase von vielen Patienten als belastend erlebt (Kentenich et al. 1987). Solche Belastungen können sich aber ungünstig auf das neuroendokrine System auswirken, wie wir z. B. anhand von Erhöhungen des adrenalen Hormons DHEAS gesehen haben (Kemeter u. Feichtinger 1986b, c).

Aus diesen Gründen fanden wir das von Frydman et al. (1987) angegebene fixe Stimulationsschema interessant, welches aus ähnlichen Protokollen entwickelt worden war (Braude et al. 1984; Templeton et al. 1984) und keine schlechteren Ergebnisse zeigte als die herkömmlichen Methoden. Der Hauptvorteil dieses

Protokolls besteht darin, daß sich die Behandlung nicht dem Zyklus der Patientin anpassen muß, sondern umgekehrt der Zyklus den zeitlichen Möglichkeiten der Patientin und des Behandlungsteams angepaßt wird. Die Stimulationsbehandlung selbst ist fix vorgegeben und kann vom niedergelassenen Facharzt oder vom praktischen Arzt durchgeführt werden. Hormonuntersuchungen sind dabei nicht erforderlich, so daß die Patientin und ihr Partner erst kurz vor der Follikelpunktion in das IVF-Zentrum kommen müssen.

Modifikation eines fixen Stimulationsschemas nach eigenen Erfahrungen

Wir haben aber das zitierte Schema aus folgenden Gründen noch weiter modifiziert:

1) Im Gegensatz zu Frydman et al. (1987) geben wir einheitlich im Zyklus vor der Stimulation eine niedrig dosierte Kombinationspille und kein Gestagen allein, um mit größerer Sicherheit eine Abbruchsblutung vor der Stimulation zu erzielen.
2) Der Abstand zwischen der letzten Pilleneinnahme und dem 1. Tag der Stimulation wurde von 2 auf 5 Tage verlängert, damit die Pillenabbruchsblutung nicht erst nach dem Stimulationsbeginn auftritt und wir auch sicherer sind, daß die Steroide der Pille zum größten Teil wieder ausgeschieden sind.
3) Zusätzlich geben wir ab 1. Stimulationstag 7,5 mg Prednisolon täglich (Abb. 1), um eine evtl. durch Streß bewirkte überschießende Ausschüttung von adrenalen Androgenen zu verhindern. Wir konnten nämlich zeigen, daß manche Patientinnen unter der Stimulationsbehandlung erhöhte DHEAS- und Testosteronwerte im Serum hatten. Die Gabe von Prednisolon senkte diese Werte und erhöhte auch die Schwangerschaftsrate (Kemeter u. Feichtinger 1986b, 1986c).
4) Ab dem 8. Stimulationstag behandeln wir individuell, da die Follikelreifungsgeschwindigkeit auch bei gleicher Stimulation individuell verschieden ist (Kemeter u. Feichtinger 1985b, 1986a). Sie zeigt eine Gauss-Normalverteilung, daher würde die Gabe von HCG an nur einem festgesetzten Stimulationstag bei einem Teil der Patientinnen zu früh und bei einem anderen Teil zu spät erfolgen.
Im folgenden wollen wir nun dieses Stimulationsschema näher beschreiben und mit den Ergebnissen der früher verwendeten Methoden vergleichen.

Ein neues fixes Stimulationsschema für die IVF

Seit Mai 1986 haben wir zunehmend das in Abb. 1 beschriebene Behandlungsschema verwendet; seit Januar 1987 verwenden wir es fast ausschließlich.

Im Zyklus vor der Behandlung nimmt die Patientin ab dem 1. Tag ihrer Regel eine niedrig dosierte Kombinationspille. Nach mindestens 18 und höchstens 28 Tagen nimmt sie die letzte Pille an einem Dienstag, sodann folgt eine Pause von 5 Tagen bis zum Sonntag. In dieser Pause kommt es zur Abbruchsblutung nach der Pille. Davon unabhängig beginnt am Sonntag die Behandlung mit Clomiphen 100 mg durch 5 Tage, 150 I.E. HMG i.m. jeden 2. Tag und 7.5 mg Prednisolon täglich durch einen

Stimulationsschema nach Kemeter u. Feichtinger

I. Beginn mit einer kontrazeptiven Pille (z. B. Marvelon oder Ovysmen 0.5/35) am 1. Regeltag: täglich 1 Tablette.
II. Letzte Pilleneinnahme nach mindestens 18 Tagen an einem *Dienstag* (Pille nicht länger als 28 Tage nehmen).
III. 1. *Behandlungstag:* am nachfolgenden *Sonntag* (die Regelblutung tritt gewöhnlich 2–7 Tage nach der letzten Pilleneinnahme auf, dieser Zeitpunkt ist für die Behandlung nicht wichtig).

Behandlungstag:	1 So	2 Mo	3 Di	4 Mi	5 Do	6 Fr	7 Sa	8 So
Prednisolon à 5 mg, z. B. Aprednislon	½ Tbl. morgens, 1 Tbl. abends täglich durchlaufend durch einen Monat							1. Kontrolle in unserem Institut um 8.00 Uhr morgens
Clomiphen- tabletten	2 mal 1	2 mal 1	2 mal 1	2 mal 1	2 mal 1	—	—	s. IV
HMG-Amp. à 75 E, z. B. Pergonal oder Humegon	2 Amp. HMG	—	2 Amp. HMG	—	2 Amp. HMG	—	2 Amp. HMG	

IV. Beginn mit der Ultraschalluntersuchung, evtl. Spermienabgabe.

Bitte bringen Sie folgende Medikamente mit:
1) Pregnyl 5000 I.E. Amp. I. OP., (oder Pregnesin 5000 I.E., oder Primogonyl 5000 I.E.),
2) die restlichen Pergonal- oder Humegonampullen,
3) Fluorex plus vag. Zäpfchen, (oder ein Tetrazyklin vag. supp.),
4) Buscopan supp. Zäpfchen,
5) andere Medikamente:

Abb. 1. Therapieanweisung für die Patientin bzw. ihren behandelnden Arzt

Monat. Am 8. Stimulationsbehandlungstag, also an einem Sonntag, kommen die Patientinnen zur 1. Ultraschalluntersuchung. Diese wird mit einem Vaginalscanner durchgeführt, so daß die Patientinnen keine volle Harnblase zu haben brauchen (Feichtinger u. Kemeter 1986a, b, Kemeter u. Feichtinger 1986d).

Wenn der größte Follikel größer als 18 mm ist, erhält die Patientin am Abend zwischen 21 und 24 Uhr 5000 I.E. HCG i.m.; knapp vor dieser Injektion sammelt sie einmalig eine Portion Harn, aus welcher am nächsten Morgen eine LH-Bestimmung mit HI-Gonavis (Edwards et al. 1982) durchgeführt wird. Die transvaginale Follikelpunktion unter Ultraschallsicht erfolgt 35 h nach der HCG-Gabe, außer wenn LH vor der HCG-Injektion über 50 I.E./h angestiegen war. In diesem Fall wird die Punktion bereits 33 h nach der HCG-Gabe gemacht. Obwohl der Zeitpunkt des ersten Ansteigens des LH nicht bekannt ist, sind bei diesem Vorgehen die Follikel nur selten gesprungen, und selbst in diesem Fall können die Eizellen oft noch aus dem Douglas-Raum gesaugt werden.

Vergleich verschiedener Stimulationsmethoden

Vergleicht man unser neues Schema (Methode 4 in den Tabellen 2–4) mit den von uns bisher verwendeten Methoden, nämlich 1) Clomiphen allein, 2) Clomiphen + HMG und/oder FSH sowie 3) HMG und/oder FSH allein, so erkennt man, daß die zusätzliche Gabe von HMG/FSH zu Clomiphen ein Mehr an Follikeln, Eizellen und Fertilisierungen brachte (signifikanter Unterschied zwischen Methode 1 und Methode 2 in Tabelle 2). Die alleinige Gabe von Gonadotropinen (Methode 3) führte zwar zu einer weiteren Vermehrung der Follikel und Eizellen, nicht aber der Fertilisierungen. Unser neues Protokoll hingegen führt zwar nicht zu mehr Follikeln und Eizellen als bei HMG/FSH, jedoch zu signifikant mehr Fertilisierungen als bei allen anderen Stimulationsmethoden (Tabelle 2). Dementsprechend fanden wir mit unserer Methode auch eine höhere Schwangerschaftsrate, welche pro Punktion im Vergleich zu den Methoden 1 und 2 signifikant höher war (Tabelle 3). Erfreulich ist auch, daß mit diesem Behandlungsschema die Rate der gestörten Schwangerschaften niedriger ist (Tabelle 4).

Nach diesem Schema verlaufen 72,9% der Schwangerschaften normal. Von 59 Schwangerschaften waren 7 Zwillingsschwangerschaften (11,9 %), Drillinge kamen nicht vor. Zwei der normalen Einlingsschwangerschaften begannen nicht im

Tabelle 2. Zahl der Follikel, Eizellen und Fertilisierungen nach Stimulation mit verschiedenen Methoden (Mittelwert und Standardabweichungen; * signifikant unterschiedlich zu Clomiphen allein (p<0,01), □ signifikant unterschiedlich zu Clom. + HMG/FSH (p<0,01), O signifikant unterschiedlich zu allen übrigen (p<0,01)

	Follikel	Eizellen	Fertilisierte Eizellen	Zyklen	Patientinnen
1) Clomiphen allein	3,3 ± 1,7	2,4 ± 1,5	1,4 ± 1,3	141	93
2) Clomiphen + HMG/FSH	* 4,8 ± 3,0	* 3,9 ± 2,7	* 2,2 ± 2,1	477	342
3) HMG/FSH	* □ 6,1 ± 5,0	* □ 4,7 ± 3,4	* 2,2 ± 2,2	157	79
4) Kemeter/ Feichtinger	* □ 6,8 ± 3,3	* □ 4,5 ± 2,6	O 2,9 ± 2,3	277	165
Gesamt				1052	679

Tabelle 3. Stimulationsart und Schwangerschaftsrate. *ET* Embryotransfer; * signifikant unterschiedlich zu 1) und 2) (p<0,05)

Stimulation	Nicht schwanger		Schwanger		
	n	[%]	n	Pro Punktion [%]	Pro ET [%]
1) Clomiphen allein	123	87,2	18	12,8	19,4
2) Clomiphen + HMG/FSH	404	84,7	73	15,3	21,1
3) HMG/FSH allein	131	83,4	26	16,6	23,2
4) Kemeter/Feichtinger	218	78,7	59	21,3*	25,7

Tabelle 4. Stimulationsart und gestörte Schwangerschaft. *BS* biochemische Schwangerschaft (nur durch Hormonbestimmung nachweisbar, also sehr früher Abortus)

Stimulation	Normale Schwangerschaft		Abortus einschließlich BS		Extrauterinschwangerschaft	
	n	[%]	n	[%]	n	[%]
1) Clomiphen allein	10	55,6	6	33,3	2	11,1
2) Clomiphen + HMG/FSH	42	57,5	26	35,6	5	6,8
3) HMG/FSH allein	13	50,0	10	38,5	3	11,5
4) Kemeter/Feichtinger	43	72,9	13	22,0	3	5,1

p=0,42

Punktionszyklus, sondern nach Kryokonservierung und Transfer der aufgetauten befruchteten Eizellen in einem späteren unbehandelten Zyklus. In 20,2% der Behandlungen kam es zu einem endogenen LH-Anstieg vor der HCG-Gabe. Wie aus Tabelle 5 zu ersehen ist, fanden wir in diesen Fällen etwas weniger Eizellen, und auch die Befruchtungsrate war geringer, was sich auch in einer geringeren Schwangerschaftsrate ausdrückte.

Verteilung der Punktionen auf die Wochentage

Aus Abb. 2 ist die Verteilung der Punktionen auf die Wochentage zu ersehen. Am häufigsten wird am 10. Stimulationstag, das ist nach unserem Schema der Dienstag, das HCG verabreicht. Demnach finden die meisten Punktionen am Donnerstag statt. Die wenigsten Punktionen haben wir am Montag, weil wir an diesem Tag

Praxis der In-vitro-Fertilisation (IVF) im Rahmen der Sterilitätsbehandlung

Tabelle 5. Zahl der Follikel, Eizellen und Fertilisierten Eizellen (Mittelwert und Standardabweichung) und Graviditäten [%]. (Endogener LH-Anstieg = endogener Anstieg des hypophysären LH bei Sprungreife der Follikel)

	Zahl der Follikel		Zahl der Eizellen		Zahl der fertilisierten Eizellen		n	Graviditäten	
	$\bar{x}$	SD	$\bar{x}$	SD	$\bar{x}$	SD	n	n	[%]
Endogener LH-Anstieg vor HCG-Gabe	6,3	3,0	3,9	2,6	2,5	2,2	56	8	14,3
Kein LH-Anstieg vor HCG-Gabe	6,9	3,4	4,6	2,6	3,1	2,4	221	51	23,1
	(p=0,19)		(p=0,08)		(p=0,078)			(p=0,21)	

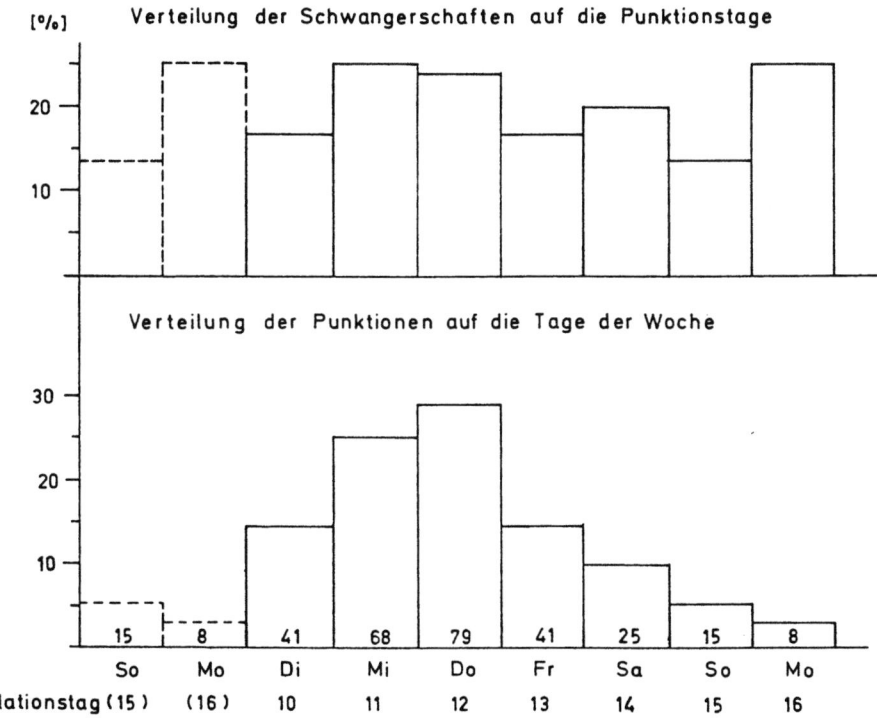

Abb. 2. Verteilung der Follikelpunktionen auf die Wochentage. Mit dem beschriebenen Stimulationsschema kommt es zu einer annähernd normalen Verteilung der Punktionen auf die Tage der Woche mit Maximum am Donnerstag

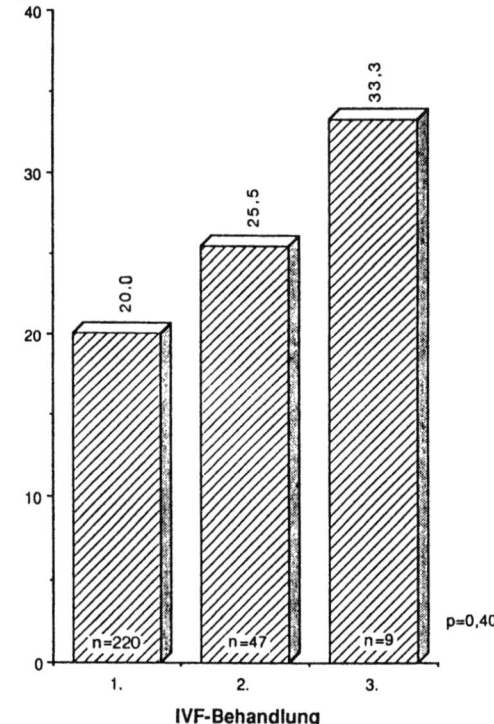

Abb. 3. Zahl der IVF-Behandlungen und Schwangerschaftsrate: Die Schwangerschaftsrate nimmt mit den Wiederholungen der Behandlung zu

andere Tätigkeiten, wie psychologische Vorbereitung und Beratung der Patienten, Teambesprechung, Administration, wissenschaftliche Arbeiten usw., durchführen können. Es ist aber auch leicht möglich, den Sonntag als Tag mit den wenigsten Punktionen zu planen, wenn man das ganze Programm um einen Tag vorverschiebt. In diesem Fall wird die Patientin angewiesen, die letzte Pille nicht am Dienstag, sondern schon am Montag einzunehmen und mit der Stimulation schon am Samstag zu beginnen. Die Schwangerschaftsrate zeigt keinen signifikanten Zusammenhang mit den Punktionstagen (Abb. 2).

Wiederholte Behandlungen und Schwangerschaftsrate

Beim Vergleich der wiederholten Behandlungen ist erfreulicherweise eine Zunahme der Schwangerschaftsrate bis zum 3. Mal zu sehen (Abb. 3). Nur eine Patientin hat dieses Schema bisher öfter, nämlich viermal durchgemacht. Wenn wir die 1. Behandlung mit den zusammengefaßten Wiederholungen vergleichen, so finden wir, daß bei den Wiederholungen weniger Follikel und signifikant weniger Eizellen gefunden werden, daß aber letztlich fast gleich viele befruchtete Eizellen vorhanden sind (Abb. 4). Dies ist nur durch eine höhere Befruchtungsrate bei den Wiederholun-

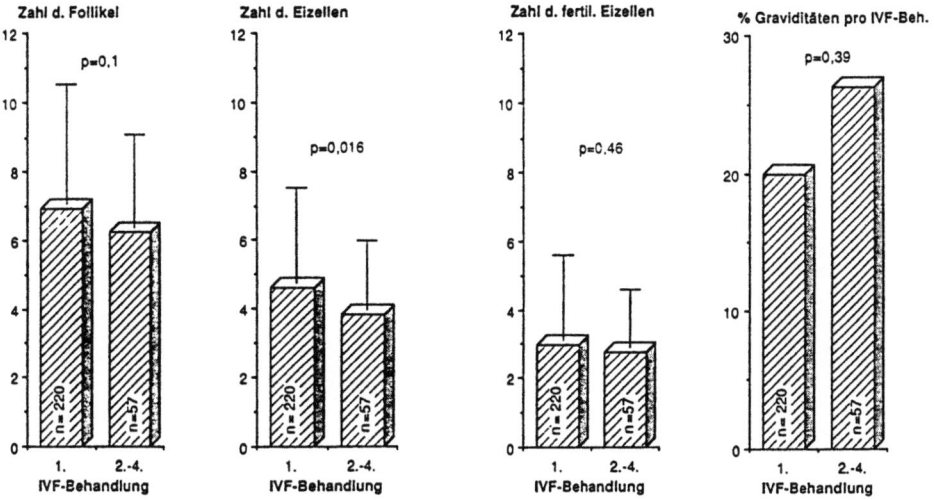

Abb. 4. Follikel, Eizellen, Fertilisierungen und Graviditäten bei der 1. und bei weiteren IVF-Behandlungen: Die Zahl der Follikel und besonders der Eizellen ist bei Wiederholungen geringer, die Fertilisierungsrate bleibt aber fast gleich, und die Schwangerschaftsrate nimmt sogar zu

gen zu erklären. Dafür spricht auch die höhere Schwangerschaftsrate bei den Wiederholungen, wie schon in Abb. 3 zu sehen war.

Bei den früher verwendeten Stimulationsmethoden konnten wir diese Reduktion der Follikel und Eizellen bei den Wiederholungen nicht sehen. Offenbar hat hier die individuelle Gabe des HMG/FSH ausgleichend gewirkt bzw. die Zahl der mit Clomiphen allein wiederholt behandelten Patientinnen war zu klein für eine statistische Aussage.

Einfluß von Streß auf die IVF

In früheren Arbeiten ist der psychische Streß als Hemmer der Fertilität schon angeklungen (Kemeter et al. 1985, 1986; Kemeter 1988). Auch hier sehen wir, daß die Wiederholungen der IVF-Behandlung, dieses Mal mit genau gleichem Schema, zu einer Verbesserung der Schwangerschaftsrate führt, wobei paradoxerweise die Zahl der Eizellen trotz gleicher Stimulation signifikant abnimmt (Abb. 4). Wir halten dies für die Wirkung der Streßreduktion, die sich aus der Gewöhnung an die Behandlung ergibt. Mit den früher verwendeten Methoden Clomiphen + HMG/FSH und HMG/FSH allein fanden wir keine Reduktion der Follikel und Eizellen bei den Wiederholungen, weil ja die HMG-FSH-Dosis jedesmal der Follikelreifung individuell angepaßt worden war.

Wenn dieser Effekt die Frau betrifft, warum nicht auch den Mann? Tatsächlich finden wir auch beim Mann eine Verbesserung der Spermaparameter bei den Wiederholungen der IVF (Abb. 5). Insbesondere ist die Spermienmorphologie

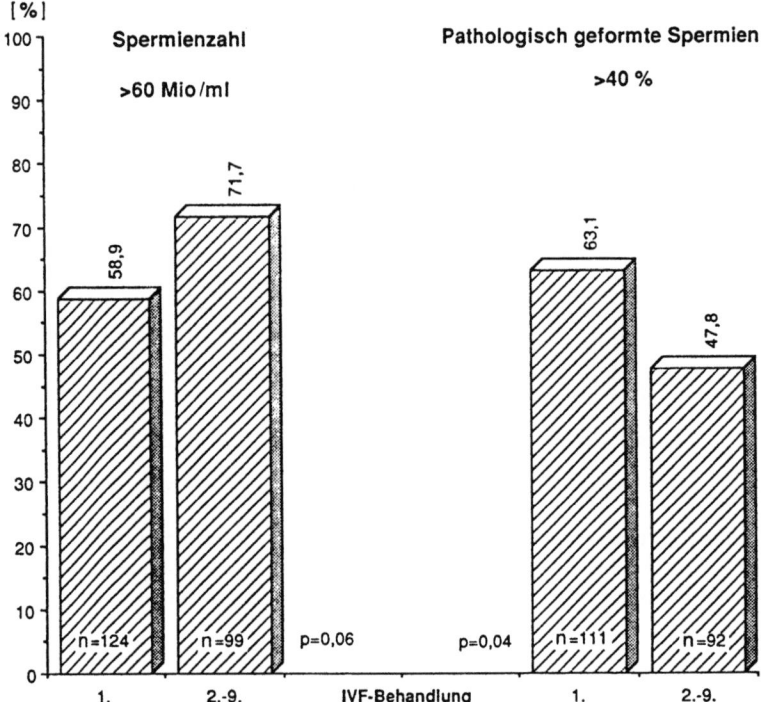

Abb. 5. Spermaparameter bei der 1. und bei wiederholten IVF-Behandlungen: Bei wiederholten IVF-Behandlungen ist die Spermienzahl im Ejakulat höher und der Prozentsatz an pathologisch geformten Spermien signifikant niedriger

gegenüber der Erstbehandlung bei den Wiederholungen signifikant besser. Dies kann mit ein Grund dafür sein, daß relativ mehr Eizellen bei den Wiederholungen befruchtet werden.

Es ist im übrigen bemerkenswert, daß 63,1% der männlichen Partner zum Zeitpunkt der IVF mehr als 40% pathologisch geformte Spermien aufweisen und bei weiteren IVF-Behandlungen immerhin noch 47,8% der Männer (Abb. 5). Wenn wir die Spermiogramme der Jahre 1982–85 mit denen von 1986–88 vergleichen, so konstatieren wir eine signifikante Zunahme der Gruppe mit vermehrt pathologischen Formen von 42,8 auf 52,2%, p=0,02. Das bedeutet, daß entweder die Spermaqualität ganz allgemein abnimmt oder daß wir zunehmend Paare mit subfertilen Männern zur Behandlung bekommen. Für letzteres spricht die Tatsache, daß für viele bisher erfolglos behandelte Paare, egal welcher Art ihre Fertilitätsstörung auch sein mag, die IVF „die letzte Hoffnung" ist, insbesondere wenn ihnen aus Altersgründen nicht mehr viel Zeit für Behandlungen bleibt. Es ist daher nicht verwunderlich, wenn sich in den IVF-Zentren generell Paare mit schlechteren Prognosen ansammeln.

In diesem Lichte gesehen ist die Zunahme der Schwangerschaftsrate mit dem neuen Schema um so bemerkenswerter.

Tabelle 6. Schwangerschaften durch Eizellspenden nach Art der Spenderinnen

Spenderin	IVF-Patientin	Verwandte	Anonyme Spenderin	Gesamt
Eizellspenden/Schwangerschaften [%]	22/6 [26,0]	2 (5)[a]/1 [20]	18 (10)[b]/3 [33]	42/10

[a] 2 Transfers aus 5 Punktionen
[b] 18 Transfers aus 10 Punktionen

Eizellspende

Durch die Verfügbarkeit der Eizellen außerhalb des Körpers der Frau besteht die Möglichkeit, diese Eizellen auch anderen Frauen zu spenden. An diese Möglichkeit dachten wir anfangs, als sog. „überzählige Eizellen" vorhanden waren, also mehr Eizellen, als man der Patientin einpflanzen kann, ohne ein erhöhtes Risiko für Mehrlinge einzugehen. Voraussetzung ist natürlich das Einverständnis der spendenden Patientin.

Nach den ersten Berichten über normale Schwangerschaften nach Eizellspende aus Australien (Lutjen et al. 1984) führten wir diese Methode ebenfalls durch und befragten gleichzeitig ehemalige erfolgreich durch IVF oder heterologe Insemination behandelte Patientinnen, ob sie bereit wären, für andere Frauen Eizellen zu spenden (Kemeter et al. 1987). Mehr als 50% waren dazu prinzipiell bereit, jedoch zeigte sich bei der praktischen Durchführung, daß auffallend oft keine Eizellen bei den ehemaligen Patientinnen bei der Punktion gefunden wurden, ganz ähnlich wie auch bei verwandten Frauen, die als Eizellspenderinnen von manchen Patientinnen mitgebracht wurden (Tabelle 6). Offenbar hat sich hier die emotionelle Beteiligung der Eizellspenderin psychosomatisch ausgewirkt. Deshalb sind wir nach und nach dazu übergegangen, Frauen zu suchen, welche aus altruistischen Gründen gegen Aufwandsentschädigung bereit sind, Eizellen zu spenden. Diese haben sich durch Mundpropaganda gefunden und kommen z. T. mehrmals zur Eizellspende. Selbstverständlich wird jede Spenderin vorher auf HIV-Virus, Hepatitis-B und Geschlechtskrankheiten getestet.

In Tabelle 6 (Feichtinger et al. 1988) sind die durch Eizellspende erzielten Schwangerschaften nach Spenderinnen aufgeschlüsselt. Man sieht, daß die von anonymen „Nur"-Spenderinnen gewonnenen Eizellen zu den meisten Schwangerschaften geführt haben. Deshalb verwenden wir jetzt überwiegend diese Spenderinnen für das Eizellspendeprogramm.

Insgesamt bekamen bisher 7 von 31 Eizellenempfängerinnen ein Kind (22,6%). Von den 31 Frauen hatten 8 ihre Eierstöcke durch Operation verloren, 7 hatten angeboren keine Ovarien, 7 hatten eine vorzeitige Menopause, und bei 5 waren bei vorherigen IVF-Versuchen keine oder keine befruchtungsfähigen Eizellen gefunden worden. Bei weiteren 4 Frauen bestand eine genetische Erkrankung mit hohem Weitergaberisiko.

IVF im Rahmen der psychosomatisch orientierten Sterilitätsbehandlung

Im Laufe meiner Beschäftigung mit Sterilitätsproblemen kam ich zu der Überzeugung, daß eine humane Behandlung der Sterilität dann optimal ist, wenn das Paar mit seinem Wunsch nach einem Kind als soziopsychophysiologische Einheit gesehen und behandelt wird, wobei das zukünftige Kind – wenn auch nur erst als Vorstellung – bereits mitberücksichtigt werden soll. Diese Einstellung hat auch zu einer neuen Definition des Behandlungsziels geführt. Dieses ist jetzt nicht mehr nur die Schwangerschaft wie in den Anfängen der IVF.

Trotz der unbestreitbaren Erfolge und der Freude darüber war die Frustration über die zahlenmäßig weit überwiegenden „Mißerfolge" (d. h. die Behandlungen ohne Schwangerschaft bzw. die Entstehung gestörter Schwangerschaften) beträchtlich und nahm immer mehr zu. Es wurde immer offensichtlicher, daß viele Paare an mehr litten als nur am fehlenden Kind. Daher war es notwendig, sich primär diesem Leiden zuzuwenden.

Durch meine bisherige Beschäftigung mit der Psychosomatik innerhalb der Gynäkologie und Reproduktion (Kemeter et al. 1985, 1986; Kemeter 1988) wußte ich, daß ein Arzt im klinischen Betrieb auf Dauer überfordert ist, wenn er ohne Supervision durch erfahrene Psychotherapeuten gute psychosomatische Medizin betreiben will. Deshalb habe ich mit Zustimmung meines Partners Feichtinger eine Psychologin in unser Team geholt, welche uns seit 2 Jahren hilft, die psychischen Probleme der Patienten zu verstehen und zu verkraften und unseren Umgang mit ihnen zu verbessern.

Es hat sich bald herausgestellt, daß es besser ist, wenn die Psychologin schon beim Erstgespräch mit den Patienten dabei ist, damit die somatischen Dinge nicht zu sehr von den psychischen getrennt werden. Auf diese Weise erlangen relevante psychische oder psychosomatische Symptome oder funktionelle Störungen bei den Patienten und bei uns die gleiche Wertigkeit wie die rein somatischen Befunde, z. B. die Dysmenorrhö als Beispiel einer funktionellen Störung einerseits (verstärkte schmerzhafte Uteruskontraktionen bei der Regel, z. B. als Somatisation der Trauer oder der Wut über das Nichteintreten einer Schwangerschaft) und der bei der Hysterosalpingographie nachweisbare Tubenverschluß als somatischer Befund andererseits. Der in Sachen „künstliche Befruchtung" kundige Arzt ist natürlich auch anwesend und gibt z. B. zu erkennen, daß auch er gegenüber verstärkten Kontraktionen des Uterus und der Tuben machtlos ist, wenn diese die Implantation der eingepflanzten befruchteten Eizelle verhindern. Auf diese Weise können doch viele Patienten erkennen, daß ihr Problem vielschichtig und nicht allein auf der somatischen Ebene zu lösen ist.

Solch ein Erstgespräch dauert allerdings zumeist eine volle Stunde. Da unsere Psychologin auch anderen Aufgaben nachkommen muß und auch nicht jedes Paar ein so langes Erstgespräch benötigt, hat es sich bei uns eingebürgert, daß die Assistentinnen bzw. die Sekretärin, welche alle schon jahrelang im Team sind und daher durch Feedback eine gewisse psychosomatische Ausbildung erhalten haben, schon bei der telefonischen Anmeldung der Patienten durch ein paar Fragen entscheiden, ob sie sie zum Erstgespräch mit oder ohne Psychologin einbestellen.

Wenn man nun das Schicksal der Paare nach dem Erstgespräch verfolgt, so erkennt man, daß 25 von 53 Patienten (47%) aus der Gruppe „mit" Psychologin zu keiner weiteren Behandlung nach dem Erstgespräch kommen, während dies in der Gruppe „ohne" nur 18% sind (9 von 50). In der Gruppe „mit" wurden 32% der Frauen, welche zur Kontrolle oder Behandlung kamen, im weiteren Verlauf – mit oder ohne „künstliche" Befruchtung – schwanger, und in der Gruppe „ohne" 27% der Frauen.

Demnach dürfte sich der doppelte Filter – Assistentin und Psychologin – doch auf die Selektion von Patienten auswirken, indem einerseits ein großer Teil nach einem Gespräch nicht im verabredeten Zeitraum zur Kontrolle oder Behandlung kommt, sich also entweder mit der Kinderlosigkeit abfindet oder andere Lösungen sucht, andererseits diejenigen, welche zur Behandlung kommen, mit etwas größerer Wahrscheinlichkeit schwanger werden. Jedenfalls spricht die Tatsache, daß 33% der Patienten nach einer Beratung nicht zu einer „künstlichen Befruchtung" kommen, dafür, daß wir die Patienten nicht unbedingt zur Behandlung drängen.

Aber auch während der Behandlung gilt es, den Druck abzubauen, der auf vielen Patienten lastet. Schon die Bereitschaft des Teams, auch die psychosozialen Probleme der Patienten anzusprechen und ernstzunehmen, ermuntert letztere, ihre Probleme auszusprechen, was oft schon erleichternd wirkt. So kommt es vielfach zur Reduzierung von Angst, Spannung, Scham etc., was sich wieder in einem „normalen" Ansprechen auf die somatische Behandlung auswirken kann.

Durch die gute Überschaubarkeit des neuen Stimulationsschemas wurden in letzter Zeit auch die exogenen Belastungen weniger. Schon 4–6 Wochen vor der Behandlung können die Patienten die Behandlungswoche selbst genau festlegen und alle nötigen Vorkehrungen treffen. So vermeiden sie Ärger mit Arbeitgebern etc. Mit den früher verwendeten Protokollen war alles vom Einsetzen der Regelblutung abhängig, die, wie wir wissen, nicht immer wie erwartet eintritt und daher einen Unsicherheitsfaktor darstellt.

Zwar finden wir auch mit diesem Protokoll Zyklen, in denen die Ovarien nicht wie erwartet auf die Stimulation ansprechen, und wir daher der Patientin von einer Punktion in diesem Zyklus abraten müssen. Die Patientin erfährt aber diese Tatsache meist gleich am 1. Tag der Untersuchung, also am 8. Stimulationstag, und muß nicht tagelang im Ungewissen bleiben, ob sie nun punktiert wird oder nicht. Das abweichende Ansprechen auf die Stimulation ist in den meisten Fällen streßbedingt und soll nicht dazu führen, die Stimulation zu ändern, sondern dazu, die Streßfaktoren zu erkennen und beim nächsten Versuch auszuschalten. Daß dies gelingen kann, wurde an anderer Stelle ausführlich beschrieben (Kemeter 1988). So gesehen ist auch ein Zyklus ohne Schwangerschaftseintritt für die Patienten und uns ein Erfolg, wenn daraus für die Zukunft Nutzen gezogen werden kann.

Manche Paare erreichen auch bei wiederholten IVF-Behandlungen keine Schwangerschaft. Sie müssen lernen, mit dieser Tatsache zu leben, und wir sollten ihnen dabei helfen. Auch dies erfordert psychologische Kenntnisse, viel Einfühlungsvermögen und Geduld. Seit ich mich vom Erfolgszwang „Schwangerschaften *machen müssen* durch IVF" befreien konnte – wenn der „Erfolg" einmal errungen wurde, ist es zugegeben leichter –, befriedigt mich die Beobachtung eines gelungenen Verzichts auf Behandlung genauso wie die Beobachtung einer Schwangerschaft nach gelungener IVF.

Literatur

Braude PR, Bright MV, Doeglas CP, Milton PJ, Robinson RE, Williamson JG, Hutchison J (1984) A regimen for obtaining mature human oocytes from donors for research into human fertilization in vitro. Fertil Steril 1:34–38

Deutsche Gesellschaft zum Studium der Fertilität und Sterilität (1987) Die in-vitro-Fertilisation (IVF) und der intratubare Gametentransfer (GIFT) in der Bundesrepublik Deutschland (1981–1986). Fertilität 3:73–81

Edwards RG, Anderson G, Pickering J, Purdy JM (1982) Rapid assay of urinary LH in women using a simplified method of HI-Gonavis. In: Edwards RG, Purdy JM (eds) Human conception in vitro. Academic Press, London New York, pp 19–34

Feichtinger W, Kemeter P (1983) A simplified technique for fertilization and culture of human preimplantation embryos in vitro. Acta Eur Fertil 14:125–128

Feichtinger W, Kemeter P (1986a) Transvaginal sector scan sonography for needle-guided transvaginal follicle aspiration and other applications in gynecologic routine and research. Fertil Steril 5:722–725

Feichtinger W, Kemeter P (1986b) Ultrasound-guided aspiration of human ovarian follicles for in vitro fertilization. In: Sanders RC, Hill M (eds) Ultrasound annual. Raven Press, New York, pp 25–37

Feichtinger W, Kemeter P, Szalay S (1983) The Vienna program of in vitro fertilization and embryo transfer – a successful clinical treatment. Eur J Obstet Gynaecol Reprod Biol 15:63–70

Feichtinger W, Bernat E, Kemeter P, Putz M, Hochfellner C (1988) Eizellspende im Rahmen eines IVF-Programmes – Organisation, Ergebnisse und rechtliche Aspekte. Fertilität 4:85–92

Frydman R, Rainhorn JD, Forman R, Belaisch-Allart J, Fernandez H, Lassalle B, Testart J (1987) Pregnancies following fixed schedule ovulation induction and embryo cryopreservation during diagnostic infertility laparoscopy. In: Feichtinger W, Kemeter P (eds) Future aspects in human in vitro fertilization. Springer, Berlin Heidelberg New York Tokyo, pp 82–90

Howles CM, Macnamee MC, Edwards RG (1986) Effect of high tonic levels of luteinizing hormone on outcome of in vitro fertilization. Lancet II:521–522

Kemeter P (1988) Studies on psychosomatic implications of infertility – effects of emotional stress on fertilization and implantation in in-vitro fertilization. Hum Reprod 3:341–352

Kemeter P, Feichtinger W (1985a) In-vitro-Fertilisierung – was bringt sie uns für die Praxis? Ther Umschau 7:468–476

Kemeter P, Feichtinger W (1985b) Ovarian stimulation with clomiphene and/or human menopausal gonadotropin (HMG) for in vitro fertilization (IVF) and embryo transfer (ET). Experientia 41:1502–1507

Kemeter P, Feichtinger W (1986a) Induccion de la ovulacion con citrato de clomifeno y HMG para la fertilizacion in vitro. In: Barri PN (ed) Clinica ginecologica 10 (3) embarazos inducidos. Salvat Editores, S.A., pp 232–242

Kemeter P, Feichtinger W (1986b) Prednisolone supplementation to clomid and/or gonadotrophin stimulation for in vitro fertilization – a prospective randomized trial. Hum Reprod 7:441–444

Kemeter P, Feichtinger W (1986c) Prednisolon verbessert die Schwangerschaftsrate der IVF. Fertilität 2:71–76

Kemeter P, Feichtinger W (1986d) Transvaginal oocyte retrieval using a transvaginal sector scan probe combined with an automated puncture device. Hum Reprod 1:21–24

Kemeter P, Feichtinger W (1987) Transvaginal ultrasound guided aspiration of human ovarian follicles for in vitro fertilization. In: Bondestam S, Alanen A, Jouppila P (eds) Euroson '87. Proceedings of the sixth congress of the European Federation of Societies for Ultrasound in Medicine and Biology. (Finnish Society for Ultrasound in Medicine and Biology, p 6)

Kemeter P, Bohnet HG, Feichtinger W (1984) The control of feedback mechanisms during ovarian stimulation therapy. In: Feichtinger W, Kemeter P (eds) Recent progress in human in vitro fertilization. Cofese, Palermo, pp 33–44

Kemeter P, Eder A, Springer-Kremser M (1985) Psychosocial testing and pretreatment of women for in vitro fertilization. In: Seppälää M, Edwards RG (eds) In vitro fertilization and embryotransfer. In: New York Academy of Sciences, New York, pp 524–532

Kemeter P, Eder A, Springer-Kremser M, Feichtinger W (1986) In vitro fertilization patients and the outcome of in vitro fertilization: psychological and psychoendocrinological factors. In: Leysen B, Nijs P, Richter D (eds) Research in psychosomatic obstetrics and gynaecology. ACCO, Leuven/Amersfoort, pp 89–101

Kemeter P, Feichtinger W, Bernat E (1987) The willingness of infertile women to donate eggs. In: Feichtinger W, Kemeter P (eds) Future aspects in human in vitro fertilization. Springer, Berlin Heidelberg New York, pp 145–153

Kentenich H, Hölzle C, Schmiady H, Stauber M (1987) „Am schlimmsten ist das Warten" – Wie Paare die In-vitro-Fertilisation erleben. Sexualmedizin 9:364–370

Lutjen P, Trounson A, Leeton J, Findlay J, Wood C, Renou P (1984) The establishment and maintenance of pregnancy using in-vitro fertilization and embryo donation in a patient with primary ovarian failure. Nature 307:174–187

Mettler L, Michelmann HW (1987) Estradiol values under gonadotropin stimulation in relation to the outcome of pregnancies in in vitro fertilization and embryo transfer. J Vitro Fert Embryo Transfer 6:303–306

Templeton A, Van Look P, Lumsden MA, Angell R, Aitken J, Andrew WD, Baird DT (1984) The recovery of pre-ovulatory oocytes using a fixed schedule of ovulation induction and follicle aspiration. Br J Obstet Gynaecol 94:148–154

Management der Unfruchtbarkeit

M. Springer-Kremser

Einleitung

Der Vorstellung von Fruchtbarkeit wird in unserer Gesellschaft nach wie vor eine hohe Priorität zugeschrieben. Grundsätzlich nimmt jeder von sich primär an, daß er/sie fruchtbar sei. Die Diagnose der Unfruchtbarkeit stempelt einen der beiden Partner – oder das Paar – zu einer schrecklichen Ausnahme. Die Anbetung der Elternschaft und der Horror der Kinderlosigkeit haben Wurzeln in der jüdisch-christlichen Tradition; den ersten Menschen wurde von ihrem Schöpfer empfohlen: „Seid fruchtbar und mehret euch" (1. Mose 1, 28). Im herrschenden Wert- und Normensystem bedeutet es aber, seid fruchtbar und mehret euch unter bestimmten Bedingungen. Das heißt, unter gewissen persönlichen und sozialen Bedingungen bedeuten Fruchtbarkeit oder deren Manifestation Statusgewinn, Freude, Stolz, unter anderen Bedingungen hingegen Schande, Unglück usw.

Jahrhundertelang hat Fruchtbarkeit für viele Frauen Leiden und Abhängigkeit bedeutet – von kurzen Phasen idividuellen Glücks unterbrochen. Dafür gibt es zahlreiche bekannte Beispiele aus Kunst und Literatur: Goethes Gretchen, Hebbels Agnes Bernauer, Friedrich Wolfs Stück „Zyankali", die Zeichnungen von Heinrich Zille und Käthe Kollwitz. Auch heute gilt noch: Mutterschaft unter gesicherten Verhältnissen hat Glück zu bedeuten. Daß diese Forderung aber keineswegs immer wirklichkeitsgerecht ist, kann man v. a. an den Reaktionen von Kinderwunschfrauen beobachten, welche nach oder während einer Sterilitätsbehandlung schwanger werden. Immer wieder konnten wir an diesen Frauen Reaktionen von Hilflosigkeit, Erstaunen und Lähmung beobachten, die sich dann auch in trauriger Verstimmung ausdrückten und oft klinisch als Depression bezeichnet wurden. Was ist der Inhalt dieser Depressionen? Um welchen ideellen Verlust wird hier getrauert?

Fruchtbarkeit wird nach wie vor mythologisiert. Wenn auch das Aufrechterhalten von Mythen manchen Frauen und Männern emotionale Befriedigung verschafft, so doch nur um den Preis der Verschleierung realer Lebensbedingungen, und genau zu diesem Zweck werden Mythen tradiert und genährt. Der Mythos handelt mit falschen Universalien – auch um den Schmerz bestimmter Lebensbedingungen zu mildern –, und keinem Bereich ist dieser Vorgang mehr inhärent als dem der Mutter-Kind-Beziehung und der Beziehung zwischen den Geschlechtern.

Wenn wir in der Folge das Management der Unfruchtbarkeit ein wenig zu analysieren versuchen, so ist zu bedenken, daß hier – im Unterschied zu anderen Formen medizinischer Behandlung, welche grundsätzlich auf Heilung einer Erkrankung zielen – v. a. ein sozialer und persönlicher Gewinn angestrebt wird, daher auch der Begriff „Management" passend scheint. Als Untersuchungsinstrument eignet sich die psychoanalytische Theorie – als wohlausformulierte Psychologie des Menschen – dafür ganz besonders gut. Oremland, ein bekannter Analytiker aus San Francisco, faßt die Komplexität der psychoanalytischen Theorie mit dem Satz „it's better to know" zusammen; d. h. es ist besser, Mythen zu entschleiern.

Die folgenden Ausführungen konzentrieren sich auf 2 Aspekte, die zweifellos nicht voneinander zu trennen sind: 1) auf den Prozeß der Diagnosestellung, 2) die „unexplained infertility" und als eine wichtige Komponente bei beiden Aspekten die Interaktion zwischen dem Gynäkologen und dem Paar.

Zur Situation des Kinderwunschpaares

Die Situation des unfreiwillig kinderlosen Paares ist durch Verletzlichkeit und Kränkbarkeit charakterisiert, wie von Pohlmann (1970), Stauber (1978) und Mazor (1979) dargestellt. Die Aufgabe der Hoffnung auf „biologische Kinder von uns beiden" – ohne ärztliche Hilfe – ist mit einer massiven Enttäuschung verbunden, die meist zu einer erheblichen Belastung des Identitäts- und Selbstwertgefühls des einzelnen und der Partnerbeziehung führt. Gerade bei jenen Paaren, welche sich durch ein gemeinsames Kind eine neue Belebung der Beziehung erhoffen oder wo ein Paar in einem gemeinsamen Kind die Rettung der Beziehung sieht, die Möglichkeit, den anderen dadurch stärker an sich zu binden, können durch die Bestätigung der Unfruchtbarkeit schon lang latent bestehende Konflikte aktualisiert werden. Dabei handelt es sich in der Regel um Trennungsängste und -wünsche, Schuldgefühle und Aggression bzw. Machtansprüche. In der Regel ist es diese Situation, in welcher mit den zur Diagnosestellung notwendigen Untersuchungen begonnen wird. Obwohl die Untersuchungen des unfruchtbaren Paares in der Regel eher einfache Prozeduren sind (Spermaanalyse, Postkoitaltest, Basaltemperatur, Hysterosalpingographie, Laparoskopie), muß doch bedacht werden, daß die Belastungen für die Patienten in der Regel sehr viel größer sind, als sich die behandelnden Ärzte vorstellen können. Dieses gilt v. a. für die Untersuchungen der Frau. Es ist ein großer Unterschied zwischen dem Verschreiben einer Prozedur und dem Faktum, sich dieser Prozedur unterziehen zu müssen. In der Regel ist das soziale und sexuelle Leben des Paares schwer beeinträchtigt; dazu kommen Erfahrungen von Erniedrigung, Schmerz, Angst, Hospitalisierung, Anästhesie usw.

Alle diese Tatsachen erfordern die Bereitschaft des behandelnden oder zuerst einmal untersuchenden Arztes, die sozialen, emotionalen und körperlichen Implikationen dieses Untersuchungsprozedere zu beachten. Ein wichtiger Punkt dieses Beachtens ist es, mit der Patientin jeweils das Ergebnis eines bestimmten Untersuchungsgangs zu diskutieren und vor allem auch ihr und/oder dem Paar die Möglichkeit zu geben, dieses Ergebnis auch zu verarbeiten, z. B. eine bestimmte Trauerzeit einzulegen, um sich von der Vorstellung der körperlichen Unversehrtheit allmählich verabschieden zu können, wenn eine körperliche Veränderung wie der Verschluß eines oder beider Eileiter feststeht. Unter diesen Bedingungen kommt es öfter, selbstverständlich nur, wenn kein organischer Defekt da ist, zu spontanen Schwangerschaften im Verlauf der Untersuchung. So hat z. B. van Hall aus Leiden

(1983) festgestellt, daß 40% der Frauen innerhalb von 6 Monaten nach einer Hysterosalpingographie und ungefähr 30% innerhalb eines Jahres nach einer Laparoskopie schwanger werden, wenn diese Prozeduren minimale oder keine Abnormitäten ergeben.

„Unexplained infertility"

Wenn sich bei all den Untersuchungen keine organmedizinisch nachweisbaren Ursachen finden lassen, so ist dies in der Regel eine frustrierende Situation für beide Seiten, den Frauenarzt und das Kinderwunschpaar. Einerseits ist zweifellos eine gewisse Erleichterung da, daß keine abnormalen Befunde erhoben wurden – andererseits bestehen Hilflosigkeit und Ohnmacht auf beiden Seiten, die entsprechend dem üblichen Stil im medizinischen System nicht als solche angesprochen werden, sondern es wird in der Regel die Flucht nach vorn angetreten, und Arzt sowie Patienten glauben, unter einem Handlungszwang zu stehen.

Fallvignette

Ein Beispiel aus der psychosomatisch-gynäkologischen Ambulanz einer Universitätsfrauenklinik soll die Probleme dieses Managements oder Mißmanagements illustrieren.

Eine junge Frau, Ende 20, wird nach 2jähriger Behandlung in einer Sterilitätsambulanz in die psychosomatisch-gynäkologische Ambulanz überwiesen. Die biographische Anamnese ergibt folgendes: Sie ist seit 5 Jahren verheiratet, berufstätig als Versicherungskaufmann. Ein Jahr nach der Hochzeit begann der Ehemann gemeinsam mit seinem Vater ein Ferienhaus zu bauen, welches seine gesamte Freizeit und alle seine Abende beanspruchte. Dieser Hausbau dauerte 3 Jahre. Ein Jahr nach Beginn dieses Hausbaus versuchte das Paar ein Kind zu zeugen. Nach $1^1/_2$ Jahren frustranen Bemühens begab man sich in ärztliche Behandlung. Im letzten Jahr wurde an der Patientin 7mal eine homologe Insemination vorgenommen – erfolglos. Der gesamte Lebensplan, die Ehe und der Kinderwunsch der Patientin standen unter einer für die Patientin absoluten Gewißheit: die Situation meiner Herkunftsfamilie darf sich in meinem Leben nicht wiederholen. Die Patientin hat 5 Geschwister; als sie noch ein Volksschulkind war, hatte der Vater einen Unfall, war seitdem behindert, bezog eine Frührente, was zu einem sozialen Abstieg der Familie führte: man mußte aus der größeren Wohnung ausziehen, die Mutter nahm einen Hauswartposten an. Der Vater war nach dem Unfall sehr schwierig, aufbrausend, ungeduldig; die Patientin meint auch, daß es keine sexuelle Beziehung mehr zwischen den Eltern gab. Der Wunsch nach einem Enkelkind kommt von der Familie ihres Mannes; ihre Mutter, meint sie, sei verständnisvoll bzw. taktvoll und stelle keine Fragen. Niemand weiß von der Insemination. Es gab einmal eine Situation, in welcher der Ehemann in Anwesenheit seiner Gattin seinen Eltern gegenüber eine Bemerkung über die Kinderlosigkeit machte, welche die Patientin als beschämend und erniedrigend empfand. Sie stellte ihren Mann auch deswegen nachher zur Rede. Er beteuerte, es nicht so gemeint zu haben.

Diese Inseminationen seien ihr extrem widerwärtig, die sexuelle Beziehung habe sich sehr verändert: sie selbst sei lustlos, fühle sich zu einer Maschine degradiert.

Tabelle 1. Diagnostische Zuordnung der Patientinnen der gynäkologisch-psychosomatischen Ambulanz der II. Universitäts-Frauenklinik, Wien

Diagnose	n	[%]
„Unexplained infertility"	33	20,2
Sexuelle Funktionsstörung	37	22,7
Psychosomatose	17	10,4
Depression	20	12,3
Psychose	3	1,8
Neurose	22	13,5
Störungen der Gravidität	13	8,0
Zyklusstörungen	13	8,0
Begutachtung/organische Erkrankung	4	2,5
Nicht bekannt	1	0,6
Gesamt	163	100

Tabelle 2. Häufigkeit von „life events" (LE) in der untersuchten Patientinnenpopulation. (Nach den Kategorien von Brown u. Harris 1978)

LE	n	[%]
Gesundheit	32	19,6
Arbeit	5	3,1
Familie	64	39,3
Außergewöhnliche Krise	41	25,2
Keine Auffälligkeiten	21	12,9
Gesamt	163	100

In einer eigenen Untersuchung, in welcher uns die Beziehung von „life events" (kritischen Lebensereignissen) zu einzelnen diagnostischen Kategorien interessierte, fanden wir, daß

1) 20% aller Patientinnen der Ambulanz solche mit „unexplained infertility" sind (Tabellen 1-3),
2) daß immerhin 17% aller Patientinnen mit „unexplained infertility" in die Altersgruppe zwischen 16 und 25 Jahre fallen, d. h. daß Frauen, die noch nicht 26 Jahre alt sind, schon in Behandlung wegen Kinderwunsch sind, da sie ja erst in der Regel nach einem länger dauernden Behandlungsversuch mit organmedizinischen Mitteln in die psychosomatische Ambulanz überwiesen werden.

Tabelle 3. Belastende Bedingungen in der untersuchten Patientinnenpopulation

	n	[%]
„Life event"	17	10,4
Vergewaltigung/sexueller Mißbrauch	10	6,1
Vorangegangene Scheidung	4	2,5
Beziehungskonflikt/Partnerschaftsproblematik	29	17,8
Konflikt mit der Herkunftsfamilie	31	19,0
Eigene Psychodynamik	10	6,1
Probleme mit Reproduktion	25	15,3
Konflikt im sozialen Feld	5	3,1
Soziale Probleme/Migration	14	8,6
Organische Störungen	7	4,3
Keine besonderen Auffälligkeiten	11	6,7
Gesamt	163	100

Eine Aufschlüsselung der belastenden Bedingungen bei den Patientinnen mit „unexplained infertility" zeigte deutliches Überwiegen von Beziehungsproblemen, knapp gefolgt von sozialen Problemen (Migration etc.) (Tabelle 4).

Eine Zusammenfassung der belastenden Bedingungen in die Kategorien nach Brown u. Harris (1978) ergab: 33% fallen in den Bereich Familie, wobei wir in dieser Kategorie Scheidung, Partner- und Eheprobleme sowie problematische Eltern-Kind-Beziehungen der Patientinnen subsumiert haben. Unter der Kategorie Gesundheit, unter welche immerhin weitere 18% fallen, wurden Totgeburten, Abortus, behindertes Kind, Zyklusprobleme usw. subsumiert sowie Erkrankung eines nahen Angehörigen (Tabelle 4).

Von den Kinderwunschfrauen sind 48% überwiegend fremdmotiviert bezüglich der Vorstellung in der psychosomatisch-gynäkologischen Ambulanz (Tabelle 5). Dies erstaunt überhaupt nicht vor dem Hintergrund der schon begonnenen gynäkologischen Behandlung, die frustran ist, die das Selbstwertgefühl der Patientinnen noch weiter erniedrigt; in dieser Situation ist eine Überweisung in eine „Psychoinstitution" für die Patientin sicher nicht unproblematisch. Da sie ja schon gelernt hat, ihre Normalität v. a. in bezug auf ihre Reproduktionsfähigkeit in Frage zu stellen, führt dies leicht zu einer Generalisierung, und eine Vorstellung in einer „Psychoinstitution" verschärft die Angst, nicht normal zu sein, natürlich noch weiter. Dies geschieht v. a. dann, wenn die Patientinnen länger als $1^1/_2$ Jahre und mitunter länger als 5 Jahre in organmedizinischer Behandlung sind, bevor überhaupt emotionale oder psychologische Momente angesprochen werden (Tabelle 6).

Tabelle 4. Aufschlüsselung der belastenden Bedingungen bei 163 Patientinnen in einer psychosomatischen Sterilitätssprechstunde

Belastende Bedingungen	„Unexplained infertility" [%]	Sexuelle Funktionsstörung [%]	Psychosomatose [%]	Depression [%]	Psychose [%]	Neurose [%]	Störung der Gravidität [%]	Zyklusstörung [%]	Begutachtung/organische Erkrankung [%]	Gesamt [%]
Gesundheit	18	8	29	35	–	27	–	15	60	20
Arbeit	6	3	–	–	–	5	8	–	–	3
Familie	33	54	47	20	33	45	23	54	–	39
Außergewöhnliche Belastung/Krise	21	22	6	40	67	23	62	8	40	26
Keine besonderen Auffälligkeiten	21	14	18	5	–	–	8	23	–	12
n (≙ 100%)	33	37	17	20	3	22	13	13	5	163

p ≤ 0,001

Tabelle 5. Motivation der Patientinnen, eine psychosomatische Sprechstunde aufzusuchen, in Beziehung zur Diagnose

Motivation	„Unexplained infertility" [%]	Sexuelle Funktionsstörung [%]	Psychosomatose [%]	Depression [%]	Psychose [%]	Neurose [%]	Störung der Gravidität [%]	Zyklusstörung [%]	Begutachtung/ organische Erkrankung [%]	Gesamt
Überweisung nach Selbstmotivation	45	70	65	50	67	59	15	62	80	56
Überweisung nach Fremdmotivation	48	19	35	45	33	36	85	31	20	39
Nicht beurteilbar	6	11	–	5	–	5	–	8	–	6
n ($\hat{=}$ 100%)	33	37	17	20	3	22	13	13	5	163

$p \leq 0{,}05$

Tabelle 6. Dauer der ärztlichen Behandlung wegen unerfüllten Kinderwunsches

Besteht ärztliche Behandlung?	n	[%]
Nein	9	20,0
Ja, seit 1–3 Monaten	13	28,9
Ja, seit 1 Jahr	9	20,0
Ja, seit mehr als 2 Jahren	12	26,7
Keine Angabe	2	4,4
	45	100

Psychosoziale Determinanten der „unexplained infertility"

Die Sequenz von Geschlechtsverkehr, Konzeption, Schwangerschaft, Geburt und das Aufziehen von Kindern stellt keineswegs ein Kontinuum dar. Es sind da mehrere und mitunter einander widersprechende psychologische Komplexe eingebunden. Da ist z. B. ein grundsätzlicher Unterschied zwischen der Gratifikation, die eine Frau, ein Mann durch einen Geschlechtsverkehr und durch den Beweis der Fruchtbarkeit haben können, und den Gratifikationen und Verantwortlichkeiten, die Geburt und Mutterschaft sowie Vaterschaft mit sich bringen. Sexuelle Beziehungen werden keineswegs nur wegen des Lustgefühls eingegangen, sondern häufig wegen eines profunden Bedürfnisses nach Nähe und Abhängigkeit. Schwanger werden kann auch bedeuten, sich und anderen zu beweisen, daß man eine Frau ist, daß man die Fähigkeit hat, ein Kind zu schaffen, letztlich eine hochgradig selbstaufwertende Erfahrung. Eine Mutter zu sein, verglichen damit, erfordert Selbstdisziplin, die Fähigkeit der Empathie mit dem Kind, die kindlichen Bedürfnisse als gleich oder bedeutender als die eigenen zu akzeptieren usw. Es gibt daher Frauen, für die es wichtiger ist, Geschlechtsverkehr zu haben und schwanger zu werden, und es gibt andere Frauen, für die es wichtiger ist, ein Kind zu gebären und aufzuziehen. Ersteres findet man häufig bei den Frauen, die immer wieder schwanger werden und dann immer wieder abortieren. Es gibt Frauen, die müssen ihre Fruchtbarkeit sich selber oder anderen genauso unter Beweis stellen, wie Männer glauben, ihre Potenz unter Beweis stellen zu müssen.

Die zwiespältigen Einstellungen, die im Laufe der persönlichen Lebenslerngeschichte einer Frau den einzelnen Komponenten dieser Sequenz entgegengebracht werden, werden bei der Selbstdarstellung der Kinderwunschfrauen deutlich. Gerade bei Frauen mit „unexplained infertility" fällt oft eine Theatralik der Darstellung auf, um nicht zu sagen eine Karikatur des Kinderwunsches. Die besondere Zielgerichtetheit der Patientinnen, die Forderungen, die an den Arzt gestellt werden, und der Pragmatismus, der an den Tag gelegt wird, sind sicher mit eine der Ursachen dafür, daß diese Patientinnen so häufig den Arzt wechseln, immer in der Erwartung, der nächste sei der Wunderheiler, der ihnen den Kinderwunsch erfüllt.

In einer anderen Untersuchung (Springer-Kremser u. Eder 1986) haben wir über einige Gemeinsamkeiten berichtet, welche bei den Patientinnen der Sterilitätsambulanz gefunden wurden. Nichtsdestotrotz ist es wichtig zu betonen, daß jede Kinderwunschpatientin ihre ganz individuelle und einmalige Geschichte hat. Diese Gemeinsamkeiten beziehen sich auf folgende Punkte:

1) Alle Frauen boten Symptome, welche grob in die Kategorie der „vegetativen Dystonie" eingereiht werden können.
2) Sie hatten eine schlechte Beziehung zu ihrem eigenen Körper, Berührungsängste, was sich besonders darin zeigte, daß sie bei den Entspannungsübungen anfangs Schwierigkeiten hatten, die Zustände von Verspannung bzw. Entspannung jeweils voneinander abzugrenzen.
3) Es bestanden schon vor der Therapie sexuelle Funktionsstörungen, welche sich bei einzelnen Patientinnen im Laufe der Prozedur noch verschlechterten.
4) Die Biographien aller Frauen weisen Mütter auf, die ebenfalls Probleme mit der Reproduktion hatten: zuviele Kinder, zuviele Schwangerschaftsunterbrechungen usw.
5) Die Frauen neigten dazu, das Symptom der Kinderlosigkeit sofort zu delegieren (an Ärzte).
6) Die Behandlung ist ein willkommener Anlaß, die Sexualität jeglicher Spontaneität zu entkleiden, zu reglementieren, wobei das „Verordnen" des Koitus dazu verhilft, Sexualität zu entsündigen und andererseits Abstinenzverschreibungen sehr willkommen sind.
7) Die Kinderlosigkeit wird als primäre Ursache der Kommunikationsstörung in der Beziehung angesehen; Beziehungsprobleme, die möglicherweise vor der Behandlung bestanden haben, werden grundsätzlich skotomisiert.

Schon der Demograph Morsa (1979) beklagte die übliche Praxis, sich im Zusammenhang mit Kinderwunschbehandlung in der Regel nur auf den Wunsch der Frau zu konzentrieren. Der Mann sei ebenso bedeutend, seine Wünsche mögen völlig verschieden von denen seiner Frau sein und die Faktoren, welche seine Entscheidung beeinflußten, nicht notwendigerweise dieselben, welche die Entscheidung der Frau beeinflussen. Der Kinderwunsch des Paares und die Entscheidung, welche das Paar trifft, werden in der Regel das Ergebnis eines Kompromisses sein – wie schief auch immer dieser Kompromiß sein mag.

Praktische Konsequenzen für das diagnostische Prozedere und die Behandlung der „unexplained infertility"

1) Grundsätzlich soll das Diagnose- und Behandlungsarrangement so gewählt werden, daß maximale Kommunikation des Paares untereinander und mit dem behandelnden Arzt gewährleistet ist.
2) Die Autonomie und die Fähigkeit, eine Entscheidung im „informed consent" zu tragen, soll für das Paar erleichtert werden. Das impliziert, daß die Bedeutung der einzelnen Untersuchungsergebnisse mit dem Paar diskutiert wird.

3) In einer solchen Atmosphäre hat es das Paar auch nicht nötig, nach Erfahren der Infertilität eines Partners/beider Partner unmittelbar nach einer Alternative zu greifen, oft zu schnell und nahtlos, als wollten sie damit die ihnen unakzeptabel scheinende Wirklichkeit verleugnen, also nicht wahrhaben wollen. Wenn sich der behandelnde Arzt als kompetente Autorität und als Krisenmanager erweist, anstatt sich die Rolle des Magiers im weißen Mantel zuschieben zu lassen – die zweifellos eine verführerische ist –, so ist damit ein großer Schritt in die Richtung getan, dem Paar zu helfen, die Schuld- und Schamreaktionen in erträglichen Grenzen zu halten, die Trauerphase durchzustehen und einen konstruktiven, veränderten Lebensplan zu erstellen.
4) Dieser Lebensplan kann eine der neuen Behandlungstechnologien beinhalten, genauso gut aber auch die Entscheidung, kinderlos zu leben oder ein Kind zu adoptieren. Je autonomer die Entscheidung des Paares ist, um so eher hat die angewendete Technik eine Chance auf Erfolg bzw. ein adoptiertes Kind eine Chance auf zufriedene Eltern.

Literatur

Brown GW, Harris I (1979) Social origins of depression. Tavistock, London
Hall EV van (1983) Psychosocial and emotional aspects of infertility. J Psychosom Obstet Gynaecol 2:251–255
Mazor MD (1979) The problem of infertility. In: Notman MT, Nadelson CC (eds) The woman patient. Plenum Press, New York
Morsa J (1979) Socio-economic factors affecting fertility and motivation for parenthood. Council of Europe, Strasbourg (Population Studies Nr. 3)
Pohlman E (1970) Childlessness, intentional and unintentional. J Nerv Ment Dis 151/1
Springer-Kremser M (1983) Psychosexualität und Gynäkologie. Deuticke, Wien
Springer-Kremser M, Eder A (1986) Ein integriertes Behandlungskonzept bei Zyklusstörungen. Fertilität 2:108–112
Stauber M (1978) Der Wunsch nach Refertilisierung. Therapiewoche 49:9553–9554

Aus der Diskussion nach den Referaten Kemeter und Springer-Kremser

Hönes:
Bei uns in Deutschland ist eine große Diskussion über die überzähligen Embryonen im Gange, und da Sie, Herr Kemeter, relativ wenige Embryonen einpflanzen, wie Sie ausführten, stellt sich die Frage auch für Sie. Ein zweites: Ich erlebe es immer wieder, daß Männer mit einer Oligospermie oder einer Teratospermie bei der IVF zurückgewiesen werden. Könnten Sie dazu noch etwas sagen?

Kemeter:
Liegt die Ursache der Kinderlosigkeit mehr beim Mann, dann mache ich keine homologe Insemination, ganz einfach deshalb, weil sie keinen Vorteil gegenüber Geschlechtsverkehr bringt. Das haben Sie, Herr Mürdter, mit Ihren Zahlen ja gesagt. Ganz im Gegenteil, sie stört nur die normale psychosexuelle Situation des Ehepaars. Wenn die Ursache nicht beim Mann liegt, ist es eben eine ideopathische, eine ungeklärte Sterilität, dann muß man in Gesprächen herausfinden, ob eine psychogene Sterilität vorliegt, und dann ist eine Psychotherapie angezeigt und keine instrumentelle Behandlung. Denn das Stimulieren ist ja ein Zwingen, ein Vergewaltigen zu einem Einsprung. Das ist bei der IVF ganz einfach notwendig, weil diese Technik sonst zu wenig erfolgreich ist. Vielleicht kommen wir noch soweit, daß wir darauf verzichten können; das möchte ich sogar anstreben.

Zur Frage der überzähligen Embryonen. Es ist eine Tatsache, daß wir bei manchen Frauen überzählige Eizellen haben, und zwar befruchtete, denn jede Eizelle wird mit dem Samen des Partners inseminiert. Erfahrungsgemäß lassen sich nicht alle Eizellen befruchten; man sieht am nächsten Tag, wieviele Eizellen befruchtet sind. Wenn mehr als 3 oder 4 Eizellen befruchtet sind – man kann gerade noch vertreten, 3–4 Eizellen zu transferieren, wie wir gezeigt haben, denn das Risiko einer Mehrlingsschwangerschaft liegt gerade bei 10 % –, erfolgt ein ausführliches Gespräch mit der Patientin. Wir haben einen vorgedruckten Revers, in dem die einzelnen Möglichkeiten dargestellt sind, den die Patientin lange vor der Behandlung mit ihrem Partner bespricht.

Die 1. Möglichkeit ist, daß sie das Tieffrieren und das Spenden ablehnt. Dann muß sie damit einverstanden sein, daß maximal nur 4 Eizellen abgesaugt werden. Hätte sie mehr Follikel, so werden diese belassen. Diese 4 Eizellen werden ihr nach der Insemination und erfolgreicher Befruchtung sofort wieder eingepflanzt.

Die 2. Möglichkeit: sie lehnt das Spenden ab, möchte aber ihre überzähligen Eizellen tiefgefroren haben für den Fall, daß der jetzige Versuch nicht erfolgreich war, damit sie in einem der nächsten Monate die aufgetauten Eizellen ohne

Vorbehandlung eingepflanzt bekommen kann. Zur Zeit behandele ich 2 Frauen, die sich für diese Möglichkeit entschieden haben und deren Schwangerschaft normal verläuft.

Die 3. Möglichkeit ist, daß sie einer anderen Frau Eizellen spenden möchte. Dann sind wir früher so vorgegangen, daß wir die Empfängerin schon parallel mit Östrogenen substituiert haben, damit der Intrauterinzyklus parallel zum Spenderzyklus verläuft. Das ist vom Arrangement her sehr schwierig. Daher sind wir jetzt dazu übergegangen, diese inseminierten und beruchteten Eizellen ebenfalls tiefzufrieren und zu lagern, bis die Empfängerin mit ihrem Zyklus so weit ist, daß man sie dann einpflanzen kann. Auf diese Weise haben wir derzeit eine Schwangerschaft.

Es wird mit Eizellen nicht geforscht, es bleibt in diesem Sinne nichts „übrig". Eine Ausnahme: Ich bin neulich von einem Pfarrer im Rundfunk angegriffen worden, weil ich gesagt habe, daß wir pathologisch befruchtete Eizellen wegwerfen, wenn z. B. die Eizelle nicht 2, sondern 3 Kerne hat, weil ein Spermium zuviel eingedrungen ist. Diese befruchteten Eizellen würden nach einigen Teilungen das Wachstum sowieso einstellen und absterben. Es wäre für ihn unerträglich, daß menschliches Leben weggeworfen wird, so hat dieser Pfarrer argumentiert. Ich aber meine, wenn ich es so erkläre, werden Sie verstehen, daß man diese abnormen Eizellen nicht im Brutschrank aufheben muß, bis sie gestorben sind.

Mohr:
Was tun Sie, wenn sich das Ehepaar entschieden hat, daß eine befruchtete Eizelle eingefroren wird, diese später aber nicht mehr „abruft"?

Kemeter:
In diesem Falle unterschreibt die Patientin auch vorher, daß sie mit der Embryonenspende einverstanden ist. Wenn sie damit nicht einverstanden ist, wird nicht eingefroren.

Jecht:
Zur Frage nach der Rolle der sog. Oligospermien. Männer, die eine schlechte Samenqualität haben, werden in die IVF-Programme aus statistischen Gründen nur ungern aufgenommen, um die Programme durch die eingeschränkte männliche Zeugungsfähigkeit nicht unnötig zu belasten. Es ist m. E. eine Frage der Zeit, wann genügend Möglichkeiten bestehen, dann auch diese Betroffenen einzubeziehen.

Jürgensen:
Herr Kemeter, schon vor $1^{1}/_{2}$ Jahren hat mich bei einem Ihrer Berichte beeindruckt, daß Sie mit Eispenden arbeiten. Dabei war für Sie die Indikation, daß die Frauen keine funktionierenden Ovarien besaßen. Ich denke an Patientinnen mit Klimakterium praecox, nach Ovarektomie und den ganzen Turner-Bereich. Bei letzteren muß man bedenken, daß zumindest bei unseren Patientinnen diese Frauen in ihrem Sexualleben sehr gehemmt sind und nur ein kleiner Prozentsatz verheiratet ist und adoptierte Kinder hat. Ich habe jetzt mit Staunen gehört, daß Sie offensichtlich die Indikation erweitert haben, und zwar auf Frauen mit Erbkrankheiten und auf Frauen, bei denen die Fertilisation nicht gelungen ist, also mit normaler IVF-Indikation. Ich finde dies sehr mutig und frage mich: Kommen Sie damit irgendwann in Bereiche, die problematisch werden könnten? Das ist ja noch eine kleine Zahl, und

Sie machen das sehr individuell, aber uns würden die Frauen bestürmen, auch solche mit Erbkrankheiten, wenn wir das machen würden.

Terinde:
Zur Unterstützung von Herrn Kemeter möchte ich sagen, daß eine Turnerpatientin von ihm vor ein paar Wochen ein Kind geboren hat. Das sollte uns zu denken geben, denn bis vor einiger Zeit wurden Kinder mit Turner-Syndrom abgetrieben. Auf einmal sehen wir, daß diese Frauen ein erfülltes Familienleben haben können, daß sie sogar eigene Kinder haben können.

Thumm:
Was kostet die In-vitro-Fertilisation?

Kemeter:
Die 1. IVF-Behandlung kostet 5000 DM, der 2. Versuch 4200 DM und der 3. 3500 DM. Wir wollen den Patientinnen erleichtern, wiederzukommen, weil wir wissen, daß die 2. und 3. Behandlungen erfolgreicher sind.

Terinde:
Da muß man nachfragen, denn es geht ja hier um das Thema: „Ein Kind um *jeden* Preis?" Wir haben gerade von einem begrenzten Preis gehört. Was aber kostet eine Eispende?

Davies-Osterkamp:
Wäre es in Österreich überhaupt denkbar, daß ein solches Programm, wie Sie es in jeder Hinsicht exklusiv - wie ich finde - anbieten, an einer Universitätsklinik, an einer öffentlichen Klinik durchgeführt wird? Und wenn nicht, warum nicht? Ist das eine reine Geldfrage, oder ist es eine Ideologiefrage?

Terinde:
Es gibt noch mehr Preise abzufragen. Es gibt die homologe Insemination, es gibt die heterologe Insemination, es gibt den Gametentransfer. Wir sollten die Preisliste einmal offenlegen. Denn dann könnten wir uns wieder fragen: Ist die Formulierung des Themas „... um *jeden* Preis?" richtig? Vielleicht kommt im Laufe der Tagung noch heraus, daß diese Frage berechtigt ist, aber zunächst einmal ist sie eine Provokation, weil wir wissen, daß es endliche Preise sind. Wir haben in der Tagung auch noch nicht gehört, welche psychischen Schäden Frauen bzw. Paare im Fertilitätsgeschäft nehmen können. Vielleicht wäre das Thema besser zu formulieren, auch für die Buchform: um „welchen" Preis?

Mohr
Das Buch (gemeint ist der Dokumentationsband) wird in jedem Fall anders heißen, und der „Preis" in unserer Frage verstand sich natürlich materiell und ideell. Das Fragezeichen hätte noch dicker dahinterstehen müssen.

Brumbach:
Es wurde gesagt, daß die Menschwerdung mit der Befruchtung der Eizelle beginnt. Hat sich irgend jemand einmal darüber Gedanken gemacht, was ein tiefgefrorener Embryo eigentlich ist? Welche Konsequenzen hat es, so zu fragen? Was bedeutet es für ein Kind, IVF-gezeugt zu sein? Sind psychische Folgen zu erwarten?

Jürgensen:
Bezüglich der Schwangerschaft einer Frau mit M. Turner möchte ich nicht mißverstanden werden. Ich finde es außerordentlich positiv, daß das geht. Ich frage mich nur, wie weit man die Indikation der Eispende überhaupt ausweiten kann. Kommen wir da nicht ins Schleudern?

Kemeter:
Um die Kosten zu ergänzen: Beim Eizellspendeprogramm kostet der 1. Versuch 7000 DM, jeder weitere Versuch 6000 DM. Die heterologe Insemination kostet beim 1. Versuch 5000 ö.S ($\triangleq$ 700 DM) und bei jedem weiteren Versuch 3000 ö.S ($\triangleq$ 400 DM). Den Gametentransfer führen wir nicht durch.

Thumm:
Wie erklären Sie sich, daß tatsächlich so viele Paare nach dem 1. mißglückten Versuch nicht bereit sind, im Programm weiter mitzumachen? Liegt es daran, daß sie eine andere Einstellung zu ihrem Kinderwunsch bekommen oder ist einfach die Prozedur, die sie über sich ergehen lassen müssen, so schlimm?

Kemeter:
Warum hören so viele Paare nach dem 1. Versuch auf? Da ist sicherlich ein Unterschied zwischen der Anfangsphase des IVF-Programms und den folgenden Phasen zu machen. Zu Beginn wurde viel laparoskopiert, waren täglich Blutabnahmen notwendig – das Ganze war viel umständlicher und belastender für die Frauen, so daß die Paare wegen der hohen körperlich-seelischen Belastung ausgestiegen sind. Natürlich auch wegen der Kosten, das ist gar keine Frage. Ich habe das Gefühl, daß in letzter Zeit die Ausfälle weniger werden, d. h. IVF nähert sich schon mehr der einfachen heterologen Insemination, seitdem die ganze Behandlung weniger belastend geworden ist.

Ob IVF in einer öffentlichen Klinik in Österreich machbar ist, bezweifle ich im Moment auch. Es müßte eine eigene Abteilung sein, die die volle Unterstützung des Chefs in allen Belangen hat. Der Chef müßte ein psychosomatisch orientierter Arzt sein, anders geht das nicht.

Springer-Kremser:
Das Rotationssystem in den Kliniken verhindert, daß die Patientin denselben Arzt vorfindet. Und dies ist meiner Meinung nach unbedingt notwendig.

Hoffmann:
Um es vielleicht auf einen provokanten Punkt zu bringen: In den Universitätskliniken ist IVF im Grunde ein Habilitationsthema, während es bei Herrn Kemeter ein Dienstleistungsangebot ist.

Terinde:
Im Prinzip ist völlig richtig, was Herr Hoffmann sagt. Die Mitarbeiterinnen und Mitarbeiter in den Kliniken sind sehr engagiert, sie sind im wesentlichen für das In-vitro-Programm abgestellt. Es ist eine individuelle Betreuung. Die Frauen finden immer denselben Arzt und dasselbe Team vor. Die Behandlung muß im Team erfolgen, und es ist gut so, daß nicht eine(r) allein „Kinder machen" kann. Ich sehe, daß es sehr verantwortlich gemacht wird; ich würde die Kliniken sehr wohl in Schutz nehmen wollen. Daß sie nicht so effizient arbeiten, hat andere Gründe. Wenn Sie

sagen, daß der Chef dahinter stehen muß, vor allen Dingen von der psychosomatischen Seite her, dann würde ich sagen, der muß den Operationssaal freiboxen, damit das Team punktieren kann. *So sieht das in den Kliniken aus.*

Springer-Kremser:
Es wurde nach den Empfindungen der Embryonen gefragt. Bei der Aufzählung der Bereiche, die besonders der Mythenbildung unterliegen, habe ich diesen vergessen. Ich möchte auf einen ausgezeichneten Beitrag von Prof. Prechtl verweisen. Er ist Entwicklungsneurologe und hat bei einer Veranstaltung der Deutschen Gesellschaft für Psychosomatik in Gynäkologie und Geburtshilfe zu diesem Thema einen ausgezeichneten Vortrag auf der Basis der Entwicklungsneurologie gehalten. Dabei verfolgte er die Frage nach dem jetzigen Stand der Forschung im Blick auf die Wahrnehmung. Seine Aussagen über die Wahrnehmung setzte er in Relation zum Entwicklungsstand des Nervensystems.[1]

Hostenkamp:
Befürchten Sie bei Ihrem Behandlungsschema das Überstimulationsyndrom?

Kemeter:
Bisher ist es kein einzige Mal zu einem klinisch relevanten Überstimulationssyndrom gekommen. Freilich sind alle Eierstöcke überstimuliert, d. h. es kommt zu einer starken Vergrößerung der Ovarien. Es ergab sich hieraus in keinem Fall eine Gefährdung für die Patientin.

Hölzle:
Meine Frage schließt sich direkt an. Ich habe den Eindruck, daß Ihr Programm wirklich optimal ist und daß Sie es noch weiter optimieren; aber auch bei Ihnen fällt mir auf, daß mit der Optimierung der Methode die Reproduktionsphysiologie der Frau zunehmend ausgeschaltet wird. Dies gilt auch für Ihr Stimulationsschema. Wenn man polemisch wäre, könnte man sagen, die Frau ist *der* Risikofaktor der IVF. Sie muß zunehmend kontrolliert werden. Mir macht Sorge, daß durch diese Substitution Langzeiteffekte zu erwarten sind. Besonders problematisch finde ich die Behandlung mit Buserelin, die jetzt diskutiert wird. Dabei kommt es praktisch zu einer Ausschaltung der Hypophysenfunktion. Die Patientin muß hormonell völlig substituiert werden. Es gibt keine Tierversuche dazu. Ich frage mich, was in 20, 30 Jahren auf diese Frauen zukommt. Haben Sie da irgendwelche Phantasien? Oder was spielt überhaupt eine Rolle in der Stimulationsdiskussion?

Kemeter:
Es stimmt, daß wir aus unserem Wissen über die endokrinologischen Befunde versucht sind, jegliches Abweichen korrigieren zu wollen. Und das hat auch etwas gebracht. Zum Beispiel hat das Korrigieren der überhöhten Streßhormone etwas

---

[1] Prechtl HF (1987) Entwicklung der embryonalen und fetalen Motorik – Ergebnisse von Langzeituntersuchungen mit Ultraschall aus entwicklungsneurologischer Sicht. In: Stauber M, Diederichs P (Hrsg) Psychosomatische Probleme in der Gynäkologie und Geburtshilfe 1986. Springer, Berlin Heidelberg New York, S. 11–19.

gebracht. Es scheint auch etwas zu bringen, die Schilddrüsenhormone zu substituieren. Insofern stimmt es, daß für den betreffenden Stimulationsmonat viele Regulationsmechanismen der Frau „korrigiert" werden. Dies geschieht aber nicht um des Korrigierens willen, sondern um Streßreaktionen zuvorzukommen. Immer aber nur für diesen einen Stimulationsmonat. Man weiß aus Studien von Hodgkin, daß jeder Zyklus für sich abgeschlossen ist und daß der nächste Zyklus ein völlig eigenständiger ist, der kaum irgendeine Relevanz auf Dinge hat, die im vorigen Zyklus geschehen sind, mit Ausnahme, wenn Medikamente mit Langzeitwirkung im vorigen Zyklus gegeben wurden, und das trifft für ein Langzeit-Buserelin zu, das für einige Wochen hypophysäre LH- und FSH-Ausschüttung ausschaltet. Die Langzeitbefürchtungen hege ich aber nicht, denn es geschieht nichts anderes, als wenn die Hypophyse in der Schwangerschaft 9 Monate durch die Schwangerschaftshormone blockiert ist. Es ist also nur ein Imitieren eines Zustandes wie bei einer Amenorrhö, also wie z. B. in der Kindheit oder wie in einer Schwangerschaft, mit der Absicht, daß diese Hormone aus der Hypophyse während einer Stimulation nicht störend wirken können. Es sind ja die Streßfaktoren, die meistens stören. Deswegen spricht die Patientin einmal gut, einmal schlecht an, weil die körpereigenen Hormone immer dazwischenfunken. Die Ausschaltung störender Wirkungen gelingt nicht immer, weil es ja noch viele andere Regulationsmechanismen gibt, das vegetative Nervensystem, die Durchblutung etc. Das ist der Grund, warum wir Buserelin nicht einsetzen. Wir haben einmal eine kurze Serie mit Buserelin versucht und haben dafür Fälle mit einer besonderen Indikation ausgesucht, polyzystische Ovarien mit hohem LH, wo es wichtig ist, das LH zu senken. Es hat trotzdem nicht funktioniert, weil der Körper mit irgendeinem anderen Regulationsmechanismus dazwischenfunkte. Das heißt, wir lassen die Stimulationsschemata immer gleich, beobachten jedoch, wie die Patientin anspricht. Sollte sie auf unsere Therapie nicht ansprechen, dann suchen wir nach der Ursache bzw. der Störung.

Reifestadien der Mütterlichkeit

A. Krautschik

Einleitung: Gesellschaftliches Frauenbild und Wunsch nach Mutterschaft

Während Covergirls und Showstars in den Scheinwerfern der Unterhaltungsmedien posieren und für ein mädchenhaftes Frauenbild Reklame machen, während Unmengen von Frauen Unmengen an Zeit und Geld aufwenden, um dieses Frauenbild zu kopieren, ist eine große Zahl von gleichaltrigen Frauen bereit, für eine fast konträre Karriere ihren Körper den Scheinwerfern der Gynäkologen darzubieten, ihren Körper unangenehmen Manipulationen auszusetzen und ihn so mit ihren intimsten Gefühlen einer unerhörten Disziplinierung zu unterwerfen.

Diese erstaunliche Leidenschaft vieler Frauen für die Mutterschaft – oft ohne Rücksicht auf die Partnerschaft – gilt zwar einem Frauenbild, das den religiösen Kulten vieler Zeiten und Regionen heilig ist. Das Odium von Auserwähltheit und gesegneter Leiblichkeit in Verbindung mit Mutterschaft ist jedoch Frauen im christlichen Kulturkreis i. allg. nicht mehr bewußt. Madonnenbilder im Schlafzimmer gelten ihnen als sentimental und kitschig. Obwohl also gesellschaftliche Anreize weithin fehlen: ein den Frauen selbst kaum erklärlicher Antrieb in Verbindung mit Kinderwunsch, Empfängnis und dem körperlichen Erleben der Mutter-Kind-Beziehung ist dennoch nach wie vor zu beobachten.

Formen von Mütterlichkeit bei gesunder Persönlichkeitsreifung bzw. bei deren neurotischer Störung

In dem hier interessierenden Bereich der Fertilitätsbehandlung ist die Einstellung zur Mutterschaft zwar oft beschrieben, doch m. W. bisher noch nicht systematisch untersucht worden (Petersen 1983, 1985; Petersen u. Teichmann 1985; Stauber 1979; Straeter 1988). Ich möchte das hier unter einem speziellen Aspekt versuchen, d. h. ich möchte an Fallbeispielen aus meiner psychotherapeutischen Praxis verschiedene Formen der Mütterlichkeit vorstellen sowie diese der weiblichen Persönlichkeitsreifung zuordnen.

Um es vorwegzunehmen: das Resultat ist schon im Alten Testament (1. Könige 3) in der Geschichte von König Salomo und den beiden Müttern zu finden. Dort wird beschrieben, wie Mutterschaft durchaus nicht mit Mütterlichkeit einhergehen muß. Die mütterlich reife Mutter will nicht ein Kind um jeden Preis und ohne Rücksicht auf Verluste: sie verzichtete in dem erwähnten Bibeltext angesichts des salomonischen Urteils auf ihr Kind zugunsten der Rivalin, damit es nur ja am Leben bleibe. Die reife Mutter – wußte schon Salomo – ist nicht besessen von ihrer eigenen Selbstverwirklichung, sie hat die Fähigkeit, auch Beziehungspersonen wahrzunehmen und in ihren Entscheidungen zu berücksichtigen.

Manipulierbarkeit medizinischer Technik bei unreifer Mütterlichkeit – 1. Fallbeispiel: „Kinder machen und wegmachen"

Vor 2 Jahren erlebte ich in einer Balint-Gruppe den Konflikt zwischen einem Frauenarzt und seiner Patientin. Die Patientin demonstrierte ihrem Arzt, wie man sich Kinder beim Arzt machen und wieder wegmachen lassen kann und daß dies nur eine Frage von Kinderwunsch, technischem Know-how und auch eine Frage von Geld sei.

Nachdem dieser Arzt dem Kinderwunsch seiner Patientin entsprechend zunächst jahrelang „das Übliche" versucht hatte, schickte er sie auf ihr Drängen schließlich zu einem Fertilitätsspezialisten. Vorher machte er sie jedoch darauf aufmerksam, daß es bei diesen Methoden oft zu Mehrlingsschwangerschaften komme. Egal – sie wollte Mutter werden um jeden Preis. Finanzielle Probleme spielten ohnehin keine Rolle.

Als die Patientin wiederkam, sah der Arzt bei der ersten Sonographie Drillinge. Er sagte ihr das. So hatte sie sich das nicht vorgestellt: 2 ja, 3 nein. „Machen sie mir eins weg", sagte die Patientin. Der Arzt war bestürzt und schickte sie wieder zum Fertilitätsspezialisten.

Als er die Patientin wiedersah, berichtete sie triumphierend, sie habe einen 3. Arzt gefunden. Der habe ihr für DM 1500 „das kleinste" der Kinder weggemacht. Der Kollege war unschlüssig, ob er diese Schwangerschaft weiterhin werde betreuen können („Das dritte Kind": anonym im *Deutschen Ärzteblatt* 1986).

Monate später berichtete er, die Schwangerschaft sei mühsam gewesen. Zwischen ihm und der Patientin sei es eigentlich nur um ihre Forderungen nach völlig unbegründeten Krankschreibungen gegangen. Jetzt habe er den Entbindungsbericht: da sei wohl doch das falsche Kind weggemacht worden, denn nun habe sie eins mit einer Spina bifida. Auch den Operationsbericht habe er schon vorliegen; nun quäle er sich mit der Sorge, sie werde ihn belangen, weil er das ja schließlich bei der Sonographie hätte sehen können. Dann hätte sie sich natürlich das kranke wegmachen lassen, nicht das kleinste.

An diesem Beispiel war zu sehen: sich ein Kind „anzuschaffen" ist nicht das Problem. Das ist ein technischer Vorgang, der programmiert, durchgecheckt und wieder storniert werden kann wie ein Flug in ein fernes Land. Die Gynäkologie macht's möglich. Hier aber fühlte sich ausgerechnet der Gynäkologe als Opfer seiner Patientin, die Gynäkologen samt Embryonen manipuliert hatte.

Konfliktstoff Kinderwunsch

Doch es gibt Probleme, die sich weder mit Technik noch mit Geld aus der Welt schaffen lassen. Ich denke an die psychischen Probleme der Mutterschaftspatientinnen: an ihre Konflikte, ihre Zwiespälte, ihre Ängste oder an ihre Beziehungsprobleme.

Psychische Probleme mit der Mutterschaft bekommt der Frauenarzt nur dann zu sehen, wenn er nicht sofort begeistert reagiert, sobald seine Patientin zaghaft ein Kind in Erwägung zieht. Patientinnen zeigen nicht selten dem sympathischen Doktor zuliebe „normalen" Kinderwunsch – nicht aber die dazugehörigen genauso normalen Zweifel: „Das kann ich ihm doch nicht antun – das würde er nie verstehen – das ist doch nicht normal", sagte mir eine Patientin. So erfuhr ihr Frauenarzt erst durch eine ihm völlig unerklärliche Abtreibung von ihren Mutterschaftsängsten.

Für viele Frauenärzte ist der Kinderwunsch einer Frau ein klarer Handlungsauftrag, etwas „zu tun". Dabei vergißt er leicht, daß ein Kinderwunsch weniger Ausdruck einer rationalen Entscheidung ist, sondern eher eines komplexen Reifeprozesses. Dieser kann erheblich beeinflußt werden vom Beziehungsgefüge der Frau: Vielleicht ist ihr Kinderwunsch eigentlich der des Mannes, vielleicht möchte die Frau ihren Status als Schwiegertochter festigen, vielleicht ist die beste Freundin schon zum 2. Mal schwanger, oder die Patientin hat den Beruf satt. Beim sog. „dringenden" Kinderwunsch ist dieser nicht selten wegen solch zweckdienlicher Ziele so dringend. Die eingangs geschilderte Frau möchte ich dieser Gruppe zurechnen. Gerade psychisch unreife Frauen, die noch keine personalen Beziehungen herzustellen vermögen – d. h. keinen verläßlichen, angemessenen Bezug zu einem Kind –, neigen zu solchen zweckdienlichen Mißbräuchen der Mutterschaft. Das macht den Kinderwunsch solcher Patientinnen häufig so schwankend und voller Zweifel, leider aber auch den Arzt oft ungeduldig, der doch gerade hier ein ausgleichender Begleiter sein sollte: „Verdammt noch mal, was will sie denn nun eigentlich? Entweder oder – ein bißchen Kind, das gibt es nicht!", so ein Kollege in einer Balint-Gruppe.

Unreife Mütterlichkeit der „Nur-Tochter" –
2. Fallbeispiel: „Abtreibung hinter dem Rücken des Mannes"

Nun ein Beispiel aus meiner psychotherapeutischen Praxis: ein Frauenarzt schickte mir diese Patientin, als er hörte, daß sie trotz Kinderwunsch bereits 2mal abgetrieben habe – immer unter großer Erregung und mit nachfolgender depressiver Verstimmung. Beim 2. Mal sogar hinter dem Rücken des Mannes und unter heftiger Angst vor Entdeckung. Eine solche Abtreibung trotz Kinderwunsch habe ich in meiner Praxis bei 4 Patientinnen beobachtet. Stets handelte es sich um Frauen, die Probleme mit ihren Müttern gehabt hatten. Pointiert könnte man sagen: die sich selbst von ihren Müttern psychisch abgetrieben gefühlt hatten. Von daher quälte sie unbewußt eine konflikthafte Voreingenommenheit gegenüber dem eigenen Kind. Sie wußte ja aus Erfahrung: Kinder können Mütter hassen.

In meinem Fallbeispiel war Frau Grün – wie ich sie hier nennen will – ein strebsames, mißtrauisches Flüchtlingsmädchen gewesen, eine farblose Musterschülerin in einer niederrheinischen Kleinstadt, und Herr Grün ein Einheimischer, der Älteste einer kinderreichen Familie, der auf eine fast „mütterliche" Art sich früh des Flüchtlingsmädchens angenommen hatte. Schlagartig verstand ich die Situation, als ich das Paar endlich zusammen sah. Das hatte Frau

Grün lange verhindert. Sie befürchtete, ihr Mann werde durch mich von ihrer 2. Abtreibung hören, die sie unter großen Ängsten geheimhielt. Stellen Sie sich eine schweigsame, blasse, pickelige, etwas schmächtige Frau in zeitloser Kleidung vor – eine Verwaltungsbeamtin ohne Parteibuch – und daneben einen rundlichen Landschaftsplaner vom Gartenbauamt, fast selbst ein Äpfelchen: mit schwarzem Wuschelhaar und ständig munteren Sprüchen schon im Moment der ersten Begrüßung. Sofort war mir klar, wie das für ihn so selbstverständliche Verlangen nach Fruchtbarkeit etwas war, das seine Frau für sich selbst gar nicht hatte in Frage stellen können: daß ihre chronisch depressive Verstimmung von seinem chronisch hypomanischen Agieren einfach immerzu hinweggefegt und überhaupt ihre eigene Persönlichkeit von der seinen in unentrinnbarer Weise überschwemmt worden war. So war mir auch die beängstigende Selbstentfremdung verständlich, in die Frau Grün jedesmal geriet, wenn sie durch die Schwangerschaften eine ihr befremdliche, ja unheimliche körperliche Veränderung erleben mußte. Angesichts der hemmungslosen Begeisterung des werdenden Vaters wurde ihr schmerzlich bewußt, wie verschieden sie beide waren. Mit ihren Ängsten fühlte sich die Patientin erstmals alleingelassen: mit Ängsten, die sich der Mann in dieser für ihn so eindeutig positiven Situation so wenig vorstellen konnte, daß er diesmal als Tröster versagte. Frau Grün geriet in eine psychotisch anmutende Panik. Vereinfacht könnte man sagen: sie hatte als Frau zwar eine biologische Reifung erlebt, jedoch war sie irgendwo ein Kind geblieben, dem die Ehe mit einem mütterlichen Mann die Chance bot, ein altes Defizit aufzufüllen.

Unter der Behandlung konnte Frau Grün sich zunehmend eingestehen, daß die Angst vor dem Kind nicht nur die körperliche Veränderung meinte, sondern auch die schreckliche Eifersucht, der Mann werde die bessere Beziehung zum Kind haben – er werde die bessere Mutter sein – und das Kind werde ihr die Liebe des Mannes wegnehmen. Sie selbst – ein zu kurz gekommenes Kind – sollte ein Kind haben.

Glücklicherweise setzte hier die Panik schon zu Beginn der Schwangerschaft ein. Daß diese Kombination – psychisch unreife Frau mit Sehnsucht nach eigener Bemutterung einerseits und Partnerschaft mit einem besonders kinderlieben Mann andererseits –, daß eine solche Paarbeziehung kein Zufall ist, wurde am vorgestellten Beispiel hoffentlich verständlich. Ebenso, daß die Beziehung dieser beiden Menschen zum Konflikt führen muß, wenn die Frau als Mutter durch ein Kind aus der eigenen Kinderrolle verdrängt wird. Dieser Konflikt ist häufig bei Frauen gegeben, die die Rivalität jüngerer Geschwister zu verkraften hatten, oder – wie bei Frau Grün – wenn die Mutter in der ersten Lebenszeit des Säuglings monatelang abwesend, weil schwer erkrankt war. Molinski (1972) hat derartige Frauen als „Nur-Töchter" bezeichnet; auch Jürg Willi (1975) beschreibt neurotische „Zweierbeziehungen" dieser Art.

Eine andere Form unreifer Mütterlichkeit: „archaische Mütterlichkeit"

Noch verbreiteter als die soeben vorgestellte Form mütterlicher Unreife ist eine andere, die in aller Regel deshalb noch verhängnisvoller ist, weil sie oft zu einer Unzahl von Kindern führt. Ich meine die sog. „archaische Mütterlichkeit" (Molinski 1972). Für die archaische Mutter findet die Partnerschaft ihren Sinn nur in der Erzielung von Schwangerschaft, und das in einer typischerweise fast suchthaft anmutenden Unersättlichkeit. Die Männer solcher Frauen fühlen sich nicht nur sexuell unbefriedigt – denn es geht den oft anorgastischen Frauen ja meist ausschließlich um die Befriedigung nur ihrer mütterlichen Bedürfnisse. Die Männer fühlen sich außerdem mißbraucht und ausgeschlossen von der engen symbiotischen Bindung, die diese Frauen zu ihren Kindern haben. Nicht zufällig wählen sich solche Frauen einen Mann mit kindlichen Zügen, der ein noch unbefriedigtes Defizit an Bemutterungswünschen aus der eigenen Kindheit mit in die Ehe gebracht hat – so wie es im vorigen Beispiel die Frau betraf. Mit einer ähnlichen Eifersucht, wie sie Frau Grün insgeheim gegenüber ihren noch ungeborenen Kindern entwickelte, müssen auch diese Väter fertigwerden. Im typischen Fall geraten sie dabei an den Alkohol. Während die Mutter das neue Baby stillt, hat das Baby vom Vorjahr als Trösterchen die Flasche mit Milch und der Vater die Flasche Bier. Diese Situation ist so typisch – ich glaube, ich brauche hier keine „archaische Mutter" aus meiner Praxis vorzustellen. Jeder hat bereits eine aus seinem Erfahrungsbereich vor Augen (vgl. Krautschik 1983).

Biologische Störung und Beziehungsstörung

Die soeben geschilderten Formen unreifer Mütterlichkeit – manipulierende Patientin, „Nur-Tochter", „archaische Mutter" – basieren auf neurotischen Beziehungsstörungen. Diese werden bereits in der Säuglings- und Kleinkinderzeit den später in ihrer Mütterlichkeit gestörten Frauen eingeprägt und können dann nur durch aufwendige, meist jahrelange psychotherapeutische Behandlungen behoben werden – wenn überhaupt.

Ein kluger Frauenarzt pflegte solche Patientinnen nach ihrer Fehlgeburt zu trösten: „Das Baby konnte zwar diesmal noch nicht bei Ihnen bleiben, aber es konnte Ihnen sicher ein Stück weit weiterhelfen, Mutter zu werden. Nächstes Mal werden Sie es bestimmt schaffen."

Zwischenmenschliche Beziehungen können also dazu beitragen, die Reifung zur Mutter voranzutreiben: Erst war es die Beziehung zur eigenen Mutter, die ausschlaggebend für die spätere Mütterlichkeit der jungen Frau war, dann war es die Beziehung zum Ehemann, die die Mutter-Kind-Beziehung „ablöste" und – wenn alles gut ging – zur partnerschaftlichen Reife führte, und nun ist es der Fetus, der die Mütterlichkeit der früheren Puppenmutter zu lebendiger Reife bringt. Daß viele der besonders eindringlich vorgetragenen Kinderwünsche eigentlich Puppenwünsche sind – also Wunsch nach Besitz, Schmuck, Selbstwertsteigerung, nicht nach lebendiger Beziehungsgegenseitigkeit –, wurde bereits erwähnt.

Ob es gelingt, künftigem Ehe- und Familienleid vorzubeugen – sei es durch behutsame Begleitung des Paares zum bewußten Verzicht auf eigene Kinder, sei es durch Überweisung zur Psychotherapie –, ist eine schwierige Frage. Gilt es doch als „normal", „natürlich", ja „gesund", Kinder haben zu wollen. So wird es für jeden Arzt schwer sein, ein Paar in diesem Zusammenhang einsichtig für vorhandene Beziehungsstörungen zu machen. Das gilt nicht nur für den Frauenarzt. Das gilt genauso für den Psychotherapeuten.

Am Rande sei erwähnt: Über den zeugungsunfähigen Mann (den alibidinösen, sexuell funktionsgestörten oder infertilen Mann) und dessen psychische Störung wissen wir zwar nicht viel, aber es gibt Hinweise auf ganz analoge Verhältnisse, wie wir sie bei Frauen beobachten (Kauß 1986; Stauber 1979). Das ist wichtig zu wissen, wenn wir unterstellen, daß mütterlich unreife Frauen vom Typ „archaische Mutter" – also mit ausgeprägtem Kinderwunsch – dazu neigen, sich in der Wahl eines infantilen Mannes bereits unbewußt ein erstes Kind anzuschaffen.

Im Interesse des retardierten und häufig auch infertilen Mannes würde es oft bei der Kinderlosigkeit bleiben, wenn nicht die meist durchsetzungsfreudigere Frau versuchen würde, sich mit Gynäkologen und Andrologen zu verbünden, wie es häufig geschieht (Stauber 1979).

Hier möchte ich Kauß zitieren, der als Psychotherapeut der Universitätsambulanz Marburg hunderte von infertilen Männern gesehen hat. Er schreibt:

> Auf diesem Hintergrund kann es schwerwiegende Folgen haben, wenn wir den Behandlungsauftrag akzeptieren, eine Schwangerschaft herzustellen, ohne die Faktoren der sterilen Ehe soweit wie möglich bestimmt zu haben. Denn sonst ist die Bahnung einer Entwickung denkbar, die mit der Einleitung einer Schwangerschaft beginnt, über massiv gynäkologische Hilfestellung bei drohenden Fehlgeburtsbestrebungen führt und schließlich bei einer hochpathologischen Mutter-Kind- bzw. Vater-Kind-Interaktion endet. Wenn wir schon medizinisches Wissen und besondere Techniken einsetzen, um spontane körperliche Reaktionen zu verändern, dann sollte dies nur in einer engen Zusammenarbeit aller beteiligter medizinischer Fachdisziplinen geschehen. Dazu gehört auch ein geplantes Vorgehen, wo die Grenze therapeutischer Eingriffe festzulegen ist und wo spontane biologisch-physiologische Prozesse akzeptiert werden sollten. Es geht also bei der Klinik der sterilen Ehe aus psychotherapeutischer Sicht um Kriterien für eine Indikation *und* Kontraindikation der Behandlung der sterilen Ehe ... zu einem bestimmten lebensgeschichtlichen Zeitpunkt.

Späte Mutterschaft bei spät gereifter Beziehungsfähigkeit – 3. Fallbeispiel: „Ein Kind kommen lassen"

Ein Kind um jeden Preis? Bisher war vom finanziellen Preis gynäkologischer Technik die Rede und vom manipulativen Mißbrauch des Machbaren. Dann ging es um den Preis an Leid, der gezahlt werden muß, wenn der psychischen Reifung nicht Rechnung getragen wird. Nun möchte ich mit meinem letzten Fallbericht illustrieren, wie eine in ihrer frühen Beziehung zur Mutter gestörte Frau mit Hilfe von langjähriger Psychotherapie und heilsamen Familienbeziehungen schließlich wider gynäkologische Erwartung und sogar gegen Gynäkologenrat doch noch Mutter werden konnte, weil sie ihrer spät gereiften Beziehungsfähigkeit vertraute.

Es geht mir gleichzeitig um das Thema „Kinder nicht machen, Kinder kommen lassen", ein Thema, das Petersen immer wieder eindringlich vertritt (z. B. Petersen 1983; Petersen u. Teichmann 1985).

Ich denke an die sehr späte Mutterschaft einer Kriegswaisen, die erst nach einer langjährigen Psychotherapie und trotz großer Ängste den Mut fand, mit Hilfe einer Zeitungsannonce einen Witwer mit 3 halbwüchsigen Kindern zu heiraten. Sie tat das ganz bewußt: sie wollte nicht nur einen Mann, sie wollte auch Kinder. Sie selbst war das Nesthäkchen einer Geschwisterreihe von 4 Kindern gewesen. Ihren Vater hatte diese Frau – ich nenne sie hier Frau Zeisig – nie kennengelernt. Er war kurz nach ihrer Zeugung in Rußland gefallen. Die Mutter hatte während der Schwangerschaft und Kindheit meiner Patientin viel geweint und das Kind sehr eng an sich gebunden, so daß Frau Zeisig erst spät den Absprung von zu Hause fand. Dazu trug eine ausgeprägte Herzneurose bei. Als sie dann mit Mitte 40 überraschend schwanger wurde, war sie zunächst entsetzt: wie sollte sie das dem finanziell ohnehin überlasteten Ehemann beibringen, wie den Stiefkindern? Sie wurde depressiv – ganz so wie ihre Mutter während ihrer Schwangerschaft depressiv geworden war. Erneut brauchte sie psychotherapeutische Unterstützung. Als Frau Zeisig im 6. Schwangerschaftsmonat endlich begann, sich auf das Kind zu freuen, hatte sie eine Totgeburt. Verständlicherweise reagierte sie mit großer Trauer. Deutlich depressiv wurde sie schließlich, als ihr der Frauenarzt mitteilt, er rate dringend von einer erneuten Schwangerschaft ab: wenn auch die Totgeburt keine erkennbaren Mängel aufgewiesen habe – in ihrem Alter müsse man mit einer Mißgeburt rechnen, insbesondere mit einem mongoloiden Kind. Da ich Frau Zeisig während der ersten Schwangerschaft telefonisch beigestanden hatte, kam sie eigens von Süddeutschland – wo sie nun lebte – angereist, um mit mir über den ihr aufgegebenen Verzicht zu sprechen. Natürlich nahm ich ihr nicht die Entscheidung ab. Als ich jedoch die außergewöhnliche Entschlossenheit dieser Frau sah, alles in Kauf zu nehmen, was auch immer es sei, um doch noch die letzte Chance wahrzunehmen, auch körperlich einmal Mutter sein zu dürfen, nun, da zunächst die Stiefkinder und dann die erste Schwangerschaft sie doch schon so sehr zur Mutter gemacht hatten – erschienen auch mir alle statistischen Risiken gemessen daran gering, und ich konnte ihr lediglich die Vorsichtsmaßnahmen empfehlen, die es heutzutage gibt, um späte Schwangerschaften entsprechend zu kontrollieren. Im Vertrauen auf die Natur und mißtrauisch gegenüber aller medizinischen Manipulation war die Patientin bald erneut schwanger, mußte während der Schwangerschaft wieder einige Phasen von depressiver Verstimmung bewältigen, hatte dann aber eine gute Entbindung und ein gesundes Töchterchen, das sie mir alle paar Jahre zeigt, wenn sie in ihre alte Heimat kommt, so als wolle sie beweisen, wie aller Statistik zum Trotz auch späte Mutterschaft besonders schöne Früchte bringen kann. In der Tat ist dieses späte Kind ein ganz besonders hübsches, fröhliches und einfühlsames Mädchen – ganz so, als sei es dazu erschaffen, seine Mutter für die eigene traurige Kindheit zu entschädigen.

Schluß: Was ich zeigen wollte

1) Die hier benutzte Methode versucht, anhand von Patientengeschichten typische Formen der Mütterlichkeit vorzustellen. Die Mütterlichkeit kann auf verschiedene Weise neurotisch gestört, die Reifung aus diesem Grund verzögert sein (Stauber 1979). Dafür erschienen mir die Gestalt der „Nur-Tochter" mit ihrer oft unbewußten Schwangerschaftsangst und die der „archaischen Mutter" (Molinski 1972) mit ihrem „dringenden Kinderwunsch" charakteristisch. Die Entwicklung zur reifen Mütterlichkeit führt von selbstbezogener Mutterschaftsangst oder Mutterschaftssucht zur zunehmenden Beziehungsfähigkeit. Diese vermag auch die Interessen von Mann und Kind mitzuberücksichtigen (Krautschik 1983). Reifende Mütterlichkeit führt vom narzißtisch-selbstbezogenen „Machenmüssen" zum „Kommen-lassen-Können" (Petersen 1983), also zu immer mehr Gelassenheit. Zugleich wurde ein Trend deutlich, mit zunehmender Persönlichkeitsreifung die Mütterlichkeit nicht ausschließlich als körperbezogene Mutterschaft anzustreben, sondern zunehmend Mütterlichkeit auch in einer psychosozial orientierten – beispielsweise durch Stiefmutterschaft oder Adoption entstandenen – Mutter-Kind-Beziehung erleben zu können (Straeter 1988).
2) Je „dringender", je selbstbezogener und je körperbezogener sich Mutterschaftsangst und Kinderwunsch einer Patientin darstellen, um so dringender bedarf diese psychotherapeutischer Hilfe zur Nachreifung ihrer neurotisch gestörten Mütterlichkeit.

3) Kinder kosten ihren Preis. Trotz des begründeten Stolzes auf technisch Machbares sollte daran erinnert werden: Das Leid, auf Kinder zu verzichten, kann klein sein im Vergleich zu jenem Leid, das über Paare kommt, die um jeden Preis ein Kind wollen und dabei nicht wahrnehmen, wie sehr sie selbst noch Kinder sind. Kinderlosen Frauen bei der Bewältigung ihrer Trauer beizustehen, kann eine lohnende ärtzliche Aufgabe sein. Warum hängen in gynäkologischen Praxen eigentlich so oft die Bilder von des Doktors glücklichen Babies – niemals aber solche von seinen glücklichen Paaren? Eine Patientin beklagte sich: „Alle Frauenärzte wollen ja nur das eine: möglichst viele Frauen sollen möglichst viele Kinder kriegen." Als ich widersprach, meinte sie nur: „Meiner jedenfalls ist viel netter zu mir, seit ich ihm sagte, daß ich um jeden Preis ein Kind haben möchte."

Literatur

Hertz DG, Molinski H (1980) Psychosomatik der Frau. Springer, Berlin Heidelberg New York
Kauß EL (1986) Psychotherapeutische Aspekte der männlichen Infertilität. Klinische und experimentelle Urologie 13, „Umwelteinflüsse auf die männliche Fertilität". Zuckschwerdt, München
Krautschik A (1983) Die heilende Wirkung des Mannes. Beobachtungen an einer durch archaische Mütterlichkeit gestörten Viergenerationenfamilie. Sexualmedizin 12:102–106
Krautschik A (1985) Symptom Körperhaß. Narzißtische Krisen bei Gestaltwandel der Frau. Sexualmedizin 14:451–455
Krautschik A (1986a) Des femmes qui haïssent leur corps. Le corps et sa mémoire. Actes du VIe congrès international de psychomotricité, La Haye, 1984 (Coordinateur: G. Hermant). Doin-éditeurs, Paris
Krautschik A (1986b) Abtreibung als Akt der Selbstbestrafung. Mitteilungen der Gesellschaft für praktische Sexualmedizin 7:18–19
[Krautschik A] (anonym) (1986) Das dritte Kind. Dtsch Ärztebl. 46:3271
Molinski H (1972) Die unbewußte Angst vor dem Kind als Ursache von Schwangerschaftsbeschwerden und Depressionen nach der Geburt mit 12 anschließenden Falldarstellungen. Kindler, München
Petersen P (1983) Unsere Beziehung zur Kindesankunft – Machen oder Kommenlassen? Schlesw-Holst Ärztebl 10:676–681
Petersen P (1985) Retortenbefruchtung und Verantwortung. Anthropologische, ethische und medizinische Aspekte neuerer Fruchtbarkeitstechnologien. Mit Beiträgen von E Benda und E Seidler. Urachhaus, Stuttgart
Petersen P, Teichmann A (1985) Machen oder Kommenlassen (Unsere Beziehung zur Kindesankunft). Dtsch Ärztebl 80:62–66
Stauber M (1979) Psychosomatik der sterilen Ehe. Fortschritte der Fertilitätsforschung 7. Grosse, Berlin
Stauber M, Kentenich H, Maaßen V, Dincer C, Schmiady H (1985) Psychosomatisches Modell für die extrakorporale Fertilisation. In: Fervers-Schorre B, Poettgen H, Stauber M (Hrsg) Psychosomatische Probleme in der Gynäkologie und Geburtshilfe. Springer, Berlin Heidelberg New York Tokyo, S 39–51
Straeter U (1988) Ungewollt kinderlos. Was kann man tun und lassen? In: Kratzmeier H (Hrsg) Hilfe zur Selbsthilfe, Bd 10. Verlag für Medizin Dr. Ewald Fischer, Heidelberg
Willi J (1975) Die Zweierbeziehung. Rowohlt, Reinbek

Schöpfung in der Retorte

P. Nijs

„Und vielleicht haben wir sogar allen Grund, die Endlosigkeit dieses stetigen Ringens um die aus unnahbarer Höhe winkende Palme als einen besonderen Segen für den forschenden Menschengeist zu betrachten. Denn sie sorgt unablässig dafür, daß ihm seine edelsten Antriebe erhalten bleiben und immer wieder von neuem angefacht werden: die Begeisterung und die Ehrfurcht."

(Max Planck)

„Man sieht nur mit dem Herzen gut."

(Antoine de Saint-Exupéry, *Der kleine Prinz*)

Einführung

In der modernen, technisch hochspezialisierten Frauenheilkunde wird man ständig mit der Macht der modernen technischen Medizin und ihren einseitigen Beschränkungen konfrontiert. Gerade auf dem Gebiet der menschlichen Fertilität und Sterilität gilt dies immer mehr. Die moderne Frauenheilkunde „macht" dem Paar mit Fertilitätsproblemen ein Kind, z. B. durch künstliche Insemination mit Spendersamen, durch In-vitro-Fertilisation oder durch pränatale Adoption[1], wenn eine Frau nicht gewünscht schwanger wird. Diese moderne Frauenheilkunde kann bei ungewollter Schwangerschaft das Embryo bzw. das Kind entfernen („wegmachen"), das (jetzt) nicht gewollt ist oder dessen Leben als nicht lebenswert angesehen wird, weil kleine oder größere Defekte oder psychologische Risiken vorliegen. Es stellen sich daher viele Fragen über die ganzheitliche Qualität der Hilfeleistung.

Die moderne Fertilitätstherapie mißt ihren Erfolg an der Schwangerschaftsrate. Ob die Paare mit Infertilitätsproblemen sich mit oder ohne Kinder kreativ entfalten können, bleibt hintangestellt.

In diesem Vortrag möchte ich gern einige kritische Überlegungen, vom Standpunkt des Psychosomatikers gesehen, anstellen. Ich bin seit 1968 als Psychiater an der Universitätsfrauenklinik der katholischen Universität in Leuven (Belgien) tätig.

---

[1] Pränatale Adoption bei einem infertilen Paar bedeutet In-vitro-Fertilisation eines Spendereis (d. h. ein Ei, von einer fruchtbaren Frau gespendet, wird extrakorporal künstlich befruchtet mit Spendersamen).

Die Betreuung von Frauen bzw. Paaren mit Fertilitätsproblemen gehört zu meiner Arbeit.

Das bedeutet, daß im Lauf der Jahre mehr als 1200 Paare zur Donorinsemination (d. h. zur künstlichen Insemination mit dem Samen eines Spenders, der nicht der Ehemann ist) in die Beratung unserer psychosomatischen Abteilung kamen. Es kamen mehr als 600 Paare wegen Adoption, mehr als 2000 Paare mit einer Sterilisationsanfrage, mehr als 800 Frauen bzw. Paare mit einer ungewollten Schwangerschaft und ca. 95 Paare wegen einer In-vitro-Fertilisation zu uns. (Das erste IVF-Baby in Belgien wurde in unserer Klinik – ohne Presseresonanz – geboren.) Soweit die Faszination der Zahlen, die das wahre Gesicht der Frau oder des Paares, die sich in Not befinden, verbergen.

Dabei beschäftigt uns die Frage, wo hier das Heil der Frau, dieser Frau bzw. dieses Paares liegt. Bietet die moderne Frauenheilkunde der Frau Heil? Als Psychosomatiker/Psychotherapeut in der Frauenheilkunde versuche ich, Frauen bzw. Paare auf dem Weg zu ihrem Heil zu begleiten, wenn sie mit dem sog. Unheil der Sterilität oder ungewollten Schwangerschaft konfrontiert werden. Wie können oder sollen wir Paare in dieser Konfliktsituation begleiten, wenn die heutige Medizin technische Lösungen anbietet, die direkt in das Leben eingreifen? Diese neuen technisch hochspezialisierten Lösungen müssen im Rahmen der sprunghaften Entwicklung der technischen Medizin gesehen werden.

Moderne Medizin: technische Macht in einer leistungsorientierten Gesellschaft

Im vergangenen Jahrhundert erlebte die technische Medizin eine sprunghafte Entwicklung, die noch paroxysmal weitergeht. Diese Entwicklung gilt auch für das Gebiet der menschlichen Fertilität und Sterilität, wobei der Eingriff in das Leben zur hochspezialisierten und zugleich alltäglichen Routine geworden ist: einerseits In-vitro-Fertilisation, andererseits Schwangerschaftsabbruch. Die naturwissenschaftliche Entwicklung der modernen Medizin orientiert sich einseitig an der meßbaren Quantität. Eine solche Entwicklung bedeutet nicht nur Kenntnis (der Physiologie und Pathophysiologie der Fortpflanzung), sondern auch Macht. Diese Entwicklung reduziert die Wirklichkeit auf rein quantitative Aspekte, die biologisch, psychosozial und soziologisch meßbar sind. Verbrugh hat hier die Einseitigkeit der heutigen Epoche dargestellt.

Im Hintergrund dieser Entwicklung herrscht die Euphorie des Machbaren, sowohl in der Medizin als auch in unserer Gesellschaft. Beide sind leistungsorientiert und auf Produktivität ausgerichtet (im Unterschied zur Kreativität). Es handelt sich um eine Faszination der Tat: „Im Anfang war die Tat" (Goethe, *Faust*). Es scheint mir paradox zu sein, daß die Euphorie des Machbaren sich im Rahmen einer leblosen Mechanisierung des Weltbildes vollzieht. Begreifen bedeutet hier die Fixierung in ein lebloses Modell (Verbrugh 1975). Im Vordergrund dieser Entwicklung steht nicht oder nicht genügend die Sinnfrage.

Die Frauenärztin I. Retzlaff hat diese Problematik deutlich dargestellt (Retzlaff 1985):

Die Diskussion um die Abtreibung wird aber auch dadurch intensiviert, daß die Vorstellung der Manipulierbarkeit im Bereich der Fortpflanzung durch die extrakorporale Befruchtung noch mehr in das Bewußtsein gerückt wird. Auf der einen Seite wird die Beendigung einer frühen Schwangerschaft offenbar zu großzügig gehandhabt, und auf der anderen Seite wird bei Kinderwunsch versucht, die Aufgaben der Natur zu übernehmen, um durch vielfältige künstliche Manipulationen Leben zu erzeugen. Zudem beschäftigen die Experimente mit Feten im ganz frühen Stadium sehr die Phantasie der Menschen und die der Forscher.
Wissenschaftliche Ergebnisse aus dem Bereich der Gentechnik sind bei genauer Betrachtung atemberaubend. Daraus erwachsen die beunruhigenden Fragen: „Was ist genetisch am Menschen zu manipulieren?" – „Welches Ziel haben wir dabei vor Augen?" – „Was für ein Menschenbild schwebt uns vor?" Einerseits hofft man, durch genetische Manipulation Erbkrankheiten und krankhafte Anlagen in Zukunft vermeiden zu können, andererseits schwebt uns natürlich auch ein „neuer Mensch" vor, ein Mensch, der weniger Mängelwesen ist – wie wir uns ja wohl heute als Menschen begreifen müssen. Die Utopie des ewig gesunden Menschen, der ein konfliktfreies Dasein lebt und der vielleicht unsterblich ist, scheint in erreichbare Nähe gerückt zu sein!

Kann der Arzt entscheiden, wann Leben lebenswert ist?
Erneut stellt sich uns die Frage, was eigentlich ein lebenswertes Leben ist und wieweit wir das definieren und bestimmen können. Vermindern z. B. kleinere Defekte (wie Kiefergaumenspalten oder Klumpfüße) bereits so entscheidend die Lebensqualität, daß wir hier eingreifen müssen? Ist z. B. ein Leben mit einer Gehbehinderung zumutbar und lebenswert? Können wir das entscheiden, oder sind wir berechtigt zu entscheiden, in solchen Fällen Schwangerschaften abzubrechen? Und wer ist berechtigt zu entscheiden, wer leben darf und wer nicht? Beginnt schon so früh die (absolute) Fremdbestimmung? (Und was handeln wir uns hiermit ein!) Können wir dem, was wir als Schicksal des Menschen bezeichnen, entrinnen? Diese Fragen verweisen uns in den Bereich der Ethik. Es geht dabei nicht nur um eine berufsbezogene (ärztliche) Ethik, sondern letztlich um die ethische Grundeinstellung des einzelnen zum Leben überhaupt, um in diesen problematischen Bereichen Entscheidungen treffen zu können, die für alle Beteiligten tragbar sind.
Auf diesem Hintergrund der Euphorie des Machbaren innerhalb des menschlichen Werdens und der menschlichen Fortpflanzung muß die Diskussion um den § 218 gesehen werden. Je mehr Lebensformen möglich werden, je mehr Freiheit zur Entscheidung möglich wird, um so größer wird aber auch die Verantwortung, die gerade auch der einzelne für sein Leben übernehmen muß.
Natürlich übernimmt auch die Gesellschaft in zunehmenden Maße Verantwortung in diesen Bereichen. Ob aber per Gesetz – oder per Definition – die persönliche Verantwortung abnehmbar ist, ob sich hier durch Regeln etwas regeln läßt, erscheint doch außerordentlich fraglich.
Im Bereich der Problematik um den Schwangerschaftsabbruch und im Bereich der extrakorporalen Befruchtung, d. h. also im gesamten Bereich der Fortpflanzungsvorgänge, muß sich ein neues Bewußtsein darüber entwickeln, daß die entstehenden und bestehenden Konflikte voll erlebt und auch ausgehalten werden müssen ...
Das Bewußtsein für die Existenz des Lebendigen bereits in der befruchteten Eizelle muß stärker entwickelt werden.

Eingreifen ins Leben

Es handelt sich hier, auf einer tiefgehenden Ebene, um viel mehr als um Ja oder Nein bzw. bei der Donorinsemination bei einem lesbischen Paar.

In einer Umfrage 1980 (C.B.G.S.: Zentrum für Bevölkerungs- und Familienforschung, Brüssel) bestätigten 58% der Befragten in Belgien, daß sie Schwangerschaftsabbruch aufgrund einer ernsthaften genetischen Indikation akzeptieren, 19% waren resolut dagegen. Vor 20 Jahren war der Prozentsatz wahrscheinlich noch umgekehrt. Dieses Ergebnis bedeutet jedenfalls, daß Frauen das blinde Schicksal der genetisch bedingten Störungen nicht mehr einfach akzeptieren.

Es geht hier deutlich auch um die Sinnfrage des Leidens und des behinderten Menschseins. Die Einstellung der Frauen hat sich aufgrund der sprunghaften Entwicklung der Humangenetik mit ihren vielversprechenden therapeutischen Möglichkeiten geändert. Andererseits hat gerade diese Genetik dem modernen Menschen nicht nur Hoffnung gebracht. Sie gibt ihm zu verstehen, daß er völlig einsam, absolut allein ist in einem Universum, in dem er per Zufall entstanden ist. Sein Leben ist ein zufälliges Schicksal!

Der alte biblische Bund ist nicht nur zerbrochen, er hat nie bestanden. Kein Abbild Gottes mit dem biblischen Auftrag „Seid fruchtbar und mehret euch", sondern die „kalte Logik des Lebens" (*La logique du vivant*, J. Monod), in der die Vermehrung nur mathematisch vorprogrammiert ihren Platz hat. Im Gegensatz zum biblischen Auftrag ist dem heutigen Menschen keine Seinsaufgabe mehr vorgeschrieben. Seine Freiheit ist nichts mehr als ein blindes Roulettespiel.

Petersen (1983) betont aber auch:

> Aus der Humanembryologie wissen wir aber auch, daß der menschliche Embryo und der Fetus vom ersten Augenblick seiner Entwicklung auf das Menschsein ausgerichtet ist. Aus der befruchteten Eizelle wird sich stets ein Mensch und nur ein Mensch entwickeln. Die menschliche Ontogenese ist in jedem Stadium spezifisch, das heißt auf das Menschsein in vollem Umfang ausgerichtet. Sie ist ‚Mensch von Anfang an' (nach Blechschmidt). Der menschliche Embryo durchläuft dabei Stadien, welche denen anderer Formen gleichen. „Er *ist* jedoch in keinem Zeitpunkt diese andere Form" (Faller 1977).
>
> „Wenn das Wesentliche des Menschen im Geist als Form des Leiblichen gesehen wird", so läßt sich auf die Frage nach der Beseelung bzw. Geisterfassung des frühen Menschen keine hinreichende Antwort aus der Biologie geben. Die frühe Humanontogenese ist jedoch (sicherlich) als fließender Gestaltungsvorgang zu betrachten.
>
> „Die Menschwerdung auf das Stadium der Neurogenese zu verlegen oder die Placentation (also etwa die drei Embryonalmonate nach der Nidation) als den entscheidenden Schritt anzusprechen, mutet als willkürlich gesetzte Zäsur in der Embryonalentwicklung an" (Faller 1977).

Wenn hier die Embryologie von fließenden Gestaltungsvorgängen spricht, so wagt Petersen an dieser Stelle einen Sprung in die allgemeine Psychologie mit dem Satz: als geistig-seelisch-leibliches Wesen *ist* der Mensch nie, er *wird* es immer nur. Der Mensch ist ein Werdender, nie ein Seiender. Sein Wesen ist nicht statisch, nicht nur präformiert, sondern es ist dynamisch, zukunftsgerichtet. Sein Wesen ist Veränderung, Wandlung und Wandlungsfähigkeit – von der Befruchtung bis zum Tode. Es könnte sein, daß der Mensch als Werdender und als sich Wandelnder zuerst der biologischen (embryologischen) objektivierenden Beobachtung zugänglich ist, während sich im Kinder- und Erwachsenenalter vornehmlich die Psychologie sowie Psychotherapie und Psychosomatik mit den Wandlungsphasen des Menschen befassen müssen.

Die embryonale und uterine Entwicklungsphase spiegelt auch ein Verinnerlichungsprinzip wider. Je höher ein Wesen in der Evolution steht, desto gründlicher und länger ist es während seiner ersten Entwicklung der unvermittelten Einwirkung der Umwelteinflüsse entzogen. Eng mit der Verinnerlichung ist das evolutive Prinzip der physiologischen Autonomie und Emanzipation verbunden. Der biologische Leib des Menschen kann dann als „auf den Gipfel getriebene organologische Verinnerlichung und Emanzipation" gelten (Schad 1982). In diesem Verständnis von Verinnerlichung und Emanzipation sehen Zoologen wie Bernhard Hassenstein (1972) einen Hinweis auf eine *Evolution zur Freiheit* (s. auch Hans Jonas 1973). Das Prinzip des Offenseins, der Unvollkommenheit und der Lernfähigkeit als Sinn der Evolution kommt in der geringen instrumentellen Spezialisierung des Menschen im Vergleich zu anderen Säugetieren zum Ausdruck (Petersen 1983).

Positive Aspekte der modernen Medizin

Die positiven Aspekte der technischen Möglichkeiten sollten nie außer Betracht gelassen werden. Denken wir zuerst an die Chance einer humanen Fruchtbarkeit. Unser 20. Jahrhundert ist ein Jahrhundert mit einer kontrazeptiven Revolution: einfache und sichere Kontrazeptionsmittel stehen zur Verfügung. Es hat aber ein halbes Jahrhundert gedauert, um die Idee der Geburtenregelung als eine Regelung der Kinderzahl zu akzeptieren. Diese so langsame Akzeptierung hat viele Gründe. So gibt es zweifellos den Widerstand einer Haltung, die jeden technischen Eingriff des Menschen in das mit Tabu und sakralem Inhalt beladene Phänomen der Sexualität und der Schwangerschaft ablehnt.

Der französische Philosoph Ricoeur hat darauf hingewiesen, daß die moderne Technik der Fertilitätsregelung der sakralen Vorstellung der Sexualität und des Lebens ein unwiderrufliches Ende bereitet hat: ein Zusammenbruch alter, kosmischvitaler und sakraler Vorstellungen bzw. vegetativer, infrapersonaler (subpersonaler) Vorstellungen, um im Lebensstrom der Geschlechter aufzugehen. Daneben weist Ricoeur nach, daß die Sexualität, die sich rätselhafterweise nicht auf die den Menschen konstituierende Dreiheit Sprache – Instrument – Institution zurückführen lasse, weiterhin in einem fundamentalen Spannungsverhalten zur Technik verharrt. Der Eros gehört zur prätechnischen Daseinsweise; die Sexualität bleibt suprainstrumentell (Ricoeur 1960).

Im letzten Viertel dieses Jahrhunderts hat die Geburtenregelung einen neuen Inhalt bekommen. Es handelt sich nicht nur um die Regelung der Kinderzahl, sondern auch und noch viel mehr um die Qualität des harmonischen Menschwerdens, das den geborenen Kindern geboten werden kann, also nicht nur um quantitative, sondern auch um qualitative Aspekte der Geburtenregelung. Ein Kind hat das Recht, so unbeschädigt, unversehrt und gesund wie möglich zur Welt zu kommen, v. a. auf körperlichem Gebiet, der Basis späterer Menschbildung.

„Planned parenthood", die geplante Elternschaft, bekommt also einen neuen doppelten Inhalt. Geplante Elternschaft bedeutet nicht ein nur kaltes, logisches Einkalkulieren. Es wird vermieden, daß das Kind die Frucht einer falschen Berechnung wird. Man akzeptiert nicht mehr, daß der Ursprung eines neuen Menschen nur von biologischen Prozessen, d. h. auf zufälliger Ebene bestimmt bzw. determiniert wird. Die nur rational geplante Elternschaft kann als Abwehr gegen die irrationalen Aspekte verstanden werden. Die Freiheit zum Kinde erfüllt sich unter dem Schutz der Liebe und des Lebensmutes: der Hoffnung.

Im Kind wird uns die Zukunft vergegenwärtigt. Ein Kind ist lebende Improvisation. Verantwortliche Elternschaft bedeutet auch, daß die beiden Partner dem Kind, einander und der Gesellschaft gegenüber verantworten können und müssen, warum sie dem Kind das Leben schenken. Der Weg von zufälliger zu geplanter Elternschaft (Cliquet 1975) bedeutet also auch die Chance, daß jedes Kind ein willkommenes, akzeptiertes Kind ist, d. h. daß diesem Kind der notwendige euphorische Raum auf biologischer Ebene (intrauterin während 9 Monaten) und auf psychosozialer Ebene (das Erwachsenwerden durch die Loslösung von der Familie nach etwa 2 Jahrzehnten) stabil gewährleistet werden kann. Ein Kind wird erst in der physiologischen Gebärmutter, dann in der sozialen Gebärmutter, der Mikrogesellschaft des Paares, und danach in der Makrogesellschaft als Erwachsener ausgetragen: so bekommt dieses Kind seine Identität als Homo socius.

Menschliche Fortpflanzung ist nicht nur biologische Fortpflanzung. Die biologische Dimension des Menschen entwickelt sich nur dann integer, wenn das Humane formend und gestaltgebend wirkt. Und die humane Dimension kann sich nur dann integer entfalten, wenn sie von der biologischen Basis getragen wird. Biologisch Erzeuger zu sein und Elternschaft als psychosoziale Rolle sind komplementär. Es handelt sich um ein Gleichgewicht, das nie in abstracto, sondern in der lebendigen Wirklichkeit eines konkreten Paares immer neu gesucht werden muß. „Elternschaft ist normal, wenn sie aus einer sexuellen Partnerschaft entsteht, nämlich aus dem Wunsch, mit dem Partner gemeinsam ein Kind zu haben" (Buyse 1970). Elternschaft, im Gegensatz zu einseitigem Kinderwunsch, sieht immer die Partnerbeziehung. Das Kriterium für gelungene Elternschaft ist die Zufriedenheit – mit Befriedigung – über das gemeinsame Kind, d. h. über die Tatsache, mit dem Partner ein Kind zu haben bzw. zu genießen. Dies schließt eine mögliche Unzufriedenheit über das Verhalten des Kindes natürlich nicht aus. Also nicht „mein Kind von dir", sondern „unser Kind, das ich *mit* dir haben werde, das wir erwarten".

Negative Aspekte der Geburtenplanung

Neben den positiven Aspekten zeigt die Geburtenregelung auch ihre Kehrseite. So spricht man heute von einer ungewollten Schwangerschaft, einfach weil diese Schwangerschaft nicht geplant war, d. h. sie paßt nicht in den rationalen Lebensplan. Petersen hat dabei betont, daß hier im Hintergrund unsere Produktivitätszivilisation steht, die die Züge eines Zwangsneurotikers mit unflexiblem Schema-denken ohne Offenheit trägt (Petersen 1983). Auch spricht man heute von einer ungewollten Schwangerschaft, weil die Partner bei der Zeugung nicht vollbewußt dabei gewesen sind mit Handlungsimpulsen, die heute meist mit Qualität und Quantität des Machens identifiziert werden (Petersen 1983). Ungewollte Schwangerschaft bedeutet dann auch soviel wie ein ungemachtes Kind, das man – ipso facto – auch wegmachen kann. In dieser rigiden Auffassung ohne Offenheit für Wandlung ist eine ungeplante Schwangerschaft auch ipso facto ein ungewünschtes Kind und schließlich ein ungewünschter Mensch, lebenslang unglücklich, nur weil er vor dem Anfang nicht erwünscht war.

Psychologische Bemerkungen über die emotionalen Aspekte der neuen Untersuchungstechniken

Für den pränatalen Umgang mit dem werdenden Kind bietet die moderne Medizin neue Hilfsmittel (Ultraschall, Fruchtwasserpunktion), die nicht ohne positiven Einfluß auf das Schwangerschaftserleben und auf das Indentifizieren des kommenden Kindes sind. Sie verhilft zu neuen Kenntnissen auf dem Gebiet der pränatalen Lebensentwicklung. Diese neuen technischen Mittel stellen tatsächlich eine tiefgehende Änderung des Schwangerschaftserlebens als pränatalem Umgang mit dem werdenden Kinde dar. Der moderne Mensch soll darum auch die emotionalen Aspekte dieses neuen technischen Verfahrens berücksichtigen. In bezug auf diese moderne Wissenschaft, die in das pränatale Leben eindringt, werden Gefühle wie Bewunderung, aber auch Wut und Abwehr verständlich. Andererseits sammelt die moderne Tiefenpsychologie neue Kenntnisse bzw. Einsichten zur pränatalen Psychodynamik, von der wir die postnatale, lebensgestaltende Tragfähigkeit erst langsam erkennen.

Auch Petersen hat auf das Risiko und die Chance einer Trennung von Fruchtbarkeit und Geschlechtlichkeit hingewiesen (Petersen 1983).

> Wir haben die Chance, uns mit intensiver Bewußtheit und liebevoller Achtsamkeit unserer Fruchtbarkeit und Geschlechtlichkeit zuzuwenden; die in den letzten hundert Jahren entwickelten biologisch-medizinischen und psychologischen Techniken können die Voraussetzung für dieses Bewußtsein abgeben. Insofern können diese Techniken bewußtseinsbildend wirken ...
> Es ist aber unser Risiko, diese Techniken zu handhaben, ohne uns ihres Sinnes gewiß zu werden; riskant ist die Sinnfrage ... Für die Sinnfrage können die beiden Worte Reproduktion und Fruchtbarkeit einen Einstieg geben: Reproduktion ist die Wiederherstellung des Gleichen; das Reprodukt ist Neuauflage eines schon Vorhandenen – dabei ist alles definiert und festgelegt.

Man könnte sagen: es ist nur Kopie, Wiederholung. Die scheinbar neue Identität ist im Grunde Pseudoidentität, Ersatzidentität.

Fruchtbarkeit dagegen, so zeigt Petersen, „läßt Neues kommen" (dabei ist es offen, ob das Zukünftige, nämlich das Kind, mehr vom Ursprünglichen oder von einem Neuen bestimmt ist). „Fruchtbarkeit deutet auf Offenheit und Freiheit hin."
Man könnte sagen: nur das ist wirklich Schöpfung, Kreativität (und nicht einfach biologische Prokreativität). Petersen betont auch:

Das Kind kommt, wann es will – unabhängig von Kinderwunsch und trotz Kontrazeption. Zeugung, Empfängnis ist Widerfahrnis – nicht absichtsvolle, zweckgerichtete oder wunschbesetzte Terminierung. Wie sehr hat der moderne Mensch seine Geschlechtlichkeit und Fruchtbarkeit von der Tiefe seines Empfindens und Wahrnehmens getrennt bzw. entfremdet, dieser schöpferischen Aktivität sprachlos gegenüber.

Wie kennt der moderne Mensch, das moderne Paar das vorgeburtliche Leben des kommenden Kindes? Für das Paar in unserer kontrazeptiven Gesellschaft ist die Schwangerschaft ein pränataler Umgang mit dem kommenden Kinde. Schwangerschaft ist nicht nur eine biopsychologische Umgestaltung der Frau. Während des biologischen Vorgangs der Schwangerschaft werden auch schon die psychologischen Fundamente der späteren zwischenpersönlichen Beziehungen des Kindes zu den Eltern begründet.

Für das Kind ist dies sehr wichtig, denn das biologische Geschlecht, das es bei der Geburt hat, soll es nachher in einer sexuellen Rolle (Mann oder Frau zu sein) aufnehmen: die Grundlage der späteren psychosexuellen Identität. Dem Kind wird dies gelingen, wenn es sich an der Frau, am Mann des Paares, die beispielsweise diese Rolle vorleben, modellieren bzw. einspielen kann. Also bedeutet der Vorgang der Schwangerschaft, daß, lange bevor das Kind psychisch bei der Geburt zur Welt kommt und sich kennen läßt, es nicht nur eine physiologische, sondern auch eine zwischenmenschliche Entwicklung mitgemacht hat. In diesem Identifizierungsprozeß bekommt das Kind einen Platz wie eine vorgespielte Rolle im Rahmen menschlicher Beziehungen, die stets nicht nur real, sondern auch imaginär sind.

So ist z. B. die einfache Wahl des Namens und der Paten für das Kind ein vielbedeutendes Spiel. Vor der Geburt wird das Kind symbolisch in die Verwandschaft eingeordnet; ein Prozeß der Beseelung, das Geschenk der Identität: der arme Reichtum eines Namens. Über das Kind wird schon gesprochen werden, lange bevor mit dem Kind gesprochen werden kann, mit dem imaginär eine Beziehung progressiv aufgebaut wird. Auf rein biologischer Ebene ist Schwangerschaft eine Neubildung, ein „Anwachs", d. h. eine Geschwulst, die sich nach 9 Monaten selbst eliminiert. Dieser prokreative Vorgang erreicht nur menschliche Kreativität, wenn im erwartungsvollen Partnergespräch das Kind „bei seinem Namen gerufen wird", während biologische Fortpflanzung radikal anonym bleibt.

Es ist ohne weiteres klar, wie schwer diese (mit)menschschaffende, d. h. auch schöpferische, Einordnung gelingen wird, wenn die (nur) biologischen Erzeuger über das Kind nicht sprechen können bzw. es totschweigen, wenn die Frau sich das Kind nicht in der Perspektive einer Beziehung zum Mann vorstellen kann. Petersen (1983) sagt auch dazu:

> Verantwortung hat mit einer Antwort zu tun, die ein Ich von einem Du bekommt – wie die Antwort im entleerten Schweigen ausbleibt ... Wenn zwischen der Schwangeren oder ihrem Partner und dem embryonalen Kinde keine Beziehung entstanden ist, nicht entstehen kann und vielleicht auch nicht entstehen darf, wie soll dann das Gefühl der Verantwortung zwischen ihnen entstehen?

Wie sollen wir dann als Berater Verantwortung fühlen?

Ich möchte wiederholen, daß dieser eingebildete Leib sich vom realen Fetus, der auf physiologischer Ebene von der Medizin überwacht wird, gründlich unterscheidet. Und dieser für die Menschwerdung eines Kindes notwendige Prozeß beginnt nicht immer ispo facto mit dem Anfang einer Schwangerschaft. Oft kann der Arzt zu Beginn einer ungewollten und ungewünschten Schwangerschaft feststellen, daß die Schwangere zwar das Ausbleiben der Menstruation, aber nicht das Werden eines Kindes wahrnimmt.

Ist hier nicht für viele ein Stolperstein?

Die Genetik, die Embryologie, die Biologie können als naturwissenschaftliche Disziplinen nur feststellen, daß mit der Konzeption ein neues Individium der Spezies Homo sapiens entstanden ist. Eine biologische Disziplin allein kann per definitionem also nicht auf die Frage antworten, wann das menschliche Wesen mit der Identität einer Person zu leben angefangen hat. Die biologische, statische Feststellung bzw. Festlegung braucht also die dynamische Definition der Menschwissenschaften (Geisteswissenschaften), die das menschliche Wesen als ein zunehmend autonom und bewußt in aktiven kommunikativen Beziehungen lebendes Wesen beschreiben.

Das heißt aber nicht, daß ein unerwünschtes Kind bei einer ungeplanten Schwangerschaft wie ein Tier, das nichts Zwischenmenschliches hat, vertrieben werden kann. Denn dies würde bedeuten, daß die Psychodynamik im Grunde nicht die Offenheit, Plastizität, Wandlungsfähigkeit und Freiheit des werdenden Menschen anerkennt. Biologische Kausalität wird dann mit psychogenetischem Determinismus verwechselt. Jede Lebenskrise – auch bei einer ungeplanten Schwangerschaft – ist Herausforderung zur Reifung, zur Nachreifung, zur Metamorphose.

Pränatale Psychodynamik?

Der moderne Mensch kennt technisch-wissenschaftlich und rational-psychologisch das pränatale Leben. Gibt es eine pränatale Psychodynamik? Nun bleibt die Frage: Wie ist sich der Fetus seines pränatalen Lebens bewußt? Gibt es ein fetales Bewußtsein? Dazu brauchen wir noch einen radikal anderen Weg. Dmoch hat aber auch gesagt: „Wir sprechen immer aus dem Gefängnis unseres Ichs" (Dmoch 1985, persönliche Mitteilung). Für uns getrennt lebende Erwachsene bleibt es schwierig, und dies vorzustellen. Wir können es ahnen. Denn Inhalt dieses fetalen Bewußtseins ist nicht nur das postnatale Wahrnehmen mit den Sinnen; es ist ein ozeanisches Bewußtsein: ein kosmisches Bewußtsein, das ein Weltall ohne Grenzen erfährt. Wir können es vergleichen mit dem Zeit-Raum-Kontinuum von Einstein.

Das fetale Bewußtsein, ein ozeanisches Bewußtsein, macht also keinen Unterschied zwischen Vergangenheit, Heute und Zukunft; es ist zeitlos und grenzenlos, ähnlich wie die alten Griechen Chronos auch als zeitlose Zeit („ewiges Heute") gedacht haben. Das fetale Bewußtsein ist also auf das grenzenlos Unendliche eingestellt. Es ist aber Bewußtsein, wie der Mensch im Schlaf auch Bewußtsein kennt: nämlich Traumbewußtsein.

Wir können uns diesen Zustand des fetalen Bewußtseins vergleichenderweise so vorstellen: Wenn wir auf einer geraden Autobahn ohne Verkehr fahren, ist unser Auge auf „unendlich" eingestellt, d. h. im Ruhezustand. Wir bleiben uns bewußt, daß wir fahren, und sind uns teilweise des „Unendlichen" bewußt. Wenn sich aber ein

Auto zeigt, dann wird die Einstellung auf das Unendliche unterbrochen: wir „sehen" den Wagen. Mit den Sinnen wahrnehmen ist also eine Unterbrechung, ein Beenden einer Einstellung auf Ruhe, auf Unendlichkeit oder auf Stille (mit dem Ohr).

„Seeing is interruption of vision." So heißt das Leitmotiv von Peerboltes Buch über pränatale Psychodynamik, d. h. das visionäre, das objektlose, zeitlose Schauen wird beendet, begrenzt vom Sehen, Wahrnehmen mit dem Auge, gebunden im Raum und Zeit (Peerbolte-Lietaert 1952). Zum Vergleich: bei einer extrem glücklichen („ausgetretenen") Erfahrung vergessen wir auch Zeit und Raum, wir sind einfach grenzenlos glücklich. Lust „will tiefe, tiefe Ewigkeit" (Nietzsche).

Ist der Fetus schon wirklich da? Wenn es noch keinen Unterschied gibt zwischen innen und außen, kann man vielleicht nicht sagen: der Fetus existiert. Insistiert er? Er ist noch nicht wirklich da als ein Dasein. Der Fetus ist kommend: „Ich bin derjenige, den Ihr erwartet."

Wo liegt die Wahrheit über das pränatale Leben?

Wir können in unserer vertikalen Gegenüberposition des Verstandes diese Wahrheit nicht verstehen; es ist die horizontale Wahrheit der liegenden Position; die pränatale Position, die diese (Gefühls)wahrheit *intuitiv* kennt. Diese ganzheitliche Wirklichkeit kann nicht nur die Medizin, die (Sozial)psychologie oder die Tiefenpsychologie kennen. Diese leibliche Totalität erfordert eine universal ganzheitliche Kenntnis – die 7 Artes liberales! –, wobei die musische und künstlerische nicht vergessen werden sollen. In ihrer Euphorie des Machbaren beschäftigen sich die modernen Fertilitätstherapien kaum mit den Befunden der pränatalen Psychologie. Auch die eventuellen Spätschäden durch Retortenmanipulation bleiben völlig außer Betracht.

Einseitigkeit der heutigen Epoche

Kehren wir noch einmal zurück zu der Einseitigkeit der heutigen Epoche, wie folgendes Beispiel zeigt.

So weiß auch die moderne Wissenschaft, die Anatomie der zerschneidenden und zerlegenden Kenntnis, nicht mehr, was Perineum bedeutet. Sie kann nur noch leblos beschreiben. Perineum, hergeleitet aus dem Griechischen, bedeutet: das Neos umringend. Neos bedeutet Tempel, oder, besser gesagt, das Schiff des Tempels, wo sich das Bild der Gottheit befindet. Es ist die Wohnung Gottes auf Erden, das Innerste des Tempels, das Allerheiligste. Das Perineum ist deshalb der göttliche, der Gott geweihte Raum, der umringende Wohnraum, die Umgebung. Wie weit hat sich der Mensch des 20. Jahrhunderts von dieser griechischen Weisheit entfernt, dieser Lebensweisheit, in der dieser sakral benannte Körperteil das Gebiet ist, in dem Mann und Frau zusammenleben, und das Gebiet ist, das Eintritt in das unsterbliche, göttliche Leben verleiht. Dieser Leib ist der Tempel, in welchem das Leben gefeiert wird. Das Allerheiligste birgt das neue Leben, und darin finden Mann und Frau ihre göttliche Lebensgestalt. Das ist das edelste Gefäß, welches die zarteste Begrüßung der Geliebten birgt, das den zartesten Beginn des Lebens birgt und trägt: das „Heiligbein" (Os sacrum). Auch hier hat die objektive Wissenschaft die Einheit des beseelten Leibes zerschnitten und in ihrem Haß auf den Leib diesen in beschämende Teile zerlegt: Schamteile, Schamlippen, Schambein, Schamhaare. Scham und Sünde: sexualfeindlich, lebensfeindlich, lustfeindlich, leibfeindlich, weibfeindlich ...

Moderne Fertilitätstherapie: Entfremdung des Leibes

In der modernen Therapie der Fertilitätsstörungen wird v. a. die Frau mit der Problematik der Mechanisierung, die wir heute auf vielen Gebieten kennen, konfrontiert. Die moderne Fertilitätstherapie, z. B. IVF, bedeutet für die Frau oder für das Paar eine eingreifende Veränderung. Der Leib, Betätigungsfeld der Liebe und sexueller Hingabe, wird das Betätigungsfeld für hochspezialisierte technische Interventionen. An die Stelle der spontan empfundenen Körperlichkeit tritt eine Mechanik, eine neue computerisierte, roboterisierte Fruchtbarkeitsmaschine. Ist es da nicht verständlich, daß die Frau, falls sie nicht begleitet wird, sich, um sich zu schützen, aus diesem ihr unheimlich gewordenen Körper narzißtisch zurückzieht und einkapselt (iatrogener schizoider Narzißmus)? Es entsteht dann eine tiefgreifende Entfremdung und Abspaltung vom eigenen Körper, vom Leibesleben, von der Sinnenfreude und von der Sinnlichkeit des Leibes (Petersen 1983).

Inwieweit kann Streß Infertilität verursachen?

Es ist eine Tatsache, daß 30% der Schwangerschaften bei Frauen, die zur Infertilitätsberatung kommen, während der Voruntersuchung und vor Beginn der Therapie eintreten. Außerdem werden regelmäßig Schwangerschaften bei Frauen festgestellt, die unerklärlicherweise als unfruchtbar abgestempelt wurden und die die Therapie nach jahrelanger Behandlung beenden. Diese Frauen könnten deshalb weniger unter Streß leiden, weil sie sich dann endlich als unfruchtbar akzeptiert haben. Steppe hat ebenfalls über eine Serie von Spontanschwangerschaften nach mißlungener In-vitro-Fertilisation („holiday-babies") mit klinisch-psychologischer und psychometrischer Untersuchung berichtet (Steppe 1987). Der Streß im allgemeinen (und insbesondere der Streß der Infertilitätstherapie) induziert Infertilität oder verstärkt die Infertilität bei subfertilen Paaren durch den Mechanismus des LUF-Syndroms.[2] Der genaue Zusammenhang von Streß und Infertilität ist noch nicht bekannt. Sicher spielt nicht nur Prolaktin eine Rolle. Die Physiopathologie des LUF-Syndroms ist noch unbekannt. Streß kann hier in der Ätiologie eine Rolle spielen.

Wir haben versucht, diese Hypothese zu überprüfen (Nijs et al. 1984). Die Testresultate zeigen, daß Frauen mit einem LUF-Syndrom eine statistisch signifikant höhere Streßdisposition zeigen. Diese Frauen sind mehr „streß prone women"

---

[2] Im Jahre 1978 beschrieben Koninckx und Brosens et al. das LUF-Syndrom („luteinized unruptured follicle") als eine Ursache für Unfruchtbarkeit bei Frauen mit nicht geklärter Infertilität und bei Frauen mit Endometriose (Häufigkeit: 30–40%; einmal oder wiederholt).

(„trait anxiety") als die Frauen mit einer mechanischen Infertilität. Sie sind also streßempfindlich.

Unser Mitarbeiter Demyttenaere hat in Zusammenarbeit mit der Abteilung für Andrologie (Leitung: Prof. Dr. O. Steeno) in einer prospektiven Studie 115 Ehepaare während der Inseminationsbehandlung mit dem STAI-Test psychometrisch untersucht (Demyttenaere et al. 1986). Die Ehepaare wurden vor Beginn der Behandlung und danach bei jeder Insemination in der Abteilung für Andrologie untersucht. Die Resultate zeigen eine statistisch signifikante Beziehung zwischen der Angstdisposition der Frau vor Beginn der Behandlung (Trait anxiety als ein permanentes Merkmal der Frau) und dem Zyklus, in dem die Frau schwanger wird. Je niedriger das Niveau der Trait anxiety, desto schneller wird die Frau schwanger. Es gibt bereits einen statistisch signifikanten Unterschied zwischen dem 1. und dem 3. Zyklus.

In der untersuchten Gruppe gab es auch 11 frühe Spontanaborte. Von diesen 11 Frauen zeigten 8 eine Trait und State anxiety, die deutlich höher war als bei den übrigen schwangeren Frauen. Dieses Ergebnis war allerdings statistisch nicht signifikant. Weiterhin zeigten diese Frauen auch mehr neurotischen Streß. Schließlich gab es noch einen wichtigen Befund bei der kleinen Untergruppe von Frauen mit Ovulationsproblemen. Diese Frauen wurden hormonell mit Ovulationsinduktoren stimuliert. Die klinische Erfahrung bestätigt immer wieder, wieviel Streß die hormonelle Stimulierung der Frau (das glänzende „facies stimulata", P. Nijs) bei dem Paar herbeiführt. Hormonelle Stimulation reizt das Partnerverhältnis.

Der STAI-Test zeigt einen deutlichen Unterschied in der State anxiety: Sie war in den stimulierten Zyklen höher als in den nichtstimulierten Zyklen. Wir können daher annehmen, daß eine hormonelle Stimulation über Monate hinweg auch die Trait anxiety (als Ausdruck chronischen Stresses) ändern kann. Von daher ergibt sich die prägnante Frage, inwieweit eine langzeitige hormonelle Stimulation durch iatrogen induzierten Streß nicht die Chance für einen fruchtbaren Zyklus sabotiert.

Streß und fruchtbarkeitsreduzierendes Verhalten

Chronischer Streß kann das Verhalten auch so beeinflussen, daß dieses veränderte Verhalten die Fruchtbarkeit des Paares „sabotiert".

1) Chronischer Streß und gestörtes Sexualverhalten
So besteht ein enger Zusammenhang zwischen chronischem Streß und Libidoabnahme. Infertile Paare können auch mit einem regelrechten Vermeidungsverhalten (kein Koitusverlangen während der fertilen Periode) versuchen, den monatlichen Streß während der immer wiederkehrenden Menstruation zu umgehen. In diesem Rahmen haben wir 66 IVF-Paare sexualpsychologisch untersucht (Demyttenaere et al. 1988). Die Resultate zeigen, daß es einen statistisch signifikanten Unterschied in der Orgasmusfähigkeit zwischen den neurotischen und den nichtneurotischen Frauen gibt. Für beide Gruppen war jedoch die Koitusfrequenz niedrig.

2) Chronischer Streß und Rauchen
Rauchen während der Schwangerschaft ist sowohl für die Frau als auch für den Fetus schädlich; das Risiko einer spontanen Fehlgeburt und perinataler Sterblichkeit ist bei

Raucherinnen größer.[3] Frauen, die rauchen, müssen 3- bis 4mal häufiger als Nichtraucherinnen länger als ein Jahr warten, bis sie schwanger sind. Die Fruchtbarkeit rauchender Frauen wird auf 72% der Fruchtbarkeit von Nichtraucherinnen geschätzt (Baird u. Wilcox 1985). Bei Frauen, die mehr als 20 Zigaretten pro Tag rauchen, liegt die Fruchtbarkeit wesentlich niedriger als bei denen, die weniger rauchen (57% und 75% der Schwangerschaftsrate der Nichtraucherinnen). Wenn eine Frau ihren Streß der Infertilität und v. a. den Streß der Infertilitätstherapie durch Kettenrauchen abreagiert, zerstört sie ihre eigenen Fruchtbarkeitschancen, die sich dadurch noch mehr „in Rauch auflösen".

Aus der Psychosomatik wissen wir, daß funktionelle Infertilität als eine Schutzfunktion gegen unbewältigte biographische Erlebnisse anzusehen ist. Die Seele dieser Frau oder dieses Paares ist noch so strukturiert, daß sie durch die Erziehung eines Kindes überfordert wäre. Das gilt ebenso für den Mann wie für die Frau. Hier ist Psychotherapie notwendig, nicht Fruchtbarkeitsmanipulation (Petersen 1985).

Stauber hat die psychosomatischen Störungen mit Partner- und Familienproblematik nach forcierter Fruchtbarmachung bei neurotischem Kinderwunsch beschrieben (Stauber 1979). Paare mit Fertilitätsproblemen geraten in eine Identitätskrise mit Minderwertigkeitsgefühlen. Bei dieser narzißtischen Unsicherheit kann das Paar auch in einer Therapie eine Kompensation suchen, da es dadurch die Aufmerksamkeit der Umgebung oder der Presse bekommt. Es ist ganz deutlich, daß diese Ohnmachtsproblematik mit Allmachtsphantasien „in die Macht der mächtigen Medizin" verbunden wird. Die Eltern eines Retortenbabys können dabei in ein psychosoziales Vakuum geraten. Es besteht die Gefahr, durch den Erfolg isoliert zu werden. Auch haben sie manchmal wenig Raum für ambivalente Gefühle ihrem so kostbaren Kind gegenüber. Sie sind unbewußt mit dem Auftrag, „computervollkommene" Eltern zu sein, belastet. Auch in dieser Hinsicht können diese Eltern – in der Einsamkeit des Erfolgs – psychosomatische Streßsymptome eines Überlastungssyndroms zeigen.

Schwangerschaftskonflikt: Beratung und Begleitung

Ist es nicht ebenso verständlich, wenn eine Frau sich aus ihrem Körper, dem Beziehungs- und Lustorgan, zum Selbstschutz bei einem Schwangerschaftsabbruch zurückzieht? Findet dieser Abbruch doch in der Intimität des eigenen Körpers statt. Selbst wenn um diesen Abbruch gebeten wurde, so bleibt es auch ein Einbruch. Dieser Körper ist das Feld sexuellen Lebens und Liebens oder des Nicht-lieben-Könnens oder Nicht-geliebt-Werdens.

Wie kann man die moderne Frau begleiten auf ihrem Weg zum Heil: auf ihrem modernen Weg zwischen Couch und Curette? Wird die Geschichte uns und der ganzen Menschheit erst später einmal deutlich machen, daß Schwangerschaftsabbruch das große Opfer der Frau als einziger Ausweg auf ihrem Weg der Emanzipa-

---

[3] Auch die Mißbildungsgefahr wird durch starkes Rauchen des Vaters mehr als verdoppelt: Schmidt F (1986).

tion im 20. Jahrhundert war, weil sie dabei vom Manne sabotiert, psychosozial oder physisch vergewaltigt und ohne Antwort und Verantwortung in diesem Zeitalter der sexuellen Liberalisierung im Stich gelassen wurde? Hier ist Schwangerschaftsabbruch die konkrete Gestalt einer destruktiven Panik. „Schwangerschaft ist Frauensache" – „Abtreibung ist Männersache!" Wird die Zukunft uns später auch deutlich machen, daß Schwangerschaftsabbruch auch die konkrete Gestalt des Geschlechterkampfes des 20. Jahrhunderts ist?

Für die harmonische Entwicklung des Kindes sind 2 Bezugspersonen gewünscht und notwendig: eine Frau und ein Mann; 2 Bezugspersonen, die als Geliebte zusammenleben. Abtreibung als Geschlechterkampf bedeutet dann Abtreibung des Mannes. Inwieweit sind die Männer aber nach der Geburt eines Kindes vertrieben?

Wie können wir in der Schwangerschaftskonfliktberatung die Frau oder das Paar auf ihrem Weg zum Heil begleiten? „Tender loving care" – so nennt die angloamerikanische Fachliteratur die psychosomatische Grundeinstellung – bedeutet personale Zuwendung, mitmenschliche Wärme mit Sicherheit und Geborgenheit. Diese Grundeinstellung hat als Fundament ein geübtes Fachverhalten und eine Einstellung, die dem Ratsuchenden unter Aufrechthaltung der Distanz möglichst nahezukommen versucht. Diese Grundeinstellung hat nichts mit einer semizärtlichen Sentimentalität, die Menschen in Not keinen Halt bietet, zu tun. Ein guter Arzt ist ein Mensch, der die Menschen liebt (H. Janssens). Ein guter Berater ist ein Mensch, der sich freut, daß Menschen einander lebensfroh und lustvoll lieben können, wollen, dürfen und es wagen.

„Tenderness" bedeutet Zärtlichkeit, die das Bedürfnis des anderen in einer wahren Begegnung (an)erkennt (Verburgh, persönliche Mitteilung). Es gibt keinen Kontakt ohne Takt. Darum ist auch in der Schwangerschaftskonfliktberatung unser Umgang mit der schwangeren Frau taktvoll, d.h. mit Ehrfurcht und Respekt für die Lebensgeschichte und für ihren Lebensentwurf. Einer Frau taktvoll zu begegnen heißt auch, Mitgefühl zu verspüren für ihr Leiden, selbst wenn sie dieses verneint, und mit Aufmerksamkeit ihr Bemühen zu begleiten, gerade in dieser tragischen Situation neue Lebensformen zu finden.

Schwangerschaftskonfliktberatung heißt Lebensberatung, auch wenn die vorgebrachten Beweggründe für den Schwangerschaftsabbruch vordergründig banal sind und uns irritieren. Die Psychoanalytikerin Ortrun Jürgensen hat gezeigt, daß bei vielen die Abtreibung nicht nur ein Akt blinder Destruktivität ist, sondern der unglückliche Versuch einer Frau in Beziehungsnot, aus einem Ambivalenzkonflikt auszubrechen, in dem Verletzungen, die aus frühester Kindheit stammen, neu agiert werden müssen (Jürgensen 1986).

„Tender loving care": Behandlung als Handreichung. Mitmenschliche Beratung bedeutet also nicht (mehr) Manipulation des schwächeren Ratsuchenden durch die mächtige Medizin oder durch den ethisch Stärkeren. Behandlung soll durch die Begleitung auf dem Weg zum Heil, zur Emanzipation führen. Die Frau oder das Paar behandeln heißt, sie schrittweise auf dem Weg zur Weiterentwicklung und Entfaltung zu begleiten. Schwangerschaftskonfliktberatung erfordert von dem Begleiter eine rezeptive, d.h. äußerst aktive Einstellung, um mit Gelassenheit den anderen frei entscheiden und frei sein und werden zu lassen. Sogar dann, wenn diese positive Entwicklung den negativen Moment des Todes beinhaltet. „Stirb und werde" bekommt auch hier seinen tiefsten Sinn.

Toleranz und zukunftgerichtete Offenheit fordern von dem Berater außergewöhnlichen Mut, nämlich die Demut, die Schuld auf sich nehmen zu können. Asklepios, der griechische Gott der antiken Medizin, konnte erst dann der milde, mitfühlende Begleiter der Kranken werden, nachdem er selbst das tiefste Unglück erlitten hatte. Damit ich als Berater den Umgang mit dem „abbrechenden Menschen" in der Beziehungsnot nicht ausweglos und aussichtslos erfahre, muß ich selbst als Berater „mich wieder gebären" (I. Rosenthal, persönliche Mitteilung). Behandlung des Schwangerschaftskonfliktes bedeutet, der Frau die Hand zu reichen auf dem Weg zu ihrem Heil. Das menschliche Leben wird von Handreichungen begleitet, von der Hand des Arztes und der Hebamme in die Hände der Mutter, des Vaters, der Familie, der Erzieher, in die Hände des Geliebten bis zum Tode (Lohmann 1982, zit. nach Potthoff 1989).

Was ist der ethische Auftrag bei der Beratung? Das griechische Wort NΘΟΣ bedeutet das Gesamt der Sitten, alle Gewohnheiten, die Modalität. NΘΟΣ bedeutet aber auch das Nest, die Wohnung. Der Mensch ist ein Nesthocker pränatal und postnatal, kein Nestflieher. Ist es nicht ein ethischer Auftrag, dem werdenden Menschen prä- und postnatal ein Nest und ein Heim zu schaffen?

„Ehrfurcht vor dem Leben. Das Leben ist heilig. Der Arzt ist berufen, sich uneingeschränkt dafür einzusetzen." Diese ehrfurchtsvolle, heilige Regel hat jahrhundertelang das Handeln des Arztes geadelt. Das Leben wurde uneingeschränkt mit allen Mitteln einer größtenteils machtlosen Medizin verteidigt. Das war die ethische Grundregel des Arztes der vortechnischen Medizin.

Die Erneuerung der medizinischen Ethik wird sowohl durch die technische Entwicklung der Medizin als auch durch ein neues Menschenbild notwendig. Die rasante medizinisch-technische Entwicklung stellt in der Tat die Frage, welches Leben uneingeschränkt mit welchen (evtl. allen) Mitteln verteidigt werden muß. Es handelt sich nicht mehr allein um das Leben, sondern auch um die Qualität des menschlichen Lebens.

Gerade das ist zu einer Konfliktsituation für den Berater und Arzt geworden, der, mit der Macht der Technik versehen, sich noch großenteils von der Ethik einer (überwiegend) vergangenen Medizin leiten läßt. Es entstehen auch Konflikte und Spannungen, weil der technische Fortschritt keinen Platz für kritische Reflexion läßt. „In diesem Dilemma zwischen Fortschrittsskepsis und normativer Unlösbarkeit geziemt uns Ärzten Engagement und Betroffenheit, nüchterne Beobachtung und sensible Offenheit, Unterscheidung von Befunden und Befürchtungen" (Wille 1986).

Der ständige medizinische Fortschritt muß mit einer ständigen Befragung nach dem aktuellen Wahrheitsinhalt der orientierenden ethischen Werte zusammenfallen. Die Frage nach dem Leben ist und bleibt die Frage nach der Wahrheit, die per Definition nie endgültig geklärt werden kann. Die sich entwickelnde Wahrheit über das Leben ist mit der historischen Entwicklung des Menschen als Fragesteller, als Subjekt, als subjektiver Frager verbunden. Und diese Wahrheit wird nie definitiv festgelegt werden können, jedenfalls nicht mit Hilfe (einseitig) reduzierender biologischer Wissenschaften.

In der heutigen Gesellschaft hat der Arzt, der Berater und Begleiter, den Auftrag, einen Menschen mitentstehen zu lassen, sein Leben zu pflegen, zu begleiten und zu erhalten, falls es sinnvoll ist. Sinn, Wert und Wahrheit bestehen nur für Menschen,

d. h. eine Gemeinschaft von Subjekten. Mit anderen Worten gesagt sind Wert und Wahrheit und Grenzen des Sinnvollen stets subjektiv und subjektbezogen.

Eine integrale Behandlung von Paaren, die sich einer Infertilitätsbehandlung unterziehen, mißt ihren Erfolg nicht nur an der Schwangerschaftsrate. Es ist vielmehr ihr Ziel, Paaren mit Fortpflanzungsproblemen so zu helfen, daß sie sich mit Kindern, aber auch ohne sie kreativ entfalten können. Die modernen Fertilitätstechniken stellen den Arzt vor die Frage, inwieweit er Manipulator der Fruchtbarkeit ist und inwieweit Begleiter des Leidens zum Heil der Menschwerdung (Petersen 1985). Für alle Behandlungsmaßnahmen, besonders aber für die heterologe Insemination und die In-vitro-Fertilisation droht sonst das inhärente Risiko der technischen Medizin: „Es wird am Symptom kuriert, die Patientin wird im günstigsten Fall vorübergehend in eine symptomfreie Scheingesundheit hineinmanipuliert, die Konflikte, die hinter den psychosomatischen Syndromen verborgen sind, werden aber nicht aufgearbeitet" (Poettgen 1980).

Die modernen Fertilitätstechniken lassen sich auf eine reduzierte Anthropologie mit folgenden Aussagen zurückführen (Petersen 1987):

- Der Mensch ist eine Maschine: hier eine hochkomplizierter biopsychosoziale Fruchtbarkeitsmaschine. Der einzelne Mensch mit seiner Biographie wird dabei eliminiert.
- Das Ethos des Machens. Das Ethos der Manipulierbarkeit des menschlichen Lebens verkörpert insofern den Fortschritt, als es den Anspruch erhebt: „Alles, was noch nicht machbar ist, muß machbar gemacht werden" – und sei es mit Hilfe psychosozialer Instrumente. Die Frau ist dem psychophysiologischen Programm der IVF-Routinebehandlung (mit Hormonstimulation, Laparoskopie, angstgespanntem Warten auf Fertilisation, Nidation etc.) unterworfen. Sie muß ihre Angstgefühle ausschalten, partnerschaftlich-sinnliche und sinnerfüllte Befruchtung wird ersetzt durch Fertilisation in der kühlen, neutralen Laboratoriumsatmosphäre, ihr eigenes Gefühlsleben wird passiv und unbeweglich – einziges Motiv zum Durchhalten ist der zwanghafte Gedanke, ein Kind haben zu müssen. Allein auf dieses Ziel ist ihr Denken gerichtet.
- Das Ethos des Kinderwunsches und der Wunscherfüllung. Der unerfüllte Kinderwunsch ist die entscheidende Legitimation für das ärztliche Handeln. Luxusindividualismus wird gezüchtet, mit Maßlosigkeit und Zügellosigkeit bei den finanziellen Kosten (Lebendgeburt nach Retortenbefruchtung: ± 50000 DM).

Um so dringender ist die Herausforderung, als Gegenpol zu dieser manipulativen Medizin eine vertiefte psychosomatische Anthropologie mit entsprechendem technologischem Inventar zu entwickeln. Therapie heißt Begleitung des Leidens – Therapie unterscheidet sich insofern grundsätzlich vom manipulativen Eingriff, so betont Petersen (1987) immer wieder:

Seelische Haltungen gegenüber der eigenen Fruchtbarkeit und der Kindesankunft in Verbindung mit

Manipulation (z. B. IVF)	*Therapie (z. B. Psychotherapie)*
Passivität, ausgeschaltetes Gefühl, Abspaltung vom eigenen Leib,	gesteigerte Bewußtheit, Aktivität, Sensibilisierung für emotionale Prozesse, vertiefte Verbindung zum eigenen Körper (einschließlich Sexualität),
schematischer Außensteuerung unterworfen sein, Isolation (pathologischer Narzißmus),	Identifikation mit individueller Innensteuerung, gesteigerte Offenheit gegenüber Partner und möglichem Kind,
zwanghaftes Getriebensein: „Ich muß ein Kind haben um jeden Preis", zweckgerichtetes, abgeschlossenes Denken.	Gelassenheit: „Es kommt, wann und ob es will", zweckfreies, offenes Denken – konkrete Intuition.

Schöpfung in der Retorte und Schwangerschaftskonfliktberatung

In der Parzivalgeschichte nennt von Eschenbach die geliebte Gesellin (Blanche Fleur), die Parzival in der dunklen Nacht mit Liebe begleitet: Kondwiramur. Auf französisch heißt Kondwiramur „conduire amour", d. h. die Lebensliebe begleiten. Ein guter Berater sei in dieser dunklen Welt der Frau oder des Paares im Konflikt mit der Infertilität eine Kondwiramur: er begleite in Liebe. Und der Berater sei nie ein blinder Ödipus, der, weil er das Gesicht des Vaters nicht kennt, ohne Wissen tötet. Der Berater (mit seinem ethischen Auftrag) sei auch nie ein von Rache verblendeter Moses, der, als uneheliches Kind geboren, Gesetzgeber des Gottesvolkes wurde. Wegen seiner Schwäche konnte Moses das Gelobte Land nie betreten, sondern nur von fern sehen. Ein guter Berater sei immer eine Kondwiramur: er begleite die Liebe, er begleite die Erosentfaltung des Menschen in dieser einsamen, technischen Welt.

Literatur

Baird DD, Wilcox HJ (1985) Cigaret-smoking associated with delayed conception. JAMA 253:2977–2983

Buyse G (1972) Sexual psychology. ACCO, Leuven, p 72

Cliquet RL (1975) Van toevallig naar gepland ovderschap. De Ned. Bockhandel, Antwerpen

Condrau G, Hicklin A (Hrsg) (1977) Das Werden des Menschen. Benteli, Bern

Demyttenaere K, Nijs P, Koninckx PR, Streeno O, Evers-Kiebooms K (1986) Stress factors in donor-insemination couples. In: Leysen B, Nijs P, Richter D (eds) Research in psychosomatic obstetrics and gynaecology. ACCO, Leuven, pp 43–55

Demyttenaere K, Nijs P, Ramon W (1989) Infertitity as a threat to sexual adjustment. Int J Perinatal Studies (im Druck)

Faller A (1977) Die Ontogenese des Menschen – aus der Sicht der Biologen. In: Condrau G, Hicklin A (Hrsg) Das Werden des Menschen. Benteli, Bern

Hassenstein B (1972) Aspekte der Freiheit im Verhalten der Tiere. Z Universitas 24/12:1325-1330

Jonas H (1973) Organismus und Freiheit: Ansätze zu einer philosophischen Biologie. Vandenhoeck & Ruprecht, Göttingen

Jürgensen O (1986) Schwangerschaft als seelischer Konflikt – bewußte und unbewußte Motivationen zum Schwangerschaftsabbruch. In: Fervers-Schorre B, Poettgen H, Stauber H (Hrsg) Psychosomatische Probleme in der Gynäkologie und Geburtshilfe. Springer, Berlin Heidelberg New York, S 107-113

Koninckx PR (1978) Stress hyperprolactinaemia in clinical practice. Lancet 1:273

Koninckx PR, Brosens IA (1982) Clinical significance of the luteinized unruptured follicle syndrome as a cause of infertility. Eur J Obstet Gynaec Reprod Biol 13:355-368

Nijs P, Koninckx PR, Verstraeten D, Mullers T, Nicasy J (1984) Psychological factors of female infertility. Eur J Obstet Gynaec Reprod Biol 18:375-379

Peerbolte-Lietaert M (1952) Prenatal dynamics. Springer, Heidelberg

Petersen P (1983) Vorgeburtliches Menschenleben und ungewollte Schwangerschaft. Unsere ärztliche Verantwortung (nichtveröffentlichtes Manuskript)

Petersen P (1985) Retortenbefruchtung und Verantwortung. Krachthaus, Stuttgart.

Petersen P (1987) Moderne Fertilitätstechnologien: Herausforderung an die psychosomatische Anthropologie. Psychother Psychosom 5:258-265

Pfurtner SH (1986) Konflikte sozialer Ethik im Kontext extrakorporaler Befruchtung. In: Fervers-Schorre B, Poettgen H, Stauber M (Hrsg) Psychosomatische Probleme in der Gynäkologie und Geburtshilfe. Springer, Berlin Heidelberg New York, S 57-66

Poettgen H (1980) Die Lage der Psychosomatik in der gynäkologischen Klinik und Praxis. Therapiewoche 30:583-587

Potthoff S (1989) Begleitung der Schwangeren aus ethischer Sicht. (Im Druck)

Retzlaff I (1985) Schwangerschaftskonflikberatung. Inform Arzt 4:43-52

Ricoeur P (1960) La sexualité: merveille, errance, l'énigme. Esprit, p 2020-2028

Schad W (1982) Die Vorgeburtlichkeit des Menschen. Urachhaus, Stuttgart

Schmidt F (1986) Rauchen des Vaters als Risikofaktor für kindliche Mißbildungsgefahr. Andrologia 5:445-454

Seidler E (1986) Der neue Mensch – Sozialutopien der menschlichen Fortpflanzung. In: Fervers-Schorre B, Poettgen H, Stauber M (Hrsg) Psychosomatische Probleme in der Gynäkologie und Geburtshilfe. Springer, Berlin Heidelberg New York, S 33-37

Stauber M (1979) Psychosomatik der sterilen Ehe. Grosse, Berlin

Stauber M (1982) Psychosomatische Untersuchungen zur sterilen Partnerschaft. Gynäkologe 15:202

Stauber M (1986) Psychosomatische Befunde bei Sterilität. In: Frick-Bruder V, Platz P (Hrsg) Psychosomatische Probleme in der Gynäkologie und Geburtshilfe. Springer, Berlin Heidelberg New York, S 139-146

Steppe A (1987) Spontanschwangerschaft nach mißlungener In-vitro-Fertilisation. Eine psychosomatische Untersuchung. Fertility Tribune 1:14-17

Verbrugh H (1975) Medizin auf totem Gleis. Freies Geistesleben, Stuttgart

Wille R (1986) Rechtsfragen der extrakorporalen Befruchtung. In: Fervers-Schorre B, Poettgen H, Stauber M (Hrsg) Psychosomatische Probleme in der Gynäkologie und Geburtshilfe. Springer, Berlin Heidelberg New York, S 52-56

Aus der Diskussion nach den Referaten Krautschik und Nijs

Weinmann:
Frau Krautschik, Sie reden von reifer Mütterlichkeit. Außerdem merken Sie an, daß es der Medizin heute möglich ist, schon in der Frühschwangerschaft diagnostisch und therapeutisch tätig zu werden. Dahinter steht ja die Möglichkeit der Amniozentese und einer anschließenden Abruptio. Ich glaube, wenn ein Kinderwunsch besteht, dann muß man auch mit der Möglichkeit einer Problemschwangerschaft rechnen. Wer ein höheres Alter hat, muß höhere Hürden nehmen, um sich den Kinderwunsch verantwortungsvoll erfüllen zu können. Das empfinde ich als reife Mütterlichkeit.

Thumm:
Frau Krautschik, Sie sprachen auch von Kontraindikationen bei Sterilitätsbehandlung. Die Verweigerung der Therapie bedeutet ja immer eine Machtausübung gegenüber den Patientinnen und Patienten, die ihre Wünsche nicht erfüllt sehen. Ich möchte an Gynäkologen wie Therapeuten die Frage stellen, wie sie mit der Machtfrage umgehen. Gestern wurde erwähnt, daß die Patientinnen die Psychologen häufig als Richter erleben. Wie wird aber wirklich damit umgegangen, wenn der Eindruck im Raum steht, daß eine Frau für die Mutterschaft nicht reif genug sei? Wer entscheidet wie?

Terinde:
Frauenärzte wollen immer nur das eine, nämlich möglichst viele Kinder. Wir leben davon, wir leben damit, und uns ist doch sehr bewußt, daß dann, wenn Probleme mit den geborenen Kindern auftreten, schon andere zuständig sind, die Kinderärzte, die Psychiater, die Eltern.
   Aber mich hat besonders der archaische Kinderwunsch beeindruckt, der zum Bedrängnis gerade für den Gynäkologen werden kann. Ich möchte einen Fall schildern, obwohl ich weiß, daß Falldarstellungen gefährlich sind. Ich betreue eine Patientin in deren 3. Schwangerschaft. Vorangegangen waren 2 Schwangerschaften nach Ovulationsauslösung. Auch diesmal war das Follikelwachstum stimuliert und direkt kontrolliert worden. Es wuchsen viele Follikel heran. Wir rieten von einer Ovulationsauslösung ab. Die Patientin löste die Ovulation selber aus, induzierte ihre Schwangerschaft. Es kam eine Fünflingsschwangerschaft zustande. Die Patientin kam in der 12. Woche zu mir und forderte, ich solle doch diese Schwangerschaft auf 2 Kinder reduzieren. Ich konnte das nicht, habe abgelehnt, sah aber, wie krank die Frau war und schickte sie über den behandelnden Gynäkologen zum Psychiater, der eine Psychose diagnostizierte und dann die Indikation zum Schwangerschaftsabbruch insgesamt stellte. Das geht mir immer wieder nach. Ich weiß dafür keine

Lösung. Es wird immer wieder passieren. Ist das eine Alternative, den Konflikt zu reduzieren, vielleicht 2 Kinder das Leben zu ermöglichen, oder totaler Schwangerschaftsabbruch? Ich habe für mich selbst das Schlagwort geprägt, daß es sich hier um einen „malignen Kinderwunsch" handelt.

Krautschik:
Frau Weinmann warf ein, daß es gerade ein Hinweis auf eine nicht vorliegende reife Mütterlichkeit sei, wenn Amniozentese und dergleichen in Erwägung gezogen würden. Ich muß dazu sagen, daß ich mich als Ärztin verpflichtet gefühlt habe, diese Möglichkeit zur Sprache zu bringen. Ich weiß gar nicht, ob die Patientin davon Gebrauch gemacht hat. Sie jedenfalls wollte auf keinen Fall in Zukunft noch einmal mit dem Gynäkologen, der sie gewarnt hatte, zu tun haben. Ich nehme an, daß sie während ihrer Schwangerschaft noch nicht einmal überprüft hat, ob das Kind gesund sein würde. Wir Ärzte haben eine Aufklärungspflicht, den Patienten die verschiedenen Möglichkeiten zu nennen.

Weinmann:
Ich habe den Eindruck, daß die Ärzte zwar der Aufklärungspflicht nachkommen, ihre Beratung aber in einem falschen Tonfall geschieht. Ich möchte natürlich auch, daß meine Patientinnen gut informiert sind. Doch es ist entscheidend für eine Gesellschaft, *wie* die Schwangerschaftsberatung auf diesem Gebiet erfolgt. Dies alles hat Einfluß für unsere Gesellschaft im Blick auf unseren Umgang mit den Behinderten. Ich empfinde es als schlimm, daß die Amniozentese nicht nur als Information angeboten wird, sondern als dringende Empfehlung für eine Frau, wenn sie eine gewisse Altersgrenze überschritten hat.

Krautschik:
Viele Kollegen bedenken nicht die Tonart, in der sie etwas sagen. Ich habe mit Balint-Gruppen zu tun. Da sehen wir, wie wichtig es ist, daß sich der Arzt auch über die Arzt-Patient-Beziehung und besonders über die Art der Kommunikation im klaren ist. Das war ja auch die Absicht meines Vortrags. Ich wollte Ihnen zeigen, daß schon eine ganze Menge Weichen gestellt sind, wenn Sie selbst von den Möglichkeiten der modernen Reproduktionsmedizin begeistert sind.

Dmoch:
Das Thema unserer Tagung lautet ja „Ein Kind um jeden Preis?" Preis heißt aber nicht nur Kosten, sondern hat auch etwas mit Preisen zu tun. Die Frage ist, so denke ich, ob unser Umgang mit Kinderwunsch und Kinderangst zum Preis der Menschlichkeit oder zur Verringerung von Menschlichkeit beiträgt. Kind also zum Preis der Menschlichkeit oder Kind auf Kosten der Menschlichkeit? Die Frage ist, ob wir es in dem geschilderten Fall gerade auch im Hinblick auf Amniozentese und die Indikation von Abtreibung mit einem Phantasma zu tun haben, das das absolute Wunschkind betrifft, und gleichzeitig mit einem Phantasma vom perfekten, vom makellosen Kind. Ein Kind darf nicht beschädigt, darf nicht behindert sein, es soll intelligent sein, es muß narzißtische Bedürfnisse der Eltern befriedigen. Und das möchte ich gerne in Beziehung sezten zu dem ganz anderen Ende im Leben, das aber bei uns auch nicht diskutiert wird, nämlich dem Tod. Unser Leben wird von 2 Enden bedroht: am Anfang des Lebens mit dem Schicksal von einigen hunderttausend

Abtreibungen im Jahr, am Ende des Lebens mit der Diskussion, ob ein altes Leben, das beschwerlich, mühsam und schmerzvoll ist, „erlöst" werden darf.

Krautschik:
Ich habe nicht die Verweigerung gemeint, als ich vom Verzicht sprach. Ich sehe jedenfalls zwischen beidem einen erheblichen Unterschied. Den Patienten zu einem Verzicht zu begleiten, ist sicher ein Prozeß und nicht die Verweigerung ärztlichen Handelns. Andererseits möchte ich sehr betonen, daß wir Ärzte unsere Handlungen *auch* verantworten müssen. Ich könnte mir manch einen Arzt vorstellen, der es nicht verantworten möchte, einem Paar eine wie auch immer geartete Unterstützung von Fruchtbarkeit angedeihen zu lassen, das er nicht für reif hält. Außerdem meine ich, sollte er versuchen, die Psychotherapie einzubeziehen. Von unseren Patienten sind 90% Kassenpatienten und können jedes Vierteljahr den Arzt wechseln; Privatpatienten können dies von jetzt auf gleich tun. Jeder Patient ist also in der Lage, sich einen anderen Arzt zu suchen, wenn wirklich ein Arzt eine Fertilisation verweigert und auch nicht vermitteln will. Insofern ist der Vorwurf der Verweigerung nicht gerechtfertigt.

Jürgensen:
Als ich von Herrn Mohr vor einem Jahr das von Frau Krautschik geschilderte Fallbeispiel hörte, fand ich es schon unglaublich schlimm. Inzwischen hatte ich manchmal das Gefühl, daß wir mit diesem Tagungsthema fast zu spät kommen. Mir scheint diese Form der ärztlichen Intervention viel üblicher zu sein, als wir denken. Per Ultraschall werden unliebsame Feten eliminiert bzw. die Zahl auf ein „Optimum" reduziert. Ich möchte hier den Fall eines sterilen Paares mit IVF-Behandlung referieren, der auf einer Tagung im vergangenen Oktober in Trier vorgetragen wurde. Nach vielen vergeblichen Versuchen gingen 9 fertilisierte Eizellen an. Das war natürlich für alle Beteiligten ein schreckliches Ergebnis. Der Kollege hat sich mit dem Paar und mit seinen Assistenten besprochen und 3 Eizellen im Uterus belassen, die optimal im Fundus saßen. Es ist dann gut gegangen, die Frau hat wirklich lebende Drillinge bekommen. Uns allen aber, die wir ihm zuhörten, wurde sehr unheimlich. Ich denke, daß sind Entscheidungen, in die man hineingezwungen wird, wenn man solche Methoden anwendet.

Springer-Kremser:
Mir ist aufgefallen – v. a. im Vortrag von Herrn Nijs –, daß es zu einer fatalen Verbindung zwischen der Technisierung der Medizin auf der einen und der Entmenschlichung des ärztlichen Handelns auf der anderen Seite gekommen ist. Aber es ist ganz wichtig, daran zu erinnern, daß man für die Entmenschlichung keine technologische Entwicklung braucht. Mir ist das klar geworden, als ich mich in diesem Jahr auf eine Vorlesung über die Rolle der Psychiatrie in der Bundesrepublik und in Österreich während der Jahre 1933–1945 vorbereitete. Eine der ersten Maßnahmen, die 1933 von den Nationalsozialisten initiiert wurden, war die drastische Reduzierung des Tagessatzes in Anstalten für psychisch Kranke. Dahinter verbarg sich die Idee, die Patienten verhungern zu lassen. Ich will damit sagen, daß die Tatsache der modernen technisierten Medizin nicht notgedrungen die Enthumanisierung der Medizin bedeutet. Enthumanisierung gibt es auch ohne Technologie.

Straeter:
Ich möchte das von Frau Jürgensen Gesagte dahingehend ergänzen, daß es in den USA inzwischen gang und gäbe ist, Mehrlingsschwangerschaften gezielt abzutreiben. Ich habe darüber erst kürzlich einen Artikel gelesen.

Hölzle:
Auch ich sehe die Gefahr, daß die neuen Technologien eine Selektions- und Eugenikidee implizieren. Ebenso gefährlich ist m. E. aber auch, eine psychosoziale Eugenik betreiben zu wollen und Menschen danach auszuwählen, ob sie einem Bild von Mütterlichkeit gerecht werden, ob sie ggf. bereit sind, die Folgen der Technik zu tragen und im äußersten Fall Fünflinge zur Welt zu bringen. Ich sehe die Gefahr, daß die Frauen diskriminiert werden, die dazu nicht bereit sind. Ich denke, daß man diese Entwicklung frühzeitig problematisieren muß. Wir müssen mit den Paaren diskutieren und akzeptieren, daß neue Entscheidungen getroffen werden.

Im Blick auf die Bemerkung über das Urteil der Psychotherapeuten möchte ich folgendes sagen. Ich verweigere jedes Gutachten, eine Frau im Blick auf ihre Mütterlichkeit für reif oder unreif zu befinden. In meiner Praxis rede ich mit den Frauen, konfrontiere sie mit gegensätzlichen Meinungen – aber ich finde es nicht gut, die Entscheidung für sie zu fällen.

Nijs:
Bringt die Technisierung der Medizin eine Entmenschlichung mit sich? Ich möchte nicht das Wort Technik, sondern eher die Worte Maschine, Fruchtbarkeitsmaschine und „Maschination", „Maschinierung" verwenden. Ich glaube, daß hier ein fundamentales menschliches Problem vorliegt. Wenn die Kenntnis die „noia" entwickelt, ist die Kehrseite, die „paranoia", auch mit dabei. Psychosomatische Patientinnen und Patienten sind mit wenig Phantasie begabt. Sie sind, so glaube ich, leistungsorientiert und haben keine Worte für das, was sie fühlen. Sie müssen immer etwas tun oder machen. Und dann ist die Frage, inwieweit die moderne Medizin im Kurzschluß aktiv diese Tendenz verstärkt und das Gefühlsleben weiter abspaltet.

Jürgensen:
Ich denke, Entmenschlichung im Sinne dessen, was in den Jahren 1933–1945 geschah, ist eindeutig zu definieren. Entmenschlichung aber im Sinne der modernen Medizin- und Reproduktionstechniken ist nicht so einfach zu definieren. Hier liegt eine große Unbekannte vor. Sicher werden Veränderungen eintreten, Entwicklungen geschehen, die wir heute bestenfalls erahnen, noch nicht einmal abschätzen können. In 3 oder 4 Generationen wird vielleicht sogar die Mehrzahl der Menschen Ihre Gedanken, Herr Nijs, überhaupt nicht mehr mit- und nachvollziehen können. Für uns, die wir hier sitzen, wäre das ganz sicher eine Verarmung. Ob es für diese Menschen eine Verarmung sein wird, vermag ich nicht zu beurteilen.

Terinde:
Ich kann Herrn Nijs gut verstehen, wenn er angesichts der Technologieentwicklung Unbehagen verspürt. Bis vor 40 Jahren war die Menschheit nicht in der Lage, den Erdball in die Luft zu sprengen. Wir können es jetzt. Wenn ich sehe, was ich mit dem Ultraschall alles machen kann, bekomme ich davor Angst und muß mich ständig fragen: „Was darf ich, was kann ich tun?" Im Blick auf die Sterilität möchte ich sagen, daß die langjährige Sterilität eine der Indikationen zu der elegantesten Methode ist,

die es gibt, nämlich zum Gametentransfer. Wir haben ihn bisher als Technik aus unserer Diskussion ausgeklammert. Aber er ist wirklich elegant. Man gibt die Eizelle und die Samenzellen in den intakten Eileiter und hat eine Schwangerschaftsrate, die bei 30% und vielleicht noch höher liegt.

Jürgensen:
Ich möchte noch einmal – und jetzt als Endrokrinologin – daran erinnern, daß ungeklärte Sterilität mitnichten identisch ist mit psychischer Sterilität. Ich denke, in 10 oder 15 Jahren werden wir einen Teil dieser Fälle auf ganz anderem Wege aufgeklärt haben. Ich lehne die Tendenz ab, gleich als psychosomatisch zu bezeichnen, was man nicht erklären kann.

Nijs:
Meine Skepsis richtet sich nicht gegen die Technik, ganz im Gegenteil. Von den 1200 Paaren, die in den vergangenen 20 Jahren bei uns behandelt und von mir untersucht worden sind, wurden nur 6 Paare geschieden. Viele von ihnen haben in der Zwischenzeit 2, 3 oder mehr Kinder. Die Möglichkeiten der technisch betreuten Schwangerschaft und Geburt eröffneten diesen Paaren die Chance, eine Partner-, Kind- und Familienbeziehung aufzubauen. Der prozentuale Anteil der Ehescheidungen sagt nicht alles, aber doch etwas. Der Durchschnitt liegt in Belgien bei 18%. Der Erfinder der Antikonzeptiva, die für die Emanzipation der Frau, des Paares und des Liebeslebens eine so große Bedeutung haben, hat den Nobelpreis bekommen. Für die heutigen Behandlungsmethoden der Infertilität sollte es wieder den Nobelpreis geben.

Straeter:
Ich möchte noch eine Bemerkung zur Menschlichkeit in der Reproduktionsmedizin machen. Wir sind alle bestürzt, wenn wir hören, daß eine Frau, die Drillinge erwartet, nach dem Ultraschallbefund die Bitte äußert, „das kleinste wegmachen zu lassen". Nun ist es aber bei der In-vitro-Fertilisation so – darüber regt sich keiner mehr auf –, daß man den Untergang eines anderen Menschenlebens in Kauf nimmt, um mit dieser Methode ein Kind zu zeugen. Denn wenn sich die Frau zu keiner weiteren Schwangerschaft und damit für das eingefrorene Embryo entscheiden kann, entsteht das Problem der überzähligen Embryonen. Mir liegt ein Aufklärungsbogen einer gynäkologischen Praxis vor: Das behandelte Paar muß unterschreiben, daß es mit der Vernichtung nicht normal entwickelter Embryonen einverstanden ist. Da gibt es eine Grauzone.

Jürgensen:
Hier liegt eine kleine logische Unklarheit vor. Man kann mit nichts beweisen, daß aus diesen Embryonen je Kinder geworden wären und – außerhalb der In-vitro-Fertilisation – ob diese Eizellen je zu Embryonen oder gar zu Feten herangewachsen wären. Diese Manipulationen kann man m. E. nicht so wie eine Abtreibung oder Tötung behandeln.

Jecht:
Herr Nijs, Sie haben Petersen zitiert: „Der Mensch ist eine Maschine". Dieser Satz stammt nicht von Petersen, sondern von dem französischen Philosophen Lamettrie aus der 1. Hälfte des 18. Jahrhunderts: „L'homme machine". Das zeigt, daß damals

schon diese Probleme aktuell waren. Heute sind sie so akzentuiert, weil die Technik sehr schnell voranschreitet und wir dieser Entwicklung nicht nachkommen. Diese Tagung ist aber für mich ein Beweis, daß die Actio eben auch eine Reactio herbeiführt. Wir sind sozusagen nicht zuletzt durch sie jetzt dabei, diese Entwicklung zu bewältigen.

Noss:
Ich habe eine grundsätzliche Frage an Frau Krautschik. Inwieweit hilft uns die „externe" Psychosomatik bei der Entscheidungsfindung, einem sterilen Paar seinen Kinderwunsch zu erfüllen oder nicht? Gerade die Beispiele, die Sie anführten, machen mich im Grunde noch skeptischer. Ich sehe in der Frau Grün und in der Frau Zeisig hochpathologische Existenzen − gerade aus psychosomatischer Sicht. Da sucht sich eine Frau ihren Ehemann mit Hilfe einer Zeitungsannonce. Sie findet einen Lebensgefährten mit 3 Töchtern. Im Laufe der Zeit möchte sie ein Kind von diesem Mann. Mir scheint, daß diese Frau in ihrem Mann einen „Übervater" sieht, zu dem aber keine wirkliche Beziehung besteht. Das wirft die Frage auf: Inwieweit können wir uns wirklich in diese Paare, in diese Menschen hineinversetzen? Sie sprechen von reifer bzw. unreifer Mütterlichkeit − sind das nicht Hypothesen? Unter Umständen verletzen wir damit diese Menschen, ohne ihnen letztendlich zu helfen. Ich kann damit nichts anfangen. Ich bin immer interessiert, wenn Hilfeleistungen von psychosomatischer Seite geboten werden; aber ich bin skeptisch, ob psychosomatische Behandlung außerhalb der gynäkologischen Arbeit und außerhalb der Sterilitätsbehandlung sinnvoll und möglich ist.

Terinde:
Ich denke, daß es sehr wichtig ist, den Kinderwunsch der Paare zu hinterfragen. Er ändert sich ja im Laufe der Zeit, in der das sterile Paar behandelt wird. Denken Sie nur an das Paar, von dem ich vorhin berichtete. Unsere Entscheidung für oder gegen eine Behandlung wird immer eine sehr menschliche Entscheidung sein.

Mürdter:
Ich möchte die Gynäkologen einmal salopp in „Fundis" und in „Realos" einteilen. Die „Psychos" rechne ich zu den „Fundis"; mich rechne ich zu den „Realos". Sicher, die psychosomatische Komponente ist wichtig für die Entscheidungsfindung. Aber wie sieht das in der Praxis aus? Die Paare, normalerweise die Frauen, gehen zu ihrem Frauenarzt. Wenn es ein guter Frauenarzt ist, bestellt er das Paar ein. Dann wird über den Kinderwunsch gesprochen. Was soll ich jetzt aber als „Realo" tun? Soll ich sie alle zum Psychomatiker schicken, den ich gar nicht zur Verfügung habe? Die Menschen kommen zu mir, ich spreche mit ihnen, lasse mir Zeit. Dann taucht das Problem auf: Ist dieser Kinderwunsch aus psychosomatischer Sicht pathologisch? Soll ich ihm dennoch nachgeben? Soll ich das tun, was ich tun könnte, oder soll ich es nicht tun? Ich fühle mich in einer gewissen Weise überfordert. Von den „Fundis" werde ich nicht genügend unterstützt.

Dmoch:
Die Unterscheidung, die Sie eben aufgezeigt haben, kann man konstruktiv verwenden. Es existiert immer eine Spannung zwischen der Idealnorm und der Wirklichkeit, in der wir Entscheidungen fällen und handeln müssen. *Wie* gehen wir mit unserer Macht um, *das* ist die Frage. Andererseits müssen und wollen wir als Realisten

handeln, uns an bestimmten Kriterien orientieren. Auch der übt Macht aus, der mit dem Hinweis auf eine Altersnorm eine Leistung verweigert. Dann nämlich wird Macht nicht zur illegitimen Herrschaft, zur Tyrannis, wenn wir auch den Begriff der Freiheit mit ins Spiel bringen – und wir sollten ja wissen, daß Freiheit auch die Freiheit der anderen und nicht nur die eigene ist. Daß die „Psychofritzen" ihre schöngeistigen Pirouetten drehen und wir in der dürren Wirklichkeit Entscheidungen fällen und handeln müssen, ist möglicherweise ein sehr fruchtbares Spannungsfeld. Prof. Molinski, der von Hause aus Psychiater und Analytiker ist, führt inzwischen seit 10 Jahren Trainingskurse für Gynäkologen durch. In einem 18monatigen Zyklus kommen die Gynäkologen alle paar Wochen zusammen und diskutieren mit den „Fundis". Dabei werden sie von der Frage geleitet, wie man in das biologische Tun des Frauenarztes die sozialen und die psychischen Aspekte integrieren kann.

Krautschik:
Mir liegt sehr am Herzen, daß die „Realos" nicht die falsche Alternative maßgeblich sein lassen: kann ich dieses Paar behandeln oder muß ich es zu den „Fundis" schicken. Die praktisch tätigen Gynäkologen sollten auch die Menschen begleiten, gegenüber deren Kinderwunsch sie Zweifel haben. In manchen Fällen kommt es ja bei den Paaren auch ohne psychotherapeutische Behandlung im engeren Sinne zu einer Nachreifung, wenn Gespräche mit dem Gynäkologen stattfinden. Dazu ist es natürlich erforderlich, daß der Reifungsprozeß begleitet und mit wachen Augen beobachtet wird. Ich will hier keine Reklame für die Psychotherapie machen. Ich finde es schade, daß ich nicht deutlich machen konnte, daß ich die Patientin mit der psychosenahen Reaktion für die bei weitem gestörtere halte, während ich bei Frau Zeisig ziemlich überzeugt bin, daß ich eine positive Psychotherapie im Hinblick auf die schwere Angstneurose geleistet habe, die sie ursprünglich hatte. Als sie am Ende der Behandlung eine Annonce in eine große Wochenzeitung setzte, 20 Zuschriften erhielt und sich ausgerechnet den Witwer herauspickte, war das eben ihre Möglichkeit, noch an eine eigene Familie zu kommen. Da kam der Kinderwunsch in der damals für ihre Vorstellungen noch möglichen Form zum Tragen. Daß sie dann spontan schwanger wurde, überraschte alle. Weder der Gynäkologe noch der Ehemann noch sie selbst hatten damit gerechnet, daß ihr die Natur noch dieses Geschenk machen würde. Ich habe diese Frau nicht als pathologisch erlebt. Daß sie während der Schwangerschaft eine Depression entwickelte, kann ich gut verstehen. Da wird etwas sehr Interessantes deutlich. Sie selbst war von einer depressiven Mutter ausgetragen worden, die auch später immer wieder an Depressionen litt. Die Patientin muß wiederholen, was ihre Mutter erlebt hat. Natürlich kann ich das psychopathologisch nicht belegen – über die pränatalen Vorgänge wissen wir zu wenig. Heute halte ich diese Frau für eine durchaus gute und gesunde Mutter, die viel Freude mit dem Kind hat. Auch die Stiefgeschwister des Kindes haben bereits die erste Schwangerschaft sehr positiv akzeptieren können. Gerade heute ist diese Familie durch das kleine Nesthäkchen positiv vereint.

Springer-Kremser:
Ich halte es für sehr wichtig, hier zu erkennen, daß die interdisziplinäre Zusammenarbeit zwischen Psychotherapeuten und Gynäkologen notwendig ist. Wir dürfen aber nicht vergessen, daß wir von einem unterschiedlichen Krankheitsbegriff herkommen. Wer für die Therapeuten im Sinne einer pathologischen Persönlichkeitsstruktur

krank ist, ist aus gynäkologischer Sicht nicht krank und umgekehrt. Es ist sehr wichtig, daß wir voneinander lernen. Wir müssen den Krankheitsbegriff der jeweils anderen Disziplin zu verstehen versuchen.

Krautschik:
Ich danke Ihnen sehr für diesen Hinweis. Ich habe mit Absicht vom Reifungsproblem gesprochen, um die Gynäkologen nicht mit psychopathologischen Begriffen belasten zu müssen. Selbstverständlich ordnen wir, die wir psychoanalytisch arbeiten, Reifungsprobleme durchaus dem neurotischen Formenkreis zu.

Jürgensen:
Herr Mürdter, ich habe den Eindruck, daß Sie tiefstapeln. Die Spaltung in „Realos" und „Fundis" ist völlig virtuell. Es gibt auch nicht die Spaltung in „Nur-Psychos" und „richtige Gynäkologen". Wenn Sie ausführten, das zu tun, was die Patienten von Ihnen verlangen, dann ist das absolut legitim. Ich kann mir nicht vorstellen, daß Sie jemand sind, der nicht mit seinen Patienten redet. Ich glaube, das tun alle. Wer das nicht kann und nicht tut, der ist als Arzt im völlig falschen Beruf. Wenn wir alle Sterilitätspatientinnen psychotherapeutisch behandeln würden – und bei 80% könnte man das wahrscheinlich –, wären ab morgen alle Sterilitätsabteilungen in der Bundesrepublik geschlossen. Das ist einfach nicht machbar. Wir sprechen ja hier über die Fälle, die uns besonders auffallen und uns deshalb zur Reflexion anregen. Das heißt aber nicht automatisch, daß alle Probleme, die sich hier stellen, überhaupt lösbar sind. Es geht doch auch darum, Probleme einfach einmal aufzuzeigen.

Noss:
Werden in der Psychopathologie nicht manchmal Ursache und Wirkung verwechselt? Während der Kinderlosigkeit gerät ein Paar in eine unendliche Traurigkeit und entwickelt womöglich eine „Psychopathologie", die Sie dann in der psychoanalytischen Behandlung als Ursache des Kinderwunsches interpretieren. Für die behandelnden Gynäkologen ist gar nicht so klar und eindeutig, ob hier primär ein pathologischer Kinderwunsch oder eine tragische Sterilität vorliegt.

Sie, Frau Krautschik, sprechen über eine unreife Mütterlichkeitskonstellation, bei der sich die Frau unbewußt den präsumtiv impotenten Mann aussucht. Das kann ich nicht nachvollziehen. Nach meiner Erfahrung – und diese beschränkt sich nicht auf 20 Paare – ist es einem Mann vom Habitus her genausowenig nachzusagen wie einer Frau, wieviel Millionen Spermien bzw. wieviel tausend Eizellen in seinem bzw. ihrem Körper noch heranreifen können. Das geht nicht. Daher möchte ich die Stimmigkeit ihrer Hypothese anzweifeln.

Dmoch:
Ich möchte Herrn Noss antworten. Er hat nach Ursache und Wirkung gefragt. Hier können die Psychiater einen fruchtbaren Beitrag zur Diskussion leisten. Wir denken ja gar nicht so sehr linear und unterscheiden nicht monokausal in Ursache und Wirkung. Wir denken eher in zirkularen Kausalzusammenhängen. Und wenn jemand, der vorher weitgehend unauffällig war, z. B. so ein Durchschnittsneurotiker wie ich, unter den Belastungen des Befruchtungsstresses über Monate leidet, auf die dann eintretende Enttäuschung depressiv dekompensiert und nicht im Bereich der Trauer bleibt, dann kann man das psychopathologisch sehr eindeutig abgrenzen.

Glauben Sie uns, daß wir das sehen, so wie wir Ihnen glauben, daß Sie das sehen, was im Mikroskop ist.

Nijs:
Ich möchte etwas sagen im Blick auf die Partnerwahl, weil das so unglaublich erscheint. Wir untersuchen in Leuven z. Z. Paare, bei denen einer der beiden Partner infertil ist, mit der Fragestellung, ob Menschen sich ihre sterilen Partner suchen. Es sieht so aus, daß 42% der Menschen mit einem sterilen Partner selbst Fertilitätsprobleme haben. Vielleicht sind Zahlen überzeugender als Fallbeispiele. Wenn die Statistik abgeschlossen ist, werde ich gerne darüber weiter informieren. Es ist doch merkwürdig, daß eine subfertile oder sterile Person, ohne es zu wissen, mehr Chancen bei Menschen hat, die selbst subfertil oder steril sind oder Fertilitätsstörungen haben.

Kemeter:
Ich höre aus den Anfragen der Gynäkologen etwas heraus, was ich früher auch durchgemacht habe, nämlich die Hilflosigkeit gegenüber dem Bedürfnis, sofort handeln zu müssen. In mehreren Balint-Gruppen habe ich erfahren, daß es allen Kollegen in dieser Situation so geht. Wir sind als Mediziner zu dem Auftrag ausgebildet worden, immer etwas tun zu müssen. In der Psychosomatik aber ist es nicht so. Hier muß man meistens nichts sofort tun, sondern man muß zuhören. Dem psychotherapeutischen Kollegen fällt meist auf, daß dieses Paar mit unerfülltem Kinderwunsch unter einem großen Druck leidet. Warum ist dieser Druck da? Warum leidet es? Er läßt dieses Ehepaar sich aussprechen, ohne als Arzt ein einziges Wort zu sagen. Das aber ist schon eine aktive Leistung des psychotherapeutischen Kollegen. Das müssen wir uns immer wieder ins Gedächtnis rufen. Wenn wir als Gynäkologen einmal dieses Aha-Erlebnis hatten, eine halbe Stunde nur zugehört, kein Rezept geschrieben, das Paar nirgendwo hingeschickt zu haben und doch befriedigt zu sein, dann haben wir einen großen Schritt weiter getan.

Intratubarer Gametentransfer

(Videofilm von U. Noss, R. Wiedemann, H. Hepp)*

U. Noss

Der Videofilm beschreibt den technischen Ablauf einer neuartigen Sterilitätstherapie: Eizellen werden nach hormoneller Stimulationsbehandlung durch Laparoskopie gewonnen und sofort gemeinsam mit aufbereiteten Samenzellen in die Eileiter eingespült. Der Amerikaner Asch stellte diese Methode 1984 vor. Er bezeichnete sie mit der im Englischen gelungenen doppeldeutigen Abkürzung: GIFT – „Gamete intra fallopian transfer" („a child is a gift"). Wir haben im deutschsprachigen Raum erstmals 1985 den erfolgreichen Einsatz dieser Behandlung unter dem Namen „intratubarer Gametentransfer" publiziert (Noss et al. 1985).

Der Gametentransfer setzt eine unauffällige Eileiterpassage voraus. Diese muß durch Laparoskopie oder Hysterosalpingographie gesichert sein. Das Indikationsspektrum beschreibt im wesentlichen:

1) langjährige Sterilität bei nichterkennbaren Ursachen (idiopathische Sterilität),
2) Sterilität bei herabgesetzter männlicher Zeugungsfähigkeit (andrologische Subfertilität),
3) Endometriose, sofern Eileiter zur Übertragung der Gameten erreichbar sind.

Zwei Drittel aller Sterilitätsprobleme sind in diesem Indikationsspektrum erfaßt. Selbstverständliche Voraussetzung ist eine genaue Sterilitätsanalyse und die konsequente Ausschöpfung weniger invasiver Therapieverfahren.

Eine hormonelle Stimulationsbehandlung geht dem Eingriff voraus. Engmaschige Hormonkontrollen und Sonographie der wachsenden Eibläschen (Follikel) überwachen das Heranreifen mehrerer Eizellen. Die zeitliche Planung des Eingriffs ist exakt möglich. Einige Stunden vor der Laparoskopie werden aus dem frisch gewonnenen Samen die beweglichen Spermien herausgewaschen. Laparoskopisch werden die Follikel abgesaugt und 3–4 reife Eizellen unter mikroskopischer Kontrolle gewonnen. Diese werden in einem dünnen Katheter gemeinsam mit jeweils 100000 Spermien unter laparoskopischer Sicht in die Eileiter eingeführt. Die eigentliche Befruchtung findet an ihrem natürlichen Ort – dem Eileiter – statt.

Die Schwangerschaftsrate nach Gametentransfer liegt zwischen 30 und 40% (Noss et al. 1987). Sie ist abhängig vom Alter der Patientin und v. a. von der Qualität des Samens. Werden nach der Waschung des Samens weniger als 1 Mio. beweglicher Spermien gezählt, sinkt die Schwangerschaftschance unter 20%. Unter Umständen muß kurzfristig noch von einem Eingriff Abstand genommen werden.

---

* Der Film wurde 1986 mit Unterstützung der Firma Organon, Oberschleißheim, im Klinikum Großhadern erstellt.

Ein wesentliches Risiko des Eingriffs ist in einer erhöhten Rate an Mehrlingsschwangerschaften zu sehen. Nach Transfer von 4 Eizellen sind 15–20% der eintretenden Schwangerschaften Mehrlingsschwangerschaften (überwiegend Zwillingsschwangerschaften). Eine Reduktion der transferierten Eizellen auf maximal 3 ist v. a. bei Frauen unter 35 Jahren angezeigt. Bei deutlicher Einschränkung der Samenqualität ist das Risiko einer Mehrlingsschwangerschaft gering.

Ein Vorzug des intratubaren Gametentransfers gegenüber der extrakorporalen Befruchtung ist darin zu sehen, daß die Zeugung von Beginn an unter physiologischen Bedingungen (korporal) verläuft. Die Synchronizität von Zeugung, frühembryonaler Entwicklung und Implantation ist gegeben. Der artifizielle Aspekt der extrakorporalen Zeugung („Retortenbaby") entfällt, die individuelle Akzeptanz dieser Behandlungsform durch das betroffene Ehepaar ist durchweg positiv.

Im Gegensatz zum Gametentransfer ist die wesentliche Indikation der extrakorporalen Befruchtung der definitive Eileiterschaden. Daher sind Gametentransfer und extrakorporale Befruchtung eigentlich keine alternativen Behandlungsformen, sondern ergänzen sich im Gesamtkonzept der Therapie des kinderlosen Paares. Darüber hinaus bietet allerdings die extrakorporale Befruchtung einen diagnostischen Einblick in das Fertilisationsverhalten der Gameten. Aus diesem Grund ist bei frustranen Behandlungen mit Gametentransfer der Versuch der extrakorporalen Befruchtung auch bei Patientinnen mit unauffälliger Eileiterfunktion indiziert.

Literatur

Asch RH, Ellsworth LR, Balmaceda JP, Wong PC (1984) Pregnancy following translaparoscopic gamete intrafallopian transfer (GIFT). Lancet 2:1034

Noss U, Wiedemann R, Scheidel P, Hepp H (1985) Schwangerschaft nach intratubarem Gametentransfer. Geburtshilfe Frauenheilkd 45:759–760

Noss U, Wiedemann R, Hepp H (1987) Intratubarer Gametentransfer – Ergebnisse von 219 Behandlungszyklen bei idiopathischer Sterilität, andrologischer Subfertilität und ausgewählten Formen von Genitalpathologie. Geburtshilfe Frauenheilkd 47:224–227

Physische und psychische Belastung durch In-vitro-Fertilisation*

C. Hölzle

Mit der heute vieldiskutierten Frage „Ein Kind um jeden Preis"? (Delaisi de Parseval u. Janaud 1986) ist das Problem einer Güterabwägung zwischen dem Nutzen neuer Techniken in der Reproduktionsmedizin einerseits und ihren individuellen und gesellschaftlichen Konsequenzen und Risiken andererseits angesprochen. Die Diskussion entzündet sich v. a. an der extrakorporalen Befruchtung oder In-vitro-Fertilisation (IVF), weil diese Technik unser bisheriges Verständnis von der Zeugung und Entwicklung menschlichen Lebens am stärksten umzuwälzen droht. Die Frage nach dem Nutzen der künstlichen Befruchtung wird in der Regel mit dem Verweis auf das Leiden an ungewollter Kinderlosigkeit und die ermöglichten Schwangerschaften und Geburten beantwortet. Wie sieht die Erfolgsbilanz aus, wenn man Aufwand und Effekt zusammen betrachtet?

Medizinische Maßnahmen und Ergebnisse der IVF

In Abb. 1 sind die Ergebnisse von 36 Arbeitsgruppen in der Bundesrepublik von 1982 bis Ende 1986 dargestellt. In diesem Zeitraum wurden 8570 Follikelpunktionen (FP), d. h. Operationen zur Entnahme der Eizellen durchgeführt. Da sich nicht immer Eizellen finden oder befruchten lassen, kam es bisher in ca. 70% der Fälle nach der Follikelpunktion auch zu einer Übertragung befruchteter Eizellen. Insgesamt wurde in diesem Zeitraum 3957mal ein Embryotransfer (ET) vorgenommen. Dies führte zu 984 klinischen Schwangerschaften. Daraus resultierten 481 Geburten. Dabei waren etwa 25% Mehrlingsgeburten zu verzeichnen, so daß insgesamt bis Ende 1986 624 Kinder geboren wurden.

Aus dieser Statistik wird deutlich, daß bei jeder Etappe der IVF mit einem mehr oder weniger großen Verlust- bzw. Mißerfolgsrisiko gerechnet werden muß. Die Erfolgswahrscheinlichkeit variiert je nach Bezugsgröße beträchtlich. Die Chance, nach einem Embryotransfer schwanger zu werden, liegt derzeit bei 18%, d. h. von 100 Embryotransfers führen nur 18 zu einer klinischen Schwangerschaft. Mit anderen Worten: In über 80% der Fälle kommt es nicht zu einer Einnistung der Embryonen.

---

* Dem Vortrag lag zugrunde: Hölzle C (1986) Nächster Zyklus – neue Hoffnung. Medizinische und psychologische Aspekte der extrakorporalen Befruchtung. Göttingen: Institut für den wissenschaftlichen Film.

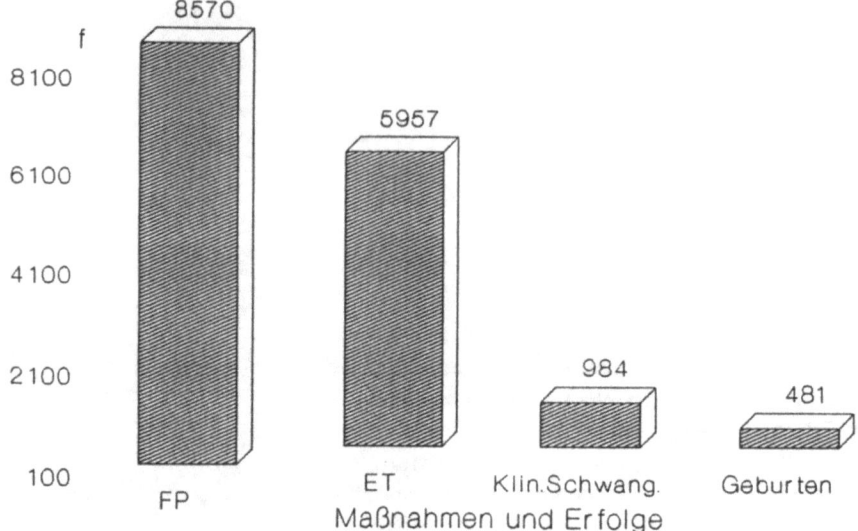

Abb. 1. IVF-Erfolgsraten in der Bundesrepublik Deutschland 1981–1987 (36 Arbeitsgruppen; *FP* Follikelpunktion, *ET* Embryotransfer, *KS* Klinische Schwangerschaft). (Nach Deutsche Gesellschaft zum Studium der Fertilität und Sterilität 1987)

Die Tatsache, daß nach der vorliegenden Statistik nur etwa die Hälfte der Schwangerschaften zur Geburt eines Kindes geführt hat, bedeutet, daß auch das Fehlgeburtsrisiko sehr hoch ist und bisher bei ca. 50% lag. Wie die australischen Statistiken belegen, lassen sich die hohen Abortraten auch bei längerer wissenschaftlicher Erfahrung nicht unter 40% senken (Bartels 1987).

Da die Geburt eines Kindes für die betroffenen Paare das letztlich entscheidende Erfolgskriterium darstellt, sollte der Nutzen der Technik auch daran gemessen werden: Danach führen ca. 6 von 100 Follikelpunktionen und 9 von 100 Embryotransfers zur Geburt eines Kindes. Somit muß davon ausgegangen werden, daß über 90% dieser Eingriffe im Hinblick auf das ersehnte Wunschkind ergebnislos bleiben. Auf dem Hintergrund dieser bescheidenen Erfolgsaussichten stellt sich die Frage nach den Kosten des Verfahrens, die hier unter psychosomatischen Gesichtspunkten beleuchtet werden sollen.

Psychische und somatische Belastungen während der In-vitro-Fertilisation

Das grundsätzliche Problem der Sterilitätsbehandlung im allgemeinen, der IVF im besonderen, besteht darin, daß die Indikation in 1. Linie eine psychosoziale ist, nämlich das Leiden an ungewollter Kinderlosigkeit, die Mittel zu deren Behebung aber rein technisch medizinischer Natur sind.

Bei der Frage, worunter ungewollt kinderlose Paare leiden, ist zu berücksichtigen, daß eine Störung der Fruchtbarkeit für die meisten Menschen ein kritisches

Lebensereignis darstellt, dessen Verarbeitung sehr schwierig und langwierig sein kann. In der Literatur wird die Krisensituation ungewollt kinderloser Paare etwa folgendermaßen beschrieben (vgl. Hölzle 1986b, 1987; Mahlstedt 1985; Menning 1980): Eine Störung der Fruchtbarkeit wird als massive Kränkung des Selbstwertgefühls empfunden. Damit verbunden ist das Gefühl des Kontrollverlustes über den Körper und die weitere Lebensperspektive. Es treten Schuld-, Versagens- und Minderwertigkeitsgefühle auf, die zu Depressionen, Rückzugstendenzen und sozialer Isolation führen.

Die Schwierigkeit der Trauerarbeit und der gerade bei diesen Paaren sehr häufig zu beobachtende Abwehr- bzw. Schutzmechanismus der Verleugnung, d. h. die Tendenz, die Diagnose oder aber die Möglichkeit einer endgültigen Kinderlosigkeit nicht wahrhaben zu wollen, veranlaßt viele, hoffnungsvoll nach jedem Strohhalm zu greifen. Vor allem, wenn sich die Paare schon über Jahre hinweg verschiedenen Behandlungen unterzogen haben, wie das bei In-vitro-Patienten in der Regel der Fall ist (Sudik et al. 1984; Nijs et al. 1986), hat sich vielfach eine Eigendynamik entfaltet, so daß die Betroffenen sich auch von sehr invasiven Maßnahmen und geringen Erfolgsaussichten nicht abschrecken lassen. Sind die geringen Erfolgschancen für die Paare auch kein Hinderungsgrund für die Teilnahme am In-vitro-Programm, so sind sie doch ein wesentlicher Grund für die psychische Belastung während der Behandlung.

Die vielfältigen psychischen Probleme der Patienten und die Beobachtung der Ärzte, daß v. a. die Frauen, die ja maßgeblich in das IVF-Programm einbezogen sind, über Streßsymptome wie Angst, Anspannung und depressive Verstimmungen klagten, gab den Anlaß für eine psychologische Begleitforschung und die Umsetzung dieser Ergebnisse in einen Aufklärungsfilm (Hölzle 1986a).

Zu der Frage, wie die Patientinnen die Behandlung erleben, führte ich zunächst Gespräche mit Frauen, die sich schon mehreren IVF-Versuchen unterzogen hatten. Dabei wurde deutlich, daß nicht nur die medizinischen Maßnahmen, sondern auch die permanente Ungewißheit und die damit verbundenen Gefühle von Ohnmacht und Kontrollverlust als enormer Streß empfunden werden. Die Tatsache, daß die Ergebnisse der einzelnen Behandlungsschritte nie vorhersehbar und kontrollierbar sind, führt im subjektiven Erleben zu ständigen emotionalen Wechselbädern zwischen Hoffnung, Angst, Freude und Depression. Eine empirische Untersuchung, die ich mit einem selbst konstruierten Fragebogen zum Erleben der In-vitro-Behandlung durchgeführt habe, verdeutlicht die psychische und somatische Belastung während der Behandlung.

Abbildung 2 veranschaulicht, wieviel Prozent der befragten Frauen die einzelnen Behandlungsschritte als ziemlich oder sehr belastend empfinden. Es wird deutlich, daß das gespannte Warten auf die unsicheren Ergebnisse noch einen größeren Streßfaktor darstellt als die invasiven medizinischen Eingriffe. Unter streßtheoretischen Gesichtspunkten läßt sich dies so interpretieren, daß unter Maßgabe der Unsicherheitsbedingungen die aktive Teilnahme an medizinischen Maßnahmen vorübergehend streßreduzierend wirkt, der Streß bzw. die Probleme wieder in den Vordergrund treten, wenn keine Handlungsorientierung möglich ist und die Patientinnen auf sich selbst gestellt sind. Anhand der in den Interviews geäußerten Hoffnungen, Ängste und Probleme will ich das Erleben der einzelnen Behandlungsschritte näher erläutern (vgl. auch Hölzle 1986a, b, 1987; Nijs et al. 1986; Stauber et al. 1986).

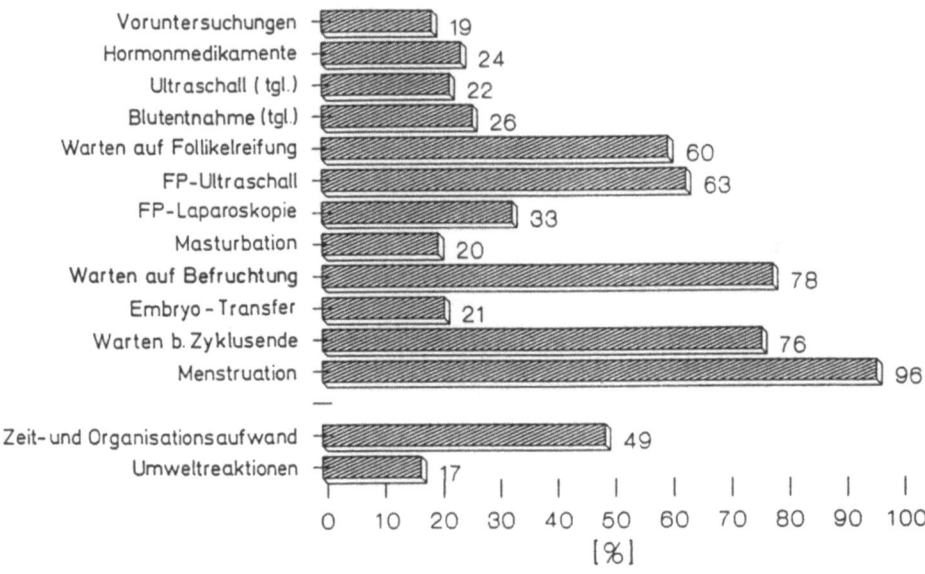

Abb. 2. Erleben der IVF-Behandlungsschritte als ziemlich bzw. sehr belastend (n = 44; *FP* Follikelpunktion)

Die Voruntersuchungen zur Abklärung der Sterilitätsursache und -prognose werden von vielen Paaren als Eignungstest erlebt, der darüber entscheidet, ob sie noch eine Chance bekommen. Auch wenn die einzelnen Untersuchungen als lästig, peinlich, unangenehm oder schmerzhaft erlebt werden, überwiegt bei den meisten die Hoffnung, doch in das Programm aufgenommen zu werden. Sind alle Befunde erhoben, so beginnt die hormonelle Stimulation. Die damit verbundenen Kontrolluntersuchungen, wie Blutentnahmen zur Hormonbestimmung und Ultraschallkontrollen, sind nicht nur auf die Dauer lästig und unangenehm. Sie sind auch sehr zeitaufwendig, was v. a. bei berufstätigen Frauen zu Problemen mit dem Arbeitgeber führen kann. Der größte Belastungsfaktor ist in dieser Zeit jedoch das spannungsreiche Warten, ob der Körper funktioniert. Die Zeit ist gekennzeichnet durch Hoffnung, daß ein Ovar Follikel produziert, und Angst, daß es vorzeitig ovuliert. Diese Angst ist nicht unbegründet. Nach Kemeter et al. (1985) kann bei etwa 20% der Frauen keine Follikelpunktion vorgenommen werden.

Dazu kommt ein weiteres Problem: Die Tatsache, daß die sonst spontanen zyklischen Körperabläufe wie die Follikelreifung nun von Experten beobachtet und kontrolliert werden, führt nicht selten zu einer Entfremdung und Objekteinstellung gegenüber dem eigenen Körper. Äußerungen wie „ich stehe neben mir", „fühle mich als ‚Maschine'" oder „schneller Brüter" verdeutlichen dieses gestörte Körperempfinden. Die Angst, nicht richtig zu funktionieren, führt v. a. bei einem vorzeitigen Abbruch des Behandlungszyklus zu Gefühlen von Schuld, Versagen und eigener Unzulänglichkeit.

Die Follikelpunktion wird je nach Technik als unterschiedlich belastend erlebt. Etwa $^2/_3$ der Frauen empfindet die ambulante Follikelpunktion unter Ultraschallkontrolle wegen der damit verbundenen Schmerzen als starke Belastung. Demgegenüber stellt die Bauchspiegelung trotz Operationsrisiko und -angst nur für etwa $^1/_3$ der Frauen einen großen Belastungsfaktor dar.

Die anschließende Wartezeit, ob sich die Eizellen befruchten und teilen, wird von $^4/_5$ der Patientinnen als erheblicher Streß erlebt. Nicht nur die Vision, daß alle bisherigen Mühen möglicherweise vergeblich waren, auch die Vorstellung, daß ein eigener lebendiger Teil des Körpers der Obhut und Verfügung Dritter obliegt, ruft Ängste und Phantasien wach, v. a. die Angst vor Schädigung und Verwechslung der Keimzellen. Als problematisch wird auch empfunden, daß der Zeugungsakt nicht in partnerschaftlicher Intimität, sondern in gläsernen Gefäßen und klinischer Sterilität stattfindet. Die mit körperlicher und emotionaler Wärme und Nähe assoziierten Zeugungs- und Verschmelzungsphantasien (vgl. Petersen 1984; Moeller-Gambaroff 1985) lassen sich nur schwer auf einen mit 37°C beheizten Brutschrank übertragen.

Hat eine Fertilisation und Teilung der Eizelle(n) stattgefunden, so bedeutet dies zunächst Erleichterung, denn eine schwierige Etappe der Behandlung ist damit erfolgreich bewältigt. Vor allem durch den sichtbaren Befruchtungsnachweis scheint eine Schwangerschaft greifbar nah. Da der Embryotransfer subjektiv als der eigentliche Akt der Empfängnis erlebt wird, überwiegen bei diesem Eingriff Freude und Aufregung. Obwohl die Einnistung der Embryonen mehr als fraglich ist, fühlen sich viele Frauen schon unmittelbar schwanger und genießen dieses Gefühl. Daneben gibt es aber auch emotionale Irritationen. Ähnlich wie die sexualitätslose Zeugung im Labor wird diese klinische und sterile Situation der „Empfängnis" auch als fremd, abstrakt und, angesichts der fehlenden Intimität, als lieblos und z. T. entwürdigend empfunden.

Die anschließende Wartezeit ist gekennzeichnet durch ständiges Hoffen auf die Einnistung der Embryonen und Angst vor der Menstruation. Diese Zeit finden 76% der Frauen ziemlich oder sehr belastend, wobei die größte Anstrengung darin besteht, sowohl die Wunsch- als auch die Katastrophenphantasien zu kontrollieren. Daß nach all dieser Mühsal das Eintreten der Menstruation als besonders schlimm empfunden wird, bedarf keines weiteren Kommentars.

Die hier nur ausschnitthaft skizzierten emotionalen Belastungen machen deutlich, daß die IVF für unfruchtbare Paare nicht nur eine Chance, sondern auch vielfältige schwer zu bewältigende Probleme mit sich bringt (Abb. 3).

Auf die Frage, ob und welche Probleme sich aus der IVF ergeben haben, werden am häufigsten psychische Probleme genannt. Mehr als die Hälfte der Frauen gibt an, unter Depressionen, Angst und Anspannung zu leiden. Fast 25% der Frauen haben wegen der zeitaufwendigen Behandlung berufliche Probleme. Von den Befragten leiden 18% an körperlichen Beschwerden, v. a. Unterleibschmerzen und/oder Nebenwirkungen der Hormonmedikamente. Insgesamt 9% der Patientinnen geben an, daß sich durch die IVF partnerschaftliche und sexuelle Schwierigkeiten ergeben haben. Hier ist allerdings anzumerken, daß viele Paare in diesem Bereich schon vor und unabhängig von der IVF Probleme haben: Nijs et al. (1986) fanden in der Anamnese bei etwa 50% der IVF-Patienten Sexualstörungen. Schwierigkeiten mit der Freizeitgestaltung haben alle Paare. Sie werden in der Regel jedoch in Kauf genommen. Nur 5% geben dies als Problem an.

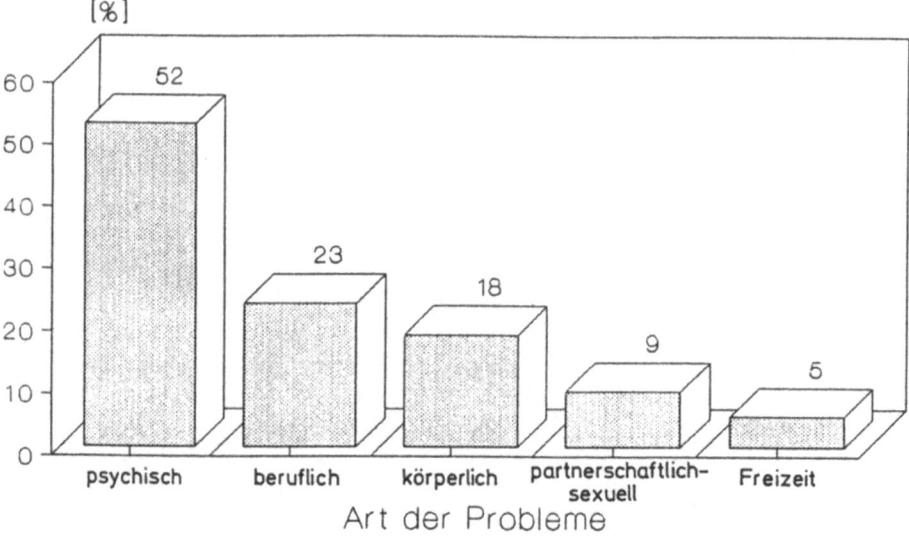

Abb. 3. Subjektive Probleme bei der IVF-Behandlung (n = 44; Mehrfachnennungen möglich)

Konsequenzen für die Aufklärung und Betreuung der Paare

Diese und vergleichbare Befunde von Stauber et al. (1986) legen nahe, daß in die öffentliche Diskussion um die neuen Fortpflanzungstechniken die bisher vernachlässigten individuellen, v. a. die psychischen „Kosten" sehr viel stärker einbezogen werden müssen.

Auch im Hinblick auf die Beratung unfruchtbarer Paare sollten Konsequenzen gezogen werden. Es reicht nicht aus, nur das technische Prozedere zu erklären und die Erfolgsaussichten in abstrakten Prozentzahlen zu benennen. Es wäre wichtig, die Erfolgsaussichten individuell bezogen auf das diagnostizierte Sterilitätsproblem mitzuteilen und dabei die „hauseigenen" Zahlen zugrunde zu legen und nicht die der weltbesten Zentren. Damit die Paare eine realistische Vorstellung von der Behandlung und somit eine solide Entscheidungsgrundlage entwickeln können, sollte darüber hinaus frühzeitig auch über die seelische, körperliche und zeitliche Belastung aufgeklärt werden. Um spätere Depressionen zu vermeiden, ist es besonders wichtig, mit dem Paar zu klären, wie es mit Behandlungsmißerfolgen umgehen und welche Grenzen es sich stecken will. Das Ausloten der psychischen und physischen Belastbarkeit sowie das Nachdenken über neue Perspektiven bei einer potentiell endgültigen Kinderlosigkeit sind ein wichtiger Schutz gegen die Eigendynamik einer unendlichen „Behandlungskarriere".

Haben sich Paare zur IVF entschlossen, so ist das Bedürfnis nach intensiver Aufklärung und emotionaler Unterstützung besonders stark. Folgende Übersicht zeigt, wieviele Patientinnen sich weitere, die medizinische Routinebehandlung ergänzende Betreuungsangebote wünschen.

Betreuungswünsche während der IVF (n = 44); Mehrfachnennungen möglich:

zusätzliche Information (z. B. Aufklärungsfilm):	84%
Gesprächskreis mit ärztlicher bzw. psychologischer Begleitung	52%
Einzelgespräche	18%
Paargespräche	16%

Damit wird auch das bisherige Defizit deutlich. Auffallend viele Patientinnen (84%) äußern das Bedürfnis nach zusätzlicher Information und Aufklärung. Mehr als die Hälfte wünscht sich eine regelmäßige Gesprächsmöglichkeit mit anderen Paaren, Ärzten und Psychologen. In einem solchen Gesprächskreis können sowohl das Bedürfnis nach Information als auch das nach emotionaler Entlastung aufgegriffen werden. Nach meinen Erfahrungen geht es auch hier neben medizinischen Sachfragen um das Problem und die Unsicherheit, ob der Aufwand lohnt. Das Dilemma besteht häufig darin, daß die Trauer nach erfolglosen Versuchen ebenso groß ist wie die Angst, sich mit einer endgültigen Kinderlosigkeit zu konfrontieren. Zur Bearbeitung von Ängsten, Mißerfolgen, Trauer und Entscheidungskonflikten ist es darüber hinaus sinnvoll, auch die Möglichkeit zu psychologischen Einzel- und Paargesprächen anzubieten, um einem verbissenen Kampf um das Kind und späteren Depressionen vorzubeugen.

Schlußbemerkung

Obwohl die künstliche Befruchtung sehr viele Machbarkeits- und Omnipotenzphantasien beflügelt hat, ist nicht über die Tatsache hinwegzusehen, daß der größte Teil der Paare trotz des enormen persönlichen und ärztlichen Einsatzes kinderlos bleibt. Eine frühzeitige realistische und auch psychologisch orientierte Aufklärung, Beratung und Begleitung wird um so dringlicher, je mehr sich das Spektrum medizinischer Angebote erweitert. Denn ein Problem haben Ärzte und Benutzer gemeinsam: Je grenzenloser die Technik, desto schwieriger ist die Selbstbeschränkung.

Literatur

Bartels D (1987) High failure rates in in-vitro-fertilization treatments. Med J Aust 147:474–475
Delaisi de Parseval G, Janaud A (1986) Ein Kind um jeden Preis. Ethik und Technik der künstlichen Zeugung. Beltz, Weinheim Basel
Deutsche Gesellschaft zum Studium der Fertilität und Sterilität (1987) Die In-vitro-Fertilisation (IVF) und der intratubare Gametentransfer (GIFT) in der Bundesrepublik Deutschland (1981–1986). Fertilität 3:73–81
Hölzle C (1986a) Nächster Zyklus – Neue Hoffnung. Medizinische und psychologische Aspekte der extrakorporalen Befruchtung. Göttingen: Institut für den wissenschaftlichen Film
Hölzle C (1986b) Lokalisiertes Leiden. Sterilitätskrise und Reproduktionsmedizin. In: psychosozial 30:21–32

Hölzle C (1987) Kinderlosigkeit als Krise – Reproduktionsmedizin als Rettung? Psychische Probleme der Unfruchtbarkeit und ihrer medizinischen Behandlung. In: Zipfel G (Hrsg) Reproduktionsmedizin. Die Enteignung der weiblichen Natur. Konkret-Literatur-Verlag, Hamburg

Kemeter P, Eder A, Springer-Kremser M (1985) Psychosocial testing and pretreatment of women for in-vitro-fertilization. In: Seppälää M, Edwards RG (eds) In vitro fertilization and embryotransfer. New York Academy of Sciences, New York, pp 524–532

Mahlstedt P (1985) The psychological component of infertility. Fertil Steril 3:333–346

Menning BE (1980) The emotional needs of infertile couples. Fertil Steril 4:313–319

Moeller-Gambaroff M (1985) Das emotionale Erleben von Generativität. In: Wulf C (Hrsg) Lust und Liebe. Pieper, München, S 367–380

Nijs K, Demyttenaere K, Hoppenbrouwers L (1986) Donor-Insemination, Adoption, In-vitro-Fertilisation: Psychosoziale und psychosexuelle Aspekte. Gynäkologe 19:23–27

Petersen P (1984) Verantwortete Dreierbeziehung: Familienplanung zwischen Kunst und Künstlichkeit. In: Frick-Bruder V, Platz P (Hrsg) Psychosomatische Probleme in der Gynäkologie und Geburtshilfe. Springer, Berlin Heidelberg New York Tokyo, S 120–134

Stauber M (1984) Psychosomatische Befunde bei Sterilität. In: Frick-Bruder V, Platz P (Hrsg) Psychosomatische Probleme in der Gynäkologie und Geburtshilfe. Springer, Berlin Heidelberg New York Tokyo, S 139–146

Stauber M, Kentenich HV, Maaßen V, Dincer C, Schmiady H (1986) Psychosomatisches Modell für die extrakorporale Befruchtung. In: Poettgen H, Stauber M (Hrsg) Psychosomatische Probleme in der Gynäkologie und Geburtshilfe 1985. Springer, Berlin Heidelberg New York Tokyo, S 39–51

Sudik R, Fließ F-R, Wilken H (1984) In-vitro-Fertilisationsprogramme in der Therapie der sterilen Ehen. Internationaler Stand und eigene Erfahrungen. Aus der Frauenklinik (Direktor: Prof. Dr. sc. med. H. Wilken) des Bereichs Medizin der Wilhelm-Pieck-Universität Rostock. Zentralbl Gynäkol 106:1446–1462

Ungewollt kinderlos – Was kann man tun und lassen?

U. Straeter

Ich möchte ein kleines Buch vorstellen, das ich selbst geschrieben habe. Es wendet sich an Frauen und Männer mit unerfülltem Kinderwunsch und unterscheidet sich von anderen Ratgebern zu diesem Thema dadurch, daß ich nicht nur als Ärztin über körperliche und seelische Ursachen ungewollter Kinderlosigkeit, die medizinische Diagnostik und Therapie aufkläre, sondern daß ich auch meine eigenen persönlichen Erfahrungen mit der Reproduktionsmedizin schildere und meine Auseinandersetzung mit der eigenen Kinderlosigkeit. Mein Ziel ist es, andere Betroffene zum Nachdenken anzuregen und dazu, sich mit ihrem Kinderwunsch kritisch auseinanderzusetzen. Dem diente auch mein Erfahrungsbericht als Patientin der „Reproduktionsmedizin", der im März 1987 in der Wochenzeitung „Die Zeit" erschien.

Ich stelle 2 Kapitel aus dem Buch vor, die ich deshalb ausgewählt habe, weil sie Aspekte und Fragen berühren, die in der Kinderwunschsprechstunde üblicherweise zu kurz kommen: 1. ein Kapitel mit der Überschrift „Psychotherapeutisches Gespräch" im Anschluß an ein Kapitel über die Diagnostik, 2. ein Kapitel mit der Überschrift „Machen oder kommen lassen?" gegen Ende des Buches.

Psychotherapeutisches Gespräch

Es ist zumindest dann sinnvoll und hilfreich, wenn Hinweise dafür bestehen, daß psychische Faktoren zur Ursache der Kinderlosigkeit beitragen. Auch eingreifende medizinische Behandlungen können zu erheblichen seelischen Belastungen führen, insbesondere des Partners, der sich der Behandlung unterzieht. Die Möglichkeiten zum psychotherapeutischen Gespräch sind in der Praxis jedoch unzureichend, und es wird häufig nicht auf sie hingewiesen. Noch seltener sind die behandelnden Ärzte selbst in der Lage, die medizinische Behandlung psychotherapeutisch zu begleiten, anstatt eine entsprechende Beratung an einen anderen Arzt oder einen Psychologen zu delegieren.

Durch die Erfolge der Medizin auf naturwissenschaftlich-technischem Gebiet in den letzten 100 Jahren hat sich ein Bild der medizinischen Diagnostik und Therapie verfestigt, das körperliche Maßnahmen in den Vordergrund stellt und die Krankheit von dem ansonsten gesund erscheinenden Menschen abspaltet. Psychische und soziale Konflikte werden dabei leicht übersehen, solange dies eben möglich ist, zumal die meisten Ärzte während ihrer Ausbildung nicht gelernt haben, damit umzugehen.

Im Anschluß an eine Tagung, die sich unter anderem mit den Grenzen dieser naturwissenschaftlich-technisch orientierten Medizin auseinandersetzte, beschreibt ein Frauenarzt seine neu gewonnenen Erfahrungen mit folgenden Worten: „Ich habe begriffen, daß ich meine Kinderwunschpatienten sehr instrumentalisiert, mechanisiert habe ... Sicher ist ein gewisses Maß an Mechanisierung notwendig, um zu einer realistischen somatischen Diagnose zu kommen. Wie weit ich aber mit der dann folgenden Therapiekontrolle die Frau auf meßbare Leistungen reduziere – durch Basaltemperaturmessung, Blutentnahmen, Ultraschallkontrolle der Follikelreifung, Zervikalfaktorenkontrolle –, wie bestrafend das wirkt, wenn etwas nicht meinen Vorstellungen entspricht, wie sehr die Frau dem eigentlichen ‚Schöpfungsakt' entfremdet wird und in ein der Heiltechnik gehorsames Wesen verwandelt wird – das habe ich erfahren. Ich fühle mich von meinem Machtanspruch befreit" (Behnken 1986).

Als ich spürte, daß der Weg des gewaltsamen Machenwollens nicht der richtige sein kann, um ein Kind zu empfangen, sprach ich zweimal mit einem Psychiater, dem ersten Arzt, zu dem ich Vertrauen fassen konnte. Er riet mir zu einer Psychoanalyse. Der mich behandelnde Frauenarzt hielt dies für überflüssig; er sah nur den desolaten Zustand meines Hormonhaushalts, den er zu sanieren gedachte. Erst auf mein Drängen hin stimmte er dem Gespräch mit einer Psychologin zu, die in seiner Praxis mitarbeitete. Später begann ich nach langer Wartezeit eine psychoanalytische Behandlung. Kurz darauf kam völlig überraschend unsere Tochter zu uns. Seitdem hat sich meine Einstellung zu mir selbst und zu anderen Menschen, auch zu meinem Körper, verändert. Mein Kinderwunsch bleibt, aber ich gehe gelassener damit um, kann warten. Auch wenn ich nicht schwanger werden sollte, glaube ich, das annehmen zu können.

Sinnvolle Krankheit?

Alles, was ist, hat möglicherweise einen Sinn, auch wenn wir ihn oft nicht auf Anhieb erkennen können.

In Platons Dialog „Charmides" sagt Sokrates zu einem jungen Mann, der unter Kopfschmerz leidet, daß es seinem Kopf erst wieder gut gehe, wenn der ganze Leib behandelt würde, und daß der Leib, damit es ihm gut gehe, nicht ohne die Seele behandelt werden dürfe. Denn von der Seele gehe alles aus für den Körper und den ganzen Menschen, sowohl Gutes als Böses. Die Seele aber müsse durch gewisse Heilansprüche behandelt werden; dies seien die guten Reden, durch die Besonnenheit in den Seelen erwachse. „Da wäre ja, Sokrates, für den jungen Mann sein Kopfweh ein wahres Glück geworden, wenn er genötigt würde, seinem Kopf zuliebe nun auch in seinem Geistesleben besser zu werden!"

Körperliche Symptome und Erkrankungen können einen unbewußten Weg zur Selbstheilung von unlösbar erscheinenden seelischen und/oder sozialen Konflikten darstellen oder auch einen Versuch, sich vor der direkten Konfrontation mit diesen Konflikten zu schützen (Beck 1981). Es kann dann zu fatalen Folgen führen, diese Grenzen, die die Seele dem Körper sinnvollerweise setzt, gewaltsam durchbrechen zu wollen. Überdurchschnittlich viele Frauen, die durch eine medizinische Behandlung ihrer Unfruchtbarkeit schwanger werden, entwickeln in der Schwangerschaft Komplikationen, die sich nur zum Teil auf die erhöhte Anzahl von Mehrlingsschwangerschaften infolge der Behandlung zurückführen lassen. Die Ergebnisse einer Untersuchung geben ein eindrucksvolles Bild (Becker 1980): Die Rate der

Fehlgeburten ist deutlich erhöht. Schweres Schwangerschaftserbrechen ist 5mal häufiger als im Durchschnitt, 20% leiden auch nach der Entbindung noch unter Übelkeit. Sie werden häufiger durch Kaiserschnitt entbunden, stillen seltener und kürzer. Entgegen ihrer eigenen Erwartung vor der Geburt beurteilen nur 9% den Einfluß des Kindes auf die Ehe als günstig, 17% als ungünstig. Die Scheidungsrate ist gegenüber einem Vergleichskollektiv etwa um das 3fache erhöht. Im Extrem sieht sich eine Frau nicht mehr in der Lage, ihr Kind auszutragen, und bittet um einen Schwangerschaftsabbruch. Ich weiß von einer Frau, die infolge einer Hormonbehandlung anstelle des gewünschten einen Kindes Drillinge erwartete und dadurch in so tiefe Ängste gestürzt wurde, daß sie alle 3 Kinder abtreiben ließ (Popp et al. 1984).

Auf psychosomatische Theorien und die Ergebnisse von Untersuchungen an ungewollt kinderlosen Paaren möchte ich nicht näher eingehen. Sie können uns an dieser Stelle nur intellektuelle Einsichten vermitteln, die wenig zum Verständnis unserer eigenen Lebensprobleme beitragen.

Psychotherapeutische Gespräche können helfen, die Bedeutung des eigenen Kinderwunsches und der eigenen Kinderlosigkeit besser zu verstehen und sich Alternativen zum eigenen Kind zu eröffnen. Wenn es gelingt, von dem Wunsch nach einem Kind um jeden Preis Abstand zu nehmen und zu sich selbst zu finden, kommt manchmal doch noch das gemeinsame Kind, „ganz von allein". Hat der Psychotherapeut jedoch zu wenig Wissen und Erfahrung auf diesem Gebiet, so kann es beispielsweise zu folgendem Fall kommen, in dem auch eine monatelange Psychotherapie wegen „Impotenz" nicht zur Aussprache darüber führte, daß die Partner noch nie miteinander geschlafen hatten. Stattdessen wurde wegen des drängenden Kinderwunsches des Paares und aufgrund eines von der Norm abweichenden Samenbefundes eine Hormonbehandlung des Mannes eingeleitet (Schirren et al. 1980).

Machen oder kommen lassen?

„Als Rahel sah, daß sie Jakob kein Kind gebar, beneidete sie ihre Schwester und sprach zu Jakob: Schaffe mir Kinder, wenn nicht, so sterbe ich" (1. Mose 30, 1).

Das verzweifelte Bitten, ja Verlangen nach einem Kind ist jahrtausendealt. Ungewollte Kinderlosigkeit hat zu allen Zeiten großes Leid über die Betroffenen – damals wie heute hauptsächlich die Frauen – gebracht, ob sie nun als Fluch Gottes oder eigenes Versagen aufgefaßt wird. Heute sagen wir: „Mach mir ein Kind!"; die englische Sprache geht noch weiter: hier wird sogar Liebe gemacht („to make love").

Ein Kind ist ebensowenig machbar wie die Liebe – diese Überzeugung hat mich während all der Jahre nie verlassen und führte auch dazu, daß wir uns frühzeitig um eine Adoption bewarben. Wir wünschten uns beide sehnlichst ein Kind – es brauchte jedoch nicht unser eigenes zu sein. Da die Aussicht auf eine Adoption so gering erschien und mein Kinderwunsch so stark war, setzte ich die frauenärztliche Behandlung trotzdem fort, wollte keine Chance ungenutzt lassen.

Dafür nahm ich immer mehr in Kauf: Mein Kinderwunsch entwickelte im Laufe der Zeit eine Eigendynamik. Als ich zum erstenmal davon hörte, daß eine Behandlung mit Dyneric zu Mehrlingsschwangerschaften führen kann, schreckte ich davor zurück, fragte mehrere Gynäkologen um Rat, unter ihnen einen, von dem ich wußte, daß er einen sehr zurückhaltenden Standpunkt vertritt. „Auch ich halte die Anwendung von Dyneric unter bestimmten Umständen für gerechtfertigt", lautete seine Antwort. Später hatte ich vor der Behandlung mit Gonadotropinen weniger Skrupel, wohl wissend, daß das Risiko hierbei wesentlich größer ist. Wenn ich heute unsere kleine Tochter in ihrer Unschuld und spontanen Lebensfreude sehe, bin ich oft einfach froh, daß sie nicht das Resultat meines übermächtigen Kinderwunsches ist, einfach froh, daß sie auf „natürliche" Art und Weise empfangen worden ist, nicht gemacht, sondern geschaffen, Gebärde der Schöpfung, uns über Nacht in den Schoß gefallen.

Verantwortung gegenüber dem Kind

Was ließ mich vor einer möglichen Mehrlingsschwangerschaft zurückschrecken? Nicht, daß wir nur ein Kind woll(t)en; bei unseren Bewerbungen um eine Adoption hatten wir immer wieder betont, gerne auch Zwillinge aufzunehmen. Ich glaube, daß ich trotz meines drängenden Kinderwunsches schon damals etwas spürte von der Verantwortung, die wir gegenüber einem möglicherweise ins Leben tretenden Menschen übernehmen. Das erhöhte Risiko von Mehrlingsschwangerschaften und Fehlgeburten infolge einer Behandlung scheint mir ein Zeichen dafür zu sein, daß diese Kinder nicht frei geschaffen, sondern durch biochemische Manipulation am menschlichen Körper erzeugt werden. Nicht erzwungen – wir können es zwar verhindern, daß ein Kind geboren wird, aber wir können seine Ankunft nicht vorherbestimmen. Oft genug bleibt eine Therapie ja erfolglos, und immer wieder geschieht es, daß eine Frau nach Abbruch der Behandlung oder in einer Behandlungspause völlig unerwartet schwanger wird. Ich selbst kenne einige Frauen, denen es so erging.

Eine der Gefahren der modernen Reproduktionsmedizin scheint mir darin zu liegen, daß sie dazu verführt, sich ein Kind im eigenen Interesse machen zu wollen. Ihre Vertreter argumentieren gerne mit dem Grundgesetz: „Und sollte nicht im Rahmen des Rechtes auf freie Entfaltung der Persönlichkeit auch jedermann das Recht zugesprochen werden, seine Methode der Fortpflanzung selbst zu wählen – zumal im allgemeinen doch der unmittelbare Weg gewählt werden wird" (Maas 1982). Ist das Kind hier noch das Ziel oder bereits Mittel zu dem Zweck, unser Leben nach den eigenen Wünschen und Bedürfnissen zu gestalten? Das Recht auf die freie Entfaltung der Persönlichkeit stößt an seine Grenze, wenn es die Rechte anderer zu verletzen droht. Nun ist ein erst werdender Mensch noch kein Gegenüber mit gleichen Rechten wie wir. Wenn es jedoch zur erwünschten Schwangerschaft kommt, entwickelt sich dann nicht ein individueller Mensch wie du und ich? Ist es belanglos, in welchem Bewußtsein dieser Mensch erwartet und empfangen worden ist?

Ich selbst vermag darauf keine Antworten zu geben, empfinde jedoch die Notwendigkeit, mich mit diesen Fragen auseinanderzusetzen.

Nicht machen ...

Nicht machen – das bedeutet nicht, uns nicht zu bemühen, die Ursachen der ungewollten Kinderlosigkeit zu beheben. Was wir dafür tun und wie weit wir dabei gehen wollen, muß letztlich jeder für sich selbst entscheiden, vor sich selbst verantworten können. Gespräche mit Dritten, mit Freunden oder anderen Betroffenen, mit einem Psychotherapeuten oder einem Geistlichen können helfen, den eigenen Standpunkt zu finden. Ebenso wichtig wie die Wahl der Behandlungsmethode erscheint mir dabei unsere Einstellung zum Kinderwunsch.

... sondern kommen lassen

Kommen lassen - das bedeutet nicht Fatalismus oder Resignation, sondern Vertrauen. Kommen lassen: bereit sein für das, was auf mich zukommt, offen sein für die Zukunft, was immer sie mir auch bringen mag. Das bedeutet nicht nur, auf das Kind zu warten, sondern auch, die eigenen Grenzen annehmen und auf ein Kind verzichten zu können. Ein Verzicht oder ein Abbruch der Behandlung kann von der dauernden Spannung, dem ständigen Wechsel zwischen Hoffnung und Enttäuschen befreien und Alternativen zum eigenen Kind suchen und finden lassen. - Kommen lassen bedeutet auch: offen und gelassen sein gegenüber der Entwicklung des Kindes, seinen körperlichen und seelisch-geistigen Eigenschaften, die ja häufig nicht unserem Wunschbild entsprechen. Das Kind ist das ganz andere, unvorherbestimmbar und frei, das sein eigenes Leben leben will und muß. Nie und nimmer ist es ein Abbild unserer selbst, nie und nimmer unsere „Reproduktion". Diese Gedanken beschäftigen mich gerade seit der Adoption unserer Tochter immer wieder.

Die Haltung des Kommenlassens finde ich in einem Brief, den ich Anfang des Jahres 1987 erhielt: „Seit 1981 wollte ich schwanger werden, bis jetzt ohne Erfolg ... Die vielen Jahre hindurch bewegte ich viele Gedanken hin und her. Mehrere Ärzte haben mich kurieren wollen, eine Gesprächstherapie war dann mein Rettungsanker ... Ganz am Anfang war ich völlig verzweifelt, gekränkt, inzwischen sehe ich das alles als einmalige Chance für mich, nicht nahtlos in die Mutterrolle zu rutschen, sondern über mich nachzudenken und Neues zu wagen."

Ich selbst habe während all der Jahre immer wieder versucht, mich trotz meines mich einengenden Kinderwunsches, meines Machenwollens, auch auf das Kommenlassen zu besinnen. Ein kleiner, inzwischen vergilbter Zettel begleitet mich in meinem Notizbuch:

> Alles fügt sich und erfüllt sich,
> mußt es nur erwarten können
> und dem Werden deines Glückes
> Flur und Felder reichlich gönnen.
>
> Bis du eines Tages jenen
> reifen Duft von Körnern spürst
> und dich aufmachst und die Ernte
> in die tiefen Speicher führst.
>
> (Christian Morgenstern)

Was können wir tun, wenn alle Bemühungen scheitern? Die möglichen Antworten darauf sind ebenso individuell wie die Menschen, die sich dieser Frage stellen; es kann keine Patentrezepte geben. Sich der eigenen Bedürfnisse bewußt zu werden, die zum Kinderwunsch geführt haben, andere Lebensbereiche wieder- oder neuzuentdecken, das fällt schwer, wenn dieser Wunsch sehr stark ist und das Lebensgefühl lange mitbestimmt hat. Häufig gelingt dies nicht allein, sondern erst mit Hilfe anderer Menschen, denen es ähnlich ergeht oder ergangen ist.

Unser Leben ist weniger ein Problem, das es zu lösen oder zu bewältigen gilt, als eine Entwicklung, die wir mit all ihren Freuden und schmerzlichen Enttäuschungen als die unsere annehmen und lieben lernen können. „Jeder Schmerz, der uns nicht ablöst, ist verlorener Schmerz" (Simone Weil). Ich werde selbst noch lange auf dem Weg sein.

gesang des lebens

selig
wer strebt
zur zeit des wachstums
zart grünt die knospe
im frühling

selig
wer stille hält
zur zeit der reife
golden steht die ähre
im sommer

selig
wer sich löst
zur zeit des abschieds
gelassen fällt das blatt
im herbst

selig
wer zu sterben weiß
zur zeit des todes
tiefschwarz liegt der see
im winter

selig
wer ist
im augenblick
wer sich wandelt
in der zeit

denn
sein bleibt das
lachen

Literatur

Beck D (1981) Krankheit als Selbstheilung. Insel, Frankfurt am Main
Becker R (1980) Schwangerschaftsverlauf, Geburt und postpartale Entwicklung bei Sterilitätspatientinnen mit schließlich erfülltem Kinderwunsch. (Medizinische Dissertation, FU Berlin)
Behnken H (Hrsg) (1986) Schwangerschaftsabbruch: Unser Bewußtsein von Tod und Leben. Loccumer Protokolle 64/1985, Evangelische Akademie Loccum, S 183
Maas DHA (1982) Embryotransfer – eine neue Perspektive in der Behandlung unfruchtbarer Ehepaare. (Antrittsvorlesung, Medizinische Hochschule Hannover, 7. 5. 1982)
Popp LW, Müller-Holve W, Martin K (1984) Sind Drillinge eine Abruptio-Indikation? Schlesw-Holst Ärztebl 6:386–391
Schirren C, Leidenberger F, Stoll P (1980) Die kinderlose Ehe. Dtsch. Ärzte Verlag, Köln, S 176

Aus der Diskussion nach den Referaten Hölzle und Straeter

Brümmer:
In diesem wichtigen Film ist es Frau Hölzle gelungen, das Management der Unfruchtbarkeit aus der Situation des Paares heraus zur Darstellung zu bringen. Das ist das Wertvolle an diesem Film. Aus den graphischen Darstellungen geht das statistische Ergebnis hervor, daß viele Frauen besonders die Situationen als beunruhigend und belastend erlebt haben, in denen sie allein waren, weniger die Situationen, in denen sie sozusagen dem medizinischen System überantwortet waren. Wie erklären Sie sich das?

Hölzle:
Die nichtverarbeitete Krise, die Zweifel, die Schwierigkeiten, die die Frauen mit der Reproduktion, mit ihrem Körper, mit ihrer Partnerschaft haben, lassen sich als latenter Streß sehr gut verdrängen, wenn man in Aktion ist. Die Behandlung ist eine großangelegte Maßnahme zur Streßreduktion. Aber in den Wartephasen, in denen die Frauen nun wirklich grübeln, wo sie allein mit sich sind, da werden die Belastungen übermächtig.

N.N.:
Wie reagieren die Paare auf diesen Film? Sie zeigen doch diesen Film vor der Aufnahme ins IVF-Programm?

Hölzle:
An der Klinik in Münster habe ich keine Erfahrungen mit dem Einsatz dieses Films. Der Film wird von offizieller Seite nicht gezeigt. Ich selbst zeige den Film in Vorträgen, z. B. im Rahmen von Veranstaltungen der Volkshochschulen. Dabei merke ich, daß Paare vor dem In-vitro-Programm zurückschrecken; aber dies ist nicht grundsätzlich der Fall. Der Film soll das Gespräch anregen und die Frage aufwerfen: Wie will ich weiterhin mit mir und der Unfruchtbarkeit umgehen? Auf dem Land erlebe ich das Phänomen, daß der Film solche Frauen zusammenbringt, die in völliger Isolation in ihren dörflichen Verhältnissen leben, ohne jemanden zu haben, mit dem sie über ihre Kinderlosigkeit sprechen können. Da kommt dann auch der soziale Druck zur Sprache. Wie die Frauen sich aber letztendlich entscheiden, weiß ich nicht. Auch Ärzte sehen in diesem Film eine gute Gesprächsgrundlage; medizinische Sachfragen können an ihn anknüpfen.

N.N.:
Wie erklären Sie es sich, daß dieser Film in Ihrer Klinik nicht eingesetzt wird?

Hölzle:
Mir wurde gesagt, der Film sei „zu düster". Es fehle auch das Baby am Schluß. Ich habe das aber bewußt weggelassen, weil es eine Ausnahme ist, wenn eine Frau im IVF-Programm schwanger wird. Ich denke, es stimmt, wie der Film es darstellt. Paare, die schon lange dabei sind, haben mir hingegen gesagt, er sei völlig harmlos. Er zeige nur die vielen kleineren, auch organisatorischen Schwierigkeiten in der Klinik. Die großen Komplikationen – wenn Follikel vorher platzen, wenn der Operationssaal plötzlich besetzt ist usw. –, alles, was an einer großen Klinik an Komplikationen vorkommt, wird im Film nicht gezeigt.

N.N.:
Ich war sehr betroffen, besonders über den Ausdruck der Angst des Paares, der immer wieder 'rüberkam, vor dem Eingriff und allem anderen. Auch mir scheint realistisch zu sein, was hier dargestellt wird. Ich denke, wenn 9% Kinder aus dem IVF-Programm hervorgehen, ist es einfach so. Sind die Ärzte, die darin tätig sind, nicht realitätsfremd, wenn sie sagen, der Film sei brutal? 91% Mißerfolg im IVF-Programm muß man doch zur Kenntnis nehmen.

N.N.:
Ich habe Ihre Statistik genau angesehen. In 5 Jahren wurden 520 vergebliche Versuche unternommen, ein Kind auf diese Weise zu bekommen. Das sind zig Menstruationen, die besagen: „Ich bin nicht schwanger!" Der Leidensdruck der Frauen, die ein Kind bekommen wollen, ist ungeheuer groß. Das düstere Bild, das Sie im Film zeigen, kann die Frauen nur dann zurückhalten, wenn sie in ihrem Kinderwunsch ambivalent sind, wenn sie z. B. die Erfahrungen durchgemacht haben, die Frau Straeter geschildert hat. Die Frage ist doch, was man verbessern kann, wie wir in den Kliniken eine Atmosphäre schaffen können, damit Frauen angstfreier ihren Kinderwunsch erfüllt bekommen – wenn das überhaupt geht.

Noss:
Ich möchte zu dem Film eine subjektive Empfindung äußern. Er vermittelt eine sehr gute Information über den Ablauf der Dinge. Was er aber kaum vermittelt, ist das Wichtigste, und zwar, wie der Arzt mit dem Patienten, mit der Situation zurechtkommt. Es ist ja eine Unterstellung, daß Ärzte mit den Frauen nicht sprechen. Im Film wurde die Beziehung Arzt–Patient nur oberflächlich gezeigt. Ich weiß allerdings auch nicht, wie man das filmisch besser darstellen kann.

Hoffmann:
Ich komme aus der Klinik, die Kollegen sind mir hinreichend bekannt. In der IVF-Ära war ich allerdings nicht mehr dabei. Die Kollegen aber sind echt: Sie leben so, sie sprechen so, wie sie es im Film tun. In der Darstellung kamen die Ärzte bei den Patientinnen sehr gut an. Es wurde als hilfreich empfunden, daß sie langsam alles immer wieder erklärten. Mir jedoch war die Sprache fremd; sie war zu lehrbuchhaft. Die Patienten versuchen meistens, den ärztlichen Fachjargon zu adoptieren – im Film wie in der Wirklichkeit. Im Laufe eines halben Jahres können sie dann diese Ausdrücke genauso sprechen. Ich lernte eine Patientin kennen, die berichtete mir vom Kommentar eines Arztes beim Ultraschall: „Ihre Karnikel wachsen nicht." Ich fragte nach, und sie antwortete: „Ja, meine Karnikel wachsen nicht." Da werden Halbwörter mitgenommen, unverdaut weitertransportiert – man will arztähnlich

sein, wenigstens den Jargon übernehmen. Man will diesem Macher, diesem angebeteten Gott ähnlich werden. Das ist schon echt, wie es in diesem Film dargestellt wird. Dennoch erscheint es mir sehr, sehr fremd.

Hölzle:
Ich kann die Fragen zusammenfassend beantworten. Ärzte müssen an ihre Tätigkeit glauben. Sie müssen sich ständig selbst einreden, daß sie große Erfolge haben. Dasselbe müssen die Patienten tun. Deswegen ist technisch alles so durchorganisiert, deswegen vermeiden beide Parteien das Thema: Wie kann man anders mit Unfruchtbarkeit umgehen? Sie vermeiden einfach auch, über ihre eigene Hilflosigkeit zu sprechen. Das ist eine Allianz, die beide Partner im In-vitro-Programm haben *müssen.* Die einen, weil sie ein Kind wollen, und die anderen, weil sie erfolgreich Reproduktionsmediziner sein wollen. Ich wollte die Ärzte nicht schlechtmachen, ich wollte keinen Lehrfilm machen, sondern die derzeitige Situation widerspiegeln. Eine Menge ließe sich verbessern; das ist auch jetzt deutlich geworden.

Jürgensen:
Welche Patientinnen erreichen Sie vor der IVF, nachdem die beiden Münsteraner Chefs von diesem Film nicht begeistert sind? Wie machen Sie das?

Hölzle:
Ich hoffe, daß ich in Zukunft alle Patientinnen erreiche. Es fängt jetzt ein neuer Arzt an, der davon überzeugt ist, daß frühzeitige Aufklärung und Vorgespräche mit den Paaren unabdingbar sind. Er selbst fühlt sich von dieser Aufgabe überfordert. Ich denke, daß das eine ganz andere Arbeitsgrundlage ist, als wenn Mediziner von der Meinung ausgehen, daß bei unerfülltem Kinderwunsch ein technisches Problem vorliegt und die Frauen nur dann der Psychologin vorzustellen sind, „wenn sie völlig durchdrehen". Ich hoffe, daß meine Arbeit in die psychosomatische Betreuung der Patientinnen integriert wird. Mein Plan ist, es so zu machen wie bei Herrn Kemeter. Ich hoffe, daß mir das gelingt. Der Lernprozeß ist gereift, es hat 3 Jahre gedauert. Auch die Patientinnen haben das Bedürfnis und äußern mittlerweile ganz massiv ihren Wunsch: „Wir wollen Gespräche!" Sie wollen eine vernünftige Unterstützung.

Straeter:
Ich möchte noch etwas zum Gespräch zwischen Arzt und Patientin sagen. Ich kann mich nicht beklagen, denn als Kollegin wurde ich immer gut behandelt und habe mich auch immer lange mit den Ärzten unterhalten. Mein Kinderwunsch jedoch wurde nie hinterfragt. Er wurde einfach als völlig normal angesehen. Dann aber begann ich mit einer psychoanalytischen Behandlung. Die Analytikerin fragte mich, ob ich nach der Adoption eines Kindes zufriedener sein würde. Eine einfache Frage, nicht wahr? Eine Woche später hatten wir ein Kind zur Adoption. Die Frage aber hat mich weiter beschäftigt. Sie ist mir vorher nie gestellt worden und ich habe sie mir selber auch nicht gestellt.

N.N.:
Ich bin nicht damit einverstanden, daß Sie fordern, es müsse eine Einrichtung geschaffen werden, daß alle Frauen mit unerfülltem Kinderwunsch zunächst dem Psychologen, dem Psychiater oder Psychoanalytiker vorgestellt werden müßten. Nach dem Düsseldorfer Konzept von Molinski halte ich es für besser, daß wir

Frauenärzte in die Lage versetzt werden, den Kinderwunsch unserer Patientinnen sachgerecht zu hinterfragen. Dabei darf es nicht zur Konfrontation kommen. Die Frauen kommen ja mit dem erklärten Wunsch: „Ich will ein Kind!" Diesen Wunsch müssen wir erst einmal hören, d. h. der Patientin lange zuhören. Das fällt schwer in einer Institution, die für längere Gespräche keine Zeit läßt. Wir nennen es „Sprechstunde", aber im Grunde genommen ist die Konsultation eine Mischung aus sprechen, untersuchen und therapieren. Da ist etwas zu verbessern, und hier müßte man ansetzen.

Hölzle:
Wichtig wäre auch, daß die niedergelassenen Ärzte schon im Vorfeld mit den Patientinnen reden. Die Maschinerie des IVF-Programms darf nicht von selbst anlaufen. Ein Schwerpunkt der Beratungsarbeit von Pro Familia ist die Betreuung steriler Paare. Die Kinderwunschsprechstunde sollte mehr zu einer richtigen Sprechstunde werden.

Künstliche Reproduktion aus psychologischer Sicht: die Rolle des Arztes – die Rolle der betroffenen Paare

S. Davies-Osterkamp

In der Vorbereitung meines Vortrags zur Rolle des Arztes und der betroffenen Paare in der künstlichen Reproduktionsmedizin habe ich mich zunehmend für die Rolle des Arztes aus psychologischer Perspektive interessiert. Ich werde im folgenden also mein Thema weitgehend darauf einengen, auf die Rolle der Frauen und Männer eher am Rande eingehen – und die Rolle der Kinder genauso vernachlässigen, wie dies insgesamt in der Diskussion um die künstliche Reproduktion geschieht. Das ist natürlich absurd: die so heiß ersehnten Kinder mit den potentiell vielen Vätern und Müttern – über diese wissen wir am wenigsten.

Wenn ich im folgenden von künstlicher Reproduktion spreche, meine ich übrigens nicht jede Form der Sterilitätstherapie, sondern jene, in denen die Sexualität bei einer Zeugung bzw. Empfängnis keine Rolle spielt, also die künstliche Insemination und die In-vitro-Fertilisation mit anschließendem Embryotransfer (IVF).

Ich gehe davon aus, daß in der Entwicklung dieser Techniken mindestens 2 Interessen verfolgt wurden: Nämlich 1) die Entwicklungen von Techniken, um ungewollt kinderlosen Paaren zu einem Kind verhelfen zu können, ihr Leiden an der Kinderlosigkeit zu mindern und 2) damit verbunden die Erforschung der frühesten Stadien des menschlichen Lebens. In der öffentlichen Diskussion um die künstlichen Reproduktionstechniken wird ärztlicherseits meist der erste Punkt betont – nach meinem Eindruck besonders häufig und besonders hartnäckig dann, wenn aus ethischen Überlegungen Einwände gegen die Reproduktionsmedizin, ihre Versprechungen und Zukunftsvisionen erhoben werden. Häufig hören wir dann Sätze wie: „Wir wollen den Paaren doch nur helfen" – „Dies ist unsere ärztliche Aufgabe und Pflicht"; das Argument des Helfens wird benutzt, um Einwände gegen diese Techniken verstummen zu lassen. Daß in der Reproduktionsmedizin die Doppelrolle des Arztes als Wissenschaftler/Forscher einerseits und Helfender andererseits in Konflikt geraten kann, ist wohl nicht bestreitbar. Aus der Helferrolle oder -überzeugung heraus wird dann etwa argumentiert, man solle z. B. bei der IVF die Indikationen sehr eng stellen (Stauber 1986), von enthusiastischen Forschern dagegen wird als erstrebenswerte Zukunftsvision der „künstliche Uterus" oder die Ektogenese skizziert (Singer u. Wells 1984), die angeblich den Vorteil haben soll, Mütter von den Lasten der Schwangerschaft zu befreien und den entstehenden Kindern die gefährliche Embryonalzeit im Uterus zu ersparen. Schon heute kann man jedoch feststellen, daß mit der Entwicklung solcher Techniken neue Probleme geschaffen werden; dies wird jedoch bagatellisiert oder nicht thematisiert. Zwei Beispiele mögen hier genügen: als noch eher harmloses die Ovulationsinduktion bei künstlicher Insemination oder als weniger harmloses die Entwicklung selektiver Abtreibungstechniken bei Mehrlingsschwangerschaften nach IVF.

Im folgenden werde auch ich mich auf die Rolle des Arztes als Helfender beschränken, denn mit diesem Aspekt ihrer Rolle sind Frauenärzte in ihrer täglichen Praxis konfrontiert. Ich möchte Ihr Augenmerk darauf lenken, wie die Rolle des Arztes als demjenigen, der einem Paar mit den Möglichkeiten der modernen Reproduktionsmedizin zu einem Kind verhilft, aus psychologischer Sicht zu beschreiben ist. Ich möchte die Art dieser Hilfe näher beleuchten und die Position des Arztes, der eine solche Hilfe anbietet, genauer beschreiben. Ich werde mich dabei nicht auf die spektakulären Varianten dieser Techniken (wie z. B. Ei- und Embryonenspende oder Leihmutterschaft) beziehen, sondern auf jene, die heute schon fast allseits akzeptiert erscheinen: die In-vitro-Fertilisation innerhalb der Familienstruktur und – am Rande – die heterologe Insemination. Meine Darstellung dieser Helferrolle wird etwas einseitig sein, denn ich werde nicht oder kaum über die positiven Aspekte des Helfens sprechen, darüber sind sich, glaube ich, alle einig – die Paare, die diese Hilfe in Anspruch nehmen und der Arzt, der das Paar der künstlichen Reproduktion zuführt. Ich sehe meine Aufgabe heute eher darin, sie auf die „blinden Flecken" aufmerksam zu machen, d. h. auf Implikationen dieses Helfens, die häufig nicht ausreichend reflektiert werden.

Unter einem bestimmten Aspekt verhält sich der Arzt in Übereinstimmung mit gesellschaftlichen Normen, er verhält sich normenkonform. Das mag zunächst überraschend klingen, weil ja häufig herausgestellt wird, der Arzt verletze wesentliche Werte unserer Gesellschaft, indem er nämlich die Verbindung zur Sexualität als Voraussetzung der Fortpflanzung löst. Dies ist richtig, er verletzt diese Norm und liefert damit auch die Voraussetzung, einen anderen kulturellen Wert in Frage zu stellen, nämlich die traditionelle Familienstruktur. Gleichzeitig erfüllt er aber eine wichtige andere Norm: Ich meine die soziale Bewertung der Kinderlosigkeit und der Elternschaft. Von Familiensoziologen und Demographen wird zwar ein zunehmender Trend zur Kinderlosigkeit bzw. zur Kleinfamilie festgestellt, dennoch und auch unabhängig davon, daß unsere Gesellschaft häufig als „kinderfeindlich" bezeichnet wird, scheint sich nichts daran zu ändern, daß Kinderlosigkeit als eine Form sozialer Abweichung angesehen wird, daß Kinderlose stigmatisiert werden (Veevers 1980). Die so häufig gehörte Formel „zum Paar gehört das Kind" ist nicht nur individuelle Überzeugung und individueller Wunsch, sondern auch eine soziale Norm, die als Fertilitätsnorm zu bezeichnen ist. In psychologischen Gesundheitsmodellen wird z. B. postuliert, daß die Elternschaft mit Erfahrungen verbunden ist, die für die Entwicklung emotionaler und sexueller Reife entscheidend ist, Elternschaft gilt dann als Beleg für eine sichere Geschlechtsrollenidentität, für sexuelle Kompetenz und sogar für psychische Normalität (vgl. Lukesch 1986); auf der Ebene der Vorurteile wird angenommen, kinderlose Ehen seien unglücklicher, weniger stabil, werden häufiger geschieden o. ä. Solche Aussagen bewegen sich allerdings tatsächlich auf der Ebene von Vorurteilen, sind zumindest durch empirische Untersuchungen nicht belegt (vgl. Veevers 1980)

Wie selbstverständlich und nicht hinterfragbar der Kinderwunsch ist, läßt sich beispielsweise daran erkennen, daß auch intelligente, differenzierte und sprachgewandte Männer und Frauen meist nur sehr sparsame Antworten geben, wenn man sie fragt: „Warum haben Sie Kinder?" oder „Warum wünschen Sie sich Kinder?" Nun werden wahrscheinlich die meisten von Ihnen hier der Meinung sein, daß diese interindividuelle Norm für sie nicht gilt, daß sie – als aufgeklärte Menschen – davon frei seien. Aber überprüfen Sie doch mal Ihre eigenen Reaktionen, wenn Sie kinderlosen Paaren – ob gewollt oder ungewollt kinderlosen – gegenüberstehen. Finden Sie nicht auch in Ihren eigenen Vorstellungen und Gefühlen Hinweise darauf, daß Sie diesem Stereotyp unterliegen, daß sie vermuten, mit denen sei „etwas nicht in Ordnung"? Genau dies ist aber ein Aspekt eines solchen Stigmatisierungsprozesses. Kinderlosigkeit gilt als eine Form sozialer Abweichung und wird stigmatisiert: Ungewollte Kinderlosigkeit ruft Reaktionen aus dem Bereich des Mitleids, des Helfen- oder Beruhigenwollens hervor, gewollte Kinderlosigkeit ist eher mit Reaktionen verbunden, die etwas mit Bewertung, Zensur zu tun haben; es werden diesen Menschen eher negativ bewertete Eigenschaften wie Unreife, Verantwortungslosigkeit, Egoismus zugeschrieben. Über Kinderlosigkeit spricht man nicht offen; ungewollt Kinderlose meinen meist, diesen Tatbestand verbergen zu müssen; sie begegnen „taktvollem" Schweigen bei Versuchen, über ihren Zustand und ihr Leiden zu reden (vgl. Menning 1977). Gewollt Kinderlose hingegen meinen häufig, ihre Entscheidung rechtfertigen zu müssen.

Kinder zu haben bzw. sich zu wünschen scheint nach einer Reihe von Untersuchungen eine größere Verbindlichkeit für Frauen als für Männer zu haben. Weiblichkeit und Mutterschaft scheinen stärker miteinander verbunden als Männlichkeit und Vaterschaft. Besonders deutlich wird dies auch in einigen Untersuchungen von Paaren vor der heterologen Insemination, nach denen bei Sterilität des Mannes eher die Frauen zur künstlichen Befruchtung drängen als die Männer (vgl. Rosenkvist 1981). Freeman et al. (1985) berichten, daß in einem IVF-Programm fast 50% der Frauen, hingegen nur 15% der Männer die Sterilität als die schlimmste Krise ihres Lebens bezeichneten. Entsprechende Erfahrungen haben wir in einer Untersuchung zur operativen Refertilisierung bei sterilisierten Frauen gemacht. Auch hier war es so, daß eher die Frauen als die Männer zur Operation drängten (Davies-Osterkamp et al. 1983)

Aus psychologischen Untersuchungen steriler Paare wissen wir weiterhin, daß Sterilität sowohl von Männern als auch von Frauen als narzißtische Kränkung erlebt wird, die von einer Vielzahl negativer Gefühle begleitet ist. Diese Paare müssen quasi 2 Kränkungen ertragen bzw. verarbeiten: den Schmerz, der damit verbunden ist, keine leiblichen Kinder zu haben, und die Enttäuschung oder Kränkung darüber, über den eigenen Körper keine Kontrolle zu besitzen (Delaisi de Parsival 1986, S. 21 ff.).

Bei ungewollt kinderlosen Frauen ist der Kinderwunsch besonders intensiv, er ist nicht in Frage zu stellen. Sie werden von Ärzten als unbeirrbar, drängend erlebt; häufig wird ihr Kinderwunsch auch als „überwertig" oder „fixiert" beurteilt. Stauber (1986) hat nach seinen umfangreichen Erfahrungen in der Kinderwunschsprechstunde folgende Typen von Paaren bzw. Patientinnen identifiziert:

1) Bei Paaren mit überwertigem Kinderwunsch sei der Leidensdruck besonders intensiv, vorwiegend die Patientinnen neigen zum Agieren, die Arzt-Patient-Beziehung ist gestört, die Patientinnen neigen zum sog. Ärzteverschleiß.
2) Bei sterilen Paaren mit starkem Kinderwunsch ist der Leidensdruck ebenfalls intensiv, sie drängen auf invasive medizinische Eingriffe, bei ihnen scheint jedoch

die Voraussetzung für eine vertrauensvolle Arzt-Patientinnen-Beziehung noch gegeben.
3) Als 3. Gruppe schließlich identifiziert er Paare mit einem sog. „gesunden" Kinderwunsch, die zwar unter dem nichterfüllten Kinderwunsch leiden, jedoch kritisch und auch realitätsgerecht mit den Grenzen der Behandlungsmöglichkeiten umgehen.

Besonders die Patientinnen der ersten beiden Gruppen brauchen vor jedem medizinischen Eingriff eine psychologische Beratung oder Behandlung. Ich werde auf diesen Punkt zurückkommen, v. a. auch darauf, ob bei weiteren Entwicklungen der Reproduktionstechniken nicht gerade die Gefahr besteht, daß diese erste und sinnvollste Hilfe übersehen und dann auch nicht praktiziert wird. Insgesamt stellt sich unter psychologischer Perspektive aber auch die Frage, ob bei diesen Patientinnen mit sog. „überwertigem" Kinderwunsch die Qualität des Kinderwunsches als solche pathologisch ist, oder ob das Pathologische nicht eher in der Verarbeitung des nichterfüllten Wunsches liegt und die modernen Reproduktionstechniken eine solche Verarbeitung geradezu fördern, also dazu beitragen, daß der Kinderwunsch sich „fixiert" und die Kinderlosigkeit eben nicht betrauert werden kann. Dieser Aspekt der modernen Reproduktionstechnologien ist von C. Hölzle sehr klar herausgearbeitet worden (Hölzle 1986): wie durch ein Ineinandergreifen der Erwartungen der Patientinnen und der Helferüberzeugung der Reproduktionsmediziner geradezu verhindert werden kann, daß sich jener Prozeß abspielt, der aus psychologischer Sicht Voraussetzung dieser invasiven Maßnahmen sein sollte, nämlich das Betrauern und die Akzeptanz der Kinderlosigkeit vor deren Behebung.

Die Charakterisierung des Kinderwunsches als narzißtisch gerade bei sterilen Paaren läuft Gefahr, nicht ausreichend zu berücksichtigen, daß diese Qualität des Kinderwunsches womöglich nicht spezifisch für jene Paare ist, sondern eine allgemeinere Entwicklung widerspiegelt. Autoren, die sich mit der Psychodynamik des Kinderwunsches und seiner Entwicklung über die Jahrhunderte befassen, kommen übereinstimmend zu dem Schluß, daß heute – und dies v. a. seit der Möglichkeit, Sexualität und Fortpflanzung durch die modernen Verhütungstechniken zu trennen – narzißtische Komponenten in der Kinderwunschthematik eine übergeordnete Rolle spielen. Der Wert eines Kindes sei nicht so sehr mehr ökonomisches Kapital, sondern ein affektiver und narzißtischer. War das Kind ein Primärgewinn – es stellt seine Arbeitskraft in den Dienst der Familie, es sorgt für die Eltern –, können wir heute den Übergang zum Sekundärgewinnkind beobachten, den Übergang zum „zweckfreien Kind", zum obligatorischen Wunschkind, das – und dies ist das wichtige – die Eltern sich selbst zur Freude in die Welt setzen (Delaisi de Parseval 1986, S. 19ff.). Die Gegenleistungen, die damit vom Kinde erwartet werden, sind entsprechend auch andere. Bewußt werden wahrscheinlich keine Gegenleistungen erwartet, zumindest keine ökonomischen, auf unbewußter Ebene hat dieser sog. „narzißtische" Kinderwunsch jedoch durchaus Konsequenzen, die sich auch mit Gegenleistungen umschreiben lassen. Die Bürde dieser Kinder wird darin gesehen, daß sie die Eltern nicht zu enttäuschen haben, daß sie die Erwartungen der Eltern zu erfüllen haben, daß sie so zu werden haben, wie die Eltern sich es wünschen, und – um es auf unser Thema zu beziehen – daß sie auch dann zu kommen haben, wenn die Eltern es sich wünschen. Diesem Trend kommen nun auch die Techniken der künstlichen Reproduktion entgegen: Die *Wahl* spielt in der modernen Reproduktion eine zunehmend größere, der *Zufall* eine zunehmend geringere Rolle. Die Wahl bestimmt nicht nur *ob* man, *wann* man und *wieviele* Kinder man hat, sondern auch *wie* man sie bekommt und *welche* man bekommt (Miller 1983). Es war dieser Aspekt der „Normgerechtigkeit", der einen führenden Reproduktionsmediziner Frankreichs veranlaßte, seine Kollegen zum Innehalten aufzufordern, um die Implikationen der angewandten Forschung in diesem Bereich zu überdenken (Testart 1988; vgl. auch Zimmer 1988).

Lassen Sie mich zusammenfassen: Auf gesellschaftlicher Ebene gilt Kinderlosigkeit als soziale Abweichung, sie wird stigmatisiert. Auf individueller Ebene, intrapsychisch gesehen, ist die Generativität, die Fruchtbarkeit, die Möglichkeit, Mutter oder Vater zu sein, mit einem hohen Selbstwertgefühl stark verbunden. Ein sicheres Gefühl der Weiblichkeit scheint bei Frauen und ein sicheres Gefühl der Männlichkeit scheint bei Männern von der Möglichkeit der Elternschaft zentral berührt zu sein. Der Kinderwunsch scheint heute in seiner ganzen Komplexität auch eine stark narzißtische Komponente zu haben. Es scheint fast so, als entschieden die Kinder über unseren Wert. Die Forschungen zur künstlichen Reproduktionstechnik kommen diesem Aspekt insofern entgegen, als sie uns die Möglichkeit in die Hand geben könnten, darüber zu entscheiden, welche Kinder wir bekommen. „Wunschkinder à la carte" – mit diesem Schlagwort läßt sich dies auch umschreiben (Zimmer 1988).

Zur Frage des Erfolgs der künstlichen Reproduktionstechniken möchte ich Ihnen die These anbieten, daß es gerade die Universalität der Norm des Kinderhabens in unserer Gesellschaft ist, die bestimmte Einseitigkeiten in der Erfolgsbeurteilung der Reproduktionstechniken mit sich bringt. Diese Norm mag der Grund dafür sein, daß

1) bestimmte Techniken der künstlichen Reproduktion als erfolgreiche Techniken angesehen werden, auch dann, wenn sie es bei Licht betrachtet nicht sind (ich beziehe mich dabei auf die IVF);
2) die Techniken der künstlichen Reproduktion, also die Erzeugung eines Kindes, als *die* ärztliche Hilfe bei Sterilität angesehen werden, obwohl sicher auch andere Hilfen als solche zu bezeichnen wären. Immerhin ist ja auch denkbar, daß bei Kinderlosigkeit nicht automatisch die Behebung der Kinderlosigkeit, sondern die Bearbeitung des Leidens, das mit Kinderlosigkeit verbunden ist, Ziel ärztlichen Bemühens wäre.
3) Diese Norm des „Kinderhabens um jeden Preis" mag auch erklären, daß es aus der Überzeugung des Helfens heraus zu einer Überschätzung der tatsächlichen Hilfe und zu einer Unterschätzung der psychosomatischen Probleme dieser Verfahren kommt. Es ist in der Erfolgsbeurteilung immer wieder von Schwangerschaftsraten die Rede, ausschließlich diese werden als Effektivitätskriterien der Behandlung herangezogen – und Kriterien, die mehr psychosomatischer Art sind und auch Auskunft über die psychischen Belastungen geben, scheinen kaum zu interessieren, z. B.:
   – Welcher Art sind die psychischen Belastungen?
   – Wieviele und welche Paare lehnen die Behandlung ab und warum?
   – Was wird aus den Paaren, die eine Behandlung abbrechen? Diese Zahl wird von den IVF-Zentren normalerweise nicht angegeben. Wird sie angegeben, finden

sich sehr hohe Abbruchquoten zwischen 40 und 80% (Mao u. Wood 1984; Semm 1985).
- Welchen zusätzlichen Belastungen sind sie dadurch ausgesetzt, daß sie ohne Erfolg an diesem Programm teilgenommen haben?

Jedenfalls scheint die Anzahl der Ärzte, die sich für solche psychologischen Fragen wissenschaftlich interessieren, äußerst gering zu sein. Nach meinen Recherchen finden sich in der internationalen Literatur nur vereinzelt systematische Untersuchungen z. B. über die psychische Ausgangslage dieser Paare, über die Verarbeitung des Eingriffs und über die Folgen des Eingriffs für Eltern und Kinder.

Im folgenden werde ich zunächst die Erfolge einer dieser künstlichen Reproduktionstechniken – die IVF – problematisieren und daran anschließend die Rolle des Arztes im Prozeß der Indikationsstellung zur IVF näher beleuchten. Insbesondere möchte ich seine Rolle unter dem Aspekt betrachten, welche Entscheidungen er im einzelnen zu treffen hat. Mein Ziel ist bei diesem Punkt, der häufig anzutreffenden Bagatellisierung der Eingriffsmöglichkeiten und damit der Verantwortung des Arztes in einem solchen Entscheidungsprozeß entgegenzuwirken.

Zur Frage des Erfolgs der In-vitro-Fertilisation

Die IVF wird als therapeutische Maßnahme der Sterilitätsbehandlung mit relativ guter Erfolgsaussicht vorgeführt, obwohl es nach meiner Einschätzung z. Z. genauso realistisch ist, sie als ein medizinisches Experiment darzustellen, dessen Ausgang ungewiß ist. Es findet sich z. B. bei Mettler in einem Aufsatz mit dem Titel „Zum gegenwärtigen Stand der Reproduktionsmedizin" aus dem Jahre 1987 folgender Satz: „Die extrakorporale Befruchtung und der Embryotransfer dienen in entsprechenden Zentren als therapeutische Maßnahmen der Sterilitätsbehandlung mit 20–25%igen Schwangerschaftsraten pro Transfer" (Mettler 1987, S. 77). Diese Aussage wird dann äußerst fragwürdig, wenn man eine genauere Analyse jener Daten vornimmt, die 1987 als sog. „Sammelstatistik" für die BRD publiziert wurden (Deutsche Gesellschaft ... 1987). In diese Statistik sind 36 Zentren in der BRD aufgenommen, einige hatten ihre Arbeit erst 1986 begonnen; daß alle Zentren in der BRD, die eine solche Behandlung anbieten, erfaßt sind, scheint mir unwahrscheinlich.

Nach dieser Statistik ist die Schwangerschaftsrate pro Follikelpunktion von 3,2% im Jahre 1982 auf 12,7% im Jahre 1986 gestiegen. Die Schwangerschaftsrate pro Embryotransfer ist von 7% im Jahre 1982 auf knapp 18% im Jahre 1986 gestiegen. Insgesamt wurden 1982–1986 986 klinische Schwangerschaften angegeben und 481 Geburten, d. h. etwa 50% der Schwangerschaften endeten mit der Geburt eines oder mehrerer Kinder. Dies sind gemittelte Werte, d. h. sie sind über die verschiedenen Zentren zusammengefaßt. Analysiert man die Werte für die einzelnen Zentren, ergibt sich ein, wie mir scheint, deutlicheres Bild:

- Von den 36 untersuchten Zentren geben nicht alle, sondern nur 27 an, daß Schwangerschaften überhaupt erzielt wurden. Nur bei 10 dieser Zentren über-

steigt die absolute Anzahl der Geburten die Anzahl der Aborte und extrauterinen Schwangerschaften.
- 81% der in den Jahren 1982-1986 geborenen Kinder sind an 4 der 36 Zentren geboren.
- Analysiert man nur die Daten für das Jahr 1986 (für dieses Jahr sind nur die Schwangerschaften, nicht die Geburten angegeben), so ergibt sich eine ähnliche Einschränkung: von den 484 im Jahre 1986 gezählten Schwangerschaften entfallen knapp 80% auf 8 der 36 Zentren, die die IVF praktizieren.

Die Bewertung des Erfolges der IVF kann also je nach Perspektive sehr unterschiedlich ausfallen. Auf dem einen Extrem wird gesagt, der Erfolg sei besser als die natürliche Konzeption (Trotnow et al. 1985) – dies mit der Begründung, daß die Anzahl der Aborte nach dem Embryotransfer im Schnitt geringer sei als die geschätzte Anzahl aller Frühaborte bei der natürlichen Befruchtung. Auf der anderen Seite stehen die Zahlen, die ich eben genannt habe und die nach meiner Einschätzung eher dafür sprechen, daß sich die Technik insgesamt noch im Experimentierstadium befindet. Ich habe natürlich keinen Zweifel daran, daß auch weitere Zentren nach weiterem Experimentieren zu ähnlich hohen Erfolgsziffern kommen können; zur Zeit sieht die Realität jedoch anders aus, und ich fragte mich natürlich beim Lesen dieser Zahlen, wie hier mit der Aufklärung der Patientinnen und ihrer Partner umgegangen wird. Werden den Paaren und ihren überweisenden Ärzten tatsächlich die aktuellen Zahlen eines Zentrums mitgeteilt, oder werden sie mit der in der wissenschaftlichen Literatur gängigen Erfolgsmeldung „Schwangerschaftsraten von 20-25%" pro Transfer konfrontiert? Hier stellt sich das Problem der Aufklärung in seiner ganzen Deutlichkeit. Aus Untersuchungen steriler Paare wissen wir, daß gerade bei ihnen die Akzeptanz der IVF relativ groß ist und daß auch sie ihre Erfolge eher überschätzen (vgl. z. B. Stauber 1986). Damit ist natürlich die Gefahr verbunden, daß Ärzte und Patientinnen gemeinsam diese Fiktion des Erfolgs aufrechterhalten, wobei dem Paar wiederum die Möglichkeit genommen wird, sich der Akzeptanz und dem Betrauern seiner Kinderlosigkeit zu nähern.

Soules (1985) hat diese kritischen Punkte der Erfogsbenennung bei der IVF in einem Aufsatz mit dem Titel „The in vitro fertilization pregnancy rate: let's be honest with one another" prägnant zusammengefaßt: Die „normale" (oder natürliche) Fekundabilität pro Zyklus betrage nach allgemeiner Schätzung 45%. An diese Zahl reichen auch die erfolgreiche IVF-Zentren nicht heran. Vergleichbar bei der natürlichen Befruchtung und der künstlichen Befruchtung sei allenfalls der Ausgang der erzielten Schwangerschaften; auch bei der natürlichen Befruchtung entständen „nur" 25% überlebensfähige Schwangerschaften. Kritisch sei nun insbesondere, wie in Fach- und Laienliteratur mit „Erfolgsmeldungen" umgegangen werde, wie Zentren ihre Erfolge der Öffentlichkeit gegenüber angeben. Es grenze an Manipulation, wenn etwa in den Erfolgsmeldungen auch die sog. chemischen Schwangerschaften aufgenommen werden, nur die Schwangerschaften bei selektierten Kollektiven angegeben werden oder sich nur selten Schwangerschaftsraten finden, die sich auf die Anzahl der Patientinnen beziehen, die ein IVF-Programm begonnen haben.

Nach seiner Ansicht sind Kriterien für „aufrichtige" Erfolgstatistiken folgende:

1) für die Patientinnen und überweisenden Ärzte müßten *alle* behandelten Patientinnen einbezogen werden und die *lebensfähigen* Schwangerschaften pro Zyklus angegeben werden.
2) Unter wissenschaftlichen Gesichtspunkten sei es nur redlich, die Anzahl schwangerer Patientinnen auf die *Anzahl übertragener Embryonen* zu beziehen

Diese Kritik bezieht sich auf die Verhältnisse in den USA, vielleicht ist sie auf deutsche Verhältnisse nicht übertragbar. Ich fürchte aber doch. Vielleicht ist bei uns noch nicht die Kommerzialisierung dieser Dienste der IVF der Grund für die einseitige Darstellung der Erfolge. Vielleicht ist es tatsächlich eher der Druck, diese Verfahren schon jetzt allgemein als Heilmaßnahmen darstellen zu müssen, um sich nicht damit zu konfrontieren, daß es eben auch immer Experimente sind.

Indikation zur In-vitro-Fertilisation und künstlichen Insemination

Im folgenden werde ich anhand der Probleme bei der Indikationsstellung im Verfahren der künstlichen Reproduktion zweierlei darstellen: 1) daß die künstlichen Reproduktionstechniken zu einer Verselbständigung der Technik führen, 2) daß in den Indikationsstellungen zur künstlichen Reproduktion psychosoziale Kriterien entweder vernachlässigt oder in einer Weise angewendet werden, die unangemessen ist.

Ich möchte zunächst deutlich machen, daß auch wegen der bestehenden Unklarheiten in der Indikationsstellung zur IVF damit zu rechnen ist, daß die Verfahren vorschnell angewendet werden und damit eine Verbreitung erfahren, die nicht zu rechtfertigen ist. Es wird nämlich die Tendenz steriler Paare angesichts der angebotenen und popularisierten Möglichkeiten der Reproduktionsmedizin, diese überhaupt und schon zu einem frühen Zeitpunkt in Anspruch zu nehmen, verstärkt. Der Arzt gerät in die Rolle dessen, der eine Behandlung anbietet, wo ein Abwarten, was die Technik angeht, und ein Beraten, was das Leiden an der Kinderlosigkeit angeht, angemessener wären. Nehmen wir wieder die IVF: „Die klassische Indikation für dieses neue Verfahren besteht in irreparabel gestörten Eileitern der Frau bei völliger Fertilität des Mannes" (Stauber 1986, S. 29). Auch in ethischen Richtlinien, Empfehlungen und Gesetzesentwürfen ist – sofern das Problem der Indikation überhaupt erörtert wird – häufig davon die Rede, daß das Verfahren auf „klare Indikationen" (Stauber 1986) oder „auf solche Personen zu begrenzen ... [sei], ... deren Kinderlosigkeit auf anderem Wege nicht überwunden werden kann" (Däubler-Gmelin 1986, S. 42).

Die Praxis sieht jedoch schon heute anders aus: Die klassische Indikation der chirurgisch irreparablen tubaren Sterilität hat sich erweitert. Subfertilität des Mannes reicht als Indikation aus; die IVF wird häufig schon anstelle der Mikrochirurgie mit Hinweis auf die geringere Erfolgsaussicht mikrochirurgischer Verfahren vorgeschlagen; auch die idiopathische Sterilität ist inzwischen eine häufige Indikation zur IVF. An den deutschen Zentren nimmt sie nach der bereits angeführten Sammelstatistik einen großen Raum ein: Die relative Häufigkeit an den erfaßten Zentren liegt zwischen 0 und 44%, d.h. es gibt Zentren, in denen die idiopathische Sterilität ein Drittel (Göttingen, Kuhn) bzw. fast die Hälfte der Indikationen (Darmstadt, Leyendecker) ausmacht. Bedenklich ist dies unter mindestens 2 Gesichtspunkten: zum einen werden bei der idiopathischen Sterilität von psychosomatischer Seite wiederholt psychische Faktoren am Zustandekommen der Sterilität diskutiert – eine Klärung dieser psychischen Faktoren vor einer IVF müßte hier an erster Stelle stehen; zum anderen ist die Rate von Spontanschwangerschaften bzw. behandlungsunabhängigen Schwangerschaften auch bei der idiopathischen Sterilität relativ hoch (vgl. z. B. Collins et al. 1983; Pepperell u. McBain 1985). In einer Nachuntersuchung erfolglos behandelter IVF-Paare einer international renommierten Klinik zeigte sich übrigens, daß 10% der Paare nach Abbruch der Behandlung eigene (leibliche) Kinder bekamen (Mao u. Wood 1984).

Auch Kontraindikationen, die in früheren Phasen der IVF diskutiert wurden, sind inzwischen hinfällig geworden. So ging man etwa früher davon aus, daß bei einem eher hohen Lebensalter der Frau von der IVF abzuraten sei. Inzwischen haben einige relativ erfolgreiche Zentren ihre Statistiken mit dem Ergebnis ausgewertet, daß die im IVF-Programm schwanger gewordene Gruppe von Frauen sich im Durchschnitt ihres Alters nicht von der Gruppe der nicht schwanger gewordenen Frauen unterschied (Michelmann et al. 1985) bzw. die Schwangerschaftsrate nach IVF bei Frauen zwischen 35 und 40 Jahren nicht nennenswert geringer war als bei jüngeren Frauen (Johnston et al. 1985).

Wohin führen nun solche unklaren Indikationen? Soweit es die Rolle des Arztes angeht, sicher dahin, daß letztlich er die Entscheidung zu treffen hat, welchen Paaren er helfen wird und welchen nicht und daß diese Entscheidung letztlich subjektiv ist und willkürlich bleiben muß. An den bekannten Zentren sind die Wartelisten meist sehr lang, Prioritätsentscheidungen müssen getroffen werden. In Anbetracht der Tatsache, daß die Indikationskriterien relativ sind, muß weiterhin angenommen werden, daß je nach Zentrum unterschiedliche Indikationen getroffen werden, wobei dann entweder empirisch ungeprüft davon ausgegangen wird, daß dies vernünftige Festlegungen im Sinne einer Maximierung der Schwangerschaftsraten sind, oder aber, daß der Arzt pragmatisch handelt, d. h. letztlich den Zufall entscheiden läßt, wie es z. B. von Wood u. Westmore (1983) berichtet wird. In aller Deutlichkeit weisen sie darauf hin, daß weder die medizinische Indikation (der Grund der Sterilität), noch die Dauer der Sterilität, noch die Frage, ob bereits Kinder vorhanden sind, auch nicht das Alter der Paare als gültiges Entscheidungskriterium heranzuziehen sind. Sie kommen zu der Lösung, daß allen Paaren mit einer Sterilität von mindestens einem Jahr *gleiche Priorität* auf den Wartelisten einzuräumen sei. Dies ist einerseits natürlich vernünftig, denn diese Kriterien sind empirisch nicht begründbar, die Hauptindikation zur Sterilitätsbehandlung ist eine psychosoziale, das Leiden an der Kinderlosigkeit. Andererseits führt genau eine solche pragmatische Lösung zu dem Prozeß der Verselbständigung der Technik. Denn da die Technik existiert, wird sie angeboten, und es wird nicht mehr berücksichtigt, daß die Paare auf den Wartelisten evtl. eine gute Chance haben, ohne jede Behandlung oder durch andere, weniger invasive Behandlungen schwanger zu werden. Wir haben hier ein ähnliches Problem wie auch in anderen Bereichen der Geburtshilfe. Eine Technik erweist sich bei umschriebener Indikation als sinnvoll, die Indikation wird erweitert, und auch hier wird der Erfolg – ohne jede vergleichende systematische Untersuchung – dieser Technik zugeschrieben. Für die IVF bedeutet dies: Wird sie zur erfolgversprechenden

Routine, dann wird sie an vielen Zentren bei Frauen bzw. Paaren angewendet, für die ein Abwarten oder eine andere Behandlung möglicherweise genauso adäquat wäre.

Es ist aber nicht nur die – wie ich meine – schiefe Relation zwischen dem potentiellen Nutzen dieser Techniken und dem zu erwartenden bzw. zu befürchtenden Mißbrauch, der mich ihnen gegenüber zunehmend skeptisch werden ließ, es war v. a. auch die Tatsache, daß die psychologischen Fragen, die im Zusammenhang mit diesen Techniken auftauchen die Reproduktionsmediziner kaum zu interessieren scheint bzw. erst dann zu interessieren beginnt, wenn die Probleme nach langer Praxis deutlich werden. Ich möchte versuchen, dies am Beispiel psychosozialer Indikationskriterien darzustellen.

Psychosoziale Aspekte der Indikation zur In-vitro-Fertilisation und künstlichen Insemination

Der Arzt hat nicht nur Entscheidungen darüber zu treffen, welche Paare er aus organischen Gründen oder Gründen des Alters einem Programm der IVF oder der künstlichen Insemination zuführt und welche nicht. Seine Entscheidungsmöglichkeiten und damit sein Eingreifen in die Lebenssituation eines Paares reichen weiter. So entscheidet er im Falle der heterologen Insemination über den genetischen Vater eines Kindes und auch darüber, ob es dem zu entstehenden Kind später einmal möglich sein wird, über seinen genetischen Vater Auskunft zu erhalten oder nicht.[1] Er entscheidet auch darüber, ob er die psychosoziale Ausgangslage eines Paares bei einem Programm der künstlichen Reproduktion berücksichtigt und in welcher Weise, d. h. welche psychosozialen Kriterien er ansetzt. Der Eingriff selbst ist ein ärztlicher, die Indikation für diesen Eingriff ist jedoch – wie in so vielen Bereichen der Frauenheilkunde – eine psychosoziale. Die Behandlung erfolgt nicht, um die Ursache – organisch oder funktionell – der Sterilität zu beheben, sondern sie erfolgt wegen des Wunsches nach einem Kinde bzw. wegen des Leidens an der Kinderlosigkeit, des Leidens daran, kein eigenes Kind haben zu können, nicht schwanger sein zu können, nicht gebären zu können, die Elternschaft nicht erfahren zu können.

Führt man sich dies vor Augen – die Tatsache, daß die Indikation zur künstlichen Reproduktion eine psychosoziale ist –, ist es um so erstaunlicher, daß es offensichtlich nicht zu den Selbstverständlichkeiten reproduktionsmedizinischer Zentren zu gehören scheint, dem psychosozialen Aspekt in der personellen Zusammensetzung des Teams und in den den Paaren angebotenen psychologischen Beratungsmöglichkeiten Rechnung zu tragen.

---

[1] Hirsch und Eberbach (1987, S. 93) merken hierzu an: „Nach der herrschenden, allerdings nicht ganz unbestrittenen Rechtsauffassung insbesondere in der verfassungsrechtlichen Literatur verstößt es gegen die Grundrechte des Kindes auf die freie Entfaltung seiner Persönlichkeit (Art. 2 Abs. 1 GG) und auf Menschenwürde (Art. 1 Abs. 1 GG), wenn ihm die Möglichkeit der Kenntnis seiner Herkunft abgeschnitten wird." Im Abschlußbericht der Bund-Länder-Kommission „Fortpflanzungsmedizin" (1988) wird empfohlen, „... eine zentralisierte Dokumentation der Spenderdaten ist sicherzustellen. Dem Kind ist die Möglichkeit zu eröffnen, seine genetische Herkunft zu erfahren" (S. 8), und es wird eine strafrechtliche Regelung vorgeschlagen, in die dieser Punkt aufzunehmen sei (S. 71).

In der Diskussion zur Frage der Berücksichtigung psychosozialer Indikationskriterien lassen sich grob 3 Standpunkte finden:

1) Sterile Paare seien psychisch nicht besonders auffällig; eine psychiatrische oder psychologische Untersuchung sei nicht angezeigt oder notwendig; allenfalls in jenen Fällen, in denen dem untersuchenden Gynäkologen selbst Anzeichen für eine krisenhafte Partnerschaft auffallen, solle dem Paar eine Behandlung verweigert oder es solle einem Psychiater oder Psychologen vorgestellt werden (vgl. z. B. Stone 1980). Die Form der Ablehnung nimmt dann u. U. geradezu groteske Züge an: So schlägt z. B. Hamann (1959, zit. nach Berger 1982) vor, dem Paar im Falle der Ablehnung der heterologen Insemination zu sagen, es stände kein geeigneter Spender zur Verfügung.

2) Ein weitere Standpunkt läßt sich fogendermaßen umreißen: Die Konfrontation mit der eigenen Sterilität sei, unabhängig von der Persönlichkeitsstruktur der Patientinnen/Patienten, in der Regel eine so schwerwiegende Lebenskrise, daß mit psychischen Labilisierungen – wie bei anderen Lebenskrisen auch – zu rechnen ist. Vor einer Behandlung müsse deswegen abgeklärt werden, daß diese Krise bewältigt ist – Trauer und Akzeptanz der Sterilität wird hier meist genannt (vgl. Delaisi de Parseval u. Janaud 1986). Anderenfalls sei von einer invasiven Behandlung Abstand zu nehmen und/oder dem Paar eine psychotherapeutische Beratung/Behandlung zu empfehlen. Geschehe dies nicht, bestehe die Gefahr, daß durch die organmedizinische Behandlung mit all ihren Belastungen weitere Labilisierungen eintreten, die den Erfolg der Behandlung gefährden und die Lebenskrise der Paare verschärfen.

3) Schließlich wird – v. a. von psychoanalytisch orientierten Autoren und besonders im Falle der funktionellen Sterilität – betont, daß die Qualität des Kinderwunsches selbst zur Beurteilung der Indikation zu untersuchen sei. Der Kinderwunsch selbst könne Ausdruck oder Symptom einer psychischen Pathologie sein (vgl. Stauber 1986). So sei etwa im Falle funktioneller Sterilität zu prüfen, ob das Festhalten am Kinderwunsch darauf verweise, daß – dem Paar natürlich nicht bewußt – dem gewünschten Kind die Funktion zukommen, eigene Defizite oder spezifische Konflikte in der Partnerschaft zu kompensieren (vgl. z. B. Goldschmidt u. Jürgensen 1985). Hier zunächst Abstand von einer künstlichen Befruchtung zu nehmen und statt dessen etwa psychotherapeutische Behandlungen einzuleiten, sei schon aus präventiven Gründen und hier auch zur Beeinflussung einer möglichst ungestörten kindlichen Entwicklung notwendig.

Der erste Standpunkt – psychologische Untersuchungen seien überflüssig – ist natürlich nicht haltbar. Mit ihm wird die ärztliche Kompetenz zur Beurteilung psychologischer Sachverhalte (etwa der Stabilität einer Ehe) überschätzt; unterschätzt hingegen werden die psychischen Belastungen, die mit der Sterilität und ihrer Behandlung verbunden sind.

Wegen der wenigen und dann meist oberflächlichen Untersuchungen in der internationalen Literatur zur psychischen Ausgangslage der Paare vor IVF sind gültige Aussagen darüber, wie häufig behandlungsbedürftige psychische Störungen unabhängig von der Sterilität bei Kinderwunschpaaren sind, nicht zu treffen. In den wenigen systematischen Untersuchungen – die über die Fragebogenmethodik hinausgehen – findet sich bei IVF oder Paaren vor heterologer Insemination eine

Inzidenz von etwa 20–25% psychogener Auffälligkeiten (vgl. z. B. Rosenkvist 1981; Freeman et al. 1985; Fagan et al. 1986). Diese Rate ist nicht höher als in der Allgemeinbevölkerung (vgl. z. B. Schepank 1987), wobei bei einem solchen Vergleich allerdings zu berücksichtigen wäre, daß IVF-Paare oder Paare vor heterologer Insemination gehäuft höheren Sozialschichten zuzurechnen sind (Freeman et al. 1985; Fagan et al. 1986). Daneben finden wir bei unausgelesenen Stichproben von Kinderwunschpaaren eine Vielzahl von Auffälligkeiten, die unmittelbar im Zusammenhang mit der Sterilität stehen: sexuelle Dysfunktionen, Depressionen, Selbstwertkrisen sowie Wut und in der Folge Schuldgefühle besonders bei Frauen infertiler Männer (zusammenfassend vgl. Ulrich 1988).

Welche Position kann der Arzt angesichts dieser Lage einnehmen? Soll er sich mit dem Argument, jeder habe das Recht auf ein Kind, jeglicher Bewertung und Einflußnahme enthalten (vgl. z. B. Petersen 1985), oder kann er es vertreten, aus präventiven Gründen – auch unter Berücksichtigung späterer Lebensbedingungen möglicher Kinder – bei Paaren mit psychischen Auffälligkeiten von einer medizinischen Behandlung abzusehen (vgl. z. B. Stauber 1986; Tauber 1985)? Diese Frage stellt sich natürlich nur dann, wenn man auch als Arzt bereit ist, sich mit den psychischen Bedingungen und den psychischen Folgen der Sterilität einschließlich der Folgen der Therapie für alle Paare zu konfrontieren, d. h. die psychische Ausgangslage dieser Paare zu berücksichtigen und systematisch zu beleuchten. Eine ganzheitliche Betrachtung des Sterilitätsproblems, in der die psychologische Diagnostik, Beratung und evtl. Behandlung einen gleich hohen Stellenwert haben wie die organmedizinische Diagnostik und Behandlung, scheint mir dringend angezeigt. Immerhin gibt es auch Ansätze, die zeigen, daß schon relativ umschriebene psychotherapeutische Interventionen die Belastungen der Sterilitätsdiagnostik und Therapie zu reduzieren vermögen, und daß bei solchen Interventionen Schwangerschaften auch ohne jegliche weitere ärztliche Technik erzielt werden können (vgl. zusammenfassend Ulrich 1988; Sarrel u. DeCherney 1985). Vielleicht liegt die „Gefahr" einer Berücksichtigung der psychologischen Dimension der Sterilität und ihrer Behandlung aber auch darin, daß das ärztliche Behandlungsziel des „Kindes um jeden Preis" relativiert wird und eben nicht mehr einzig denkbares Ziel einer solchen Therapie bleibt.

Literatur

Berger DM (1982) Psychological aspects of donor insemination. Int J Psychiatry Med 12:49–57
Collins JA, Wrixon W, Janes LB, Wilson EH (1983) Treatment-independent pregnancy among infertile couples. N Engl J Med 309:1201–1206
Däubler-Gmelin H (1986) Künstliche Befruchtung – rechtliche Probleme und Herausforderung für den Gesetzgeber. psychosozial 30:38–43
Davies-Osterkamp S, Meyer A, Kleinstein J, Neubüser D (1983) Zur Psychodynamik des Refertilisierungswunsches bei sterilisierten Frauen. Geburtshilfe Frauenheilkd 43:313–320
Delaisi de Parseval G, Janaud A (1986) Ein Kind um jeden Preis. Ethik und Technik der künstlichen Befruchtung. Beltz, Weinheim
Deutsche Gesellschaft zum Studium der Fertilität und Sterilität (1987) Die In-vitro-Fertilisation (IVF) und der intratubare Gametentransfer (GIFT) in der Bundesrepublik Deutschland (1981–1986). Fertilität 3:73–81
Fagan PJ, Schmidt CW, Rock JA, Damewood MD, Halle E, Wise TM (1986) Sexual functioning and psychological evaluation of in vitro fertilization couples. Fertil Steril 46:668–672

Freeman EW, Boxer AS, Rickels K, Tureck R, Mastroianni L (1985) Psychological evaluation and support in a program of in vitro fertilization and ebryo transfer. Fertil Steril 43:48–53

Goldschmidt O, Jürgensen O (1985) Psychoanalytische Untersuchung funktionell steriler Ehepaare. Katamnesen und kritischer Rückblick. Psyche 39:538–552

Hamann JO (1959) Therapeutic donor insemination. California Med 90:130–133

Haseltine FP, Mazure CM, Greenfield D et al. (1984) Psychological interviews in screening couples undergoing in vitro fertilization. Ann N Y Acad Sci 442:504–521

Hirsch G, Eberbach W (1987) Auf dem Weg zum künstlichen Leben. Birkhäuser, Basel Boston Stuttgart

Hölzle C (1986) Lokalisiertes Leiden. Sterilitätskrise und Reproduktionsmedizin. psychosozial 30:21–32

Johnston WIH, Oke K, Speirs A, Clarke GA et al. (1985) Patient selection for in vitro fertilization: physical and psychological aspects. Ann N Y Acad Sci 442:490–503

Lukesch H (1986) Psychosoziale Aspekte der extrakorporalen Befruchtung und des Embryotransfer beim Menschen. „psychosozial" 9 (30):59–76

Mao K, Wood C (1984) Barriers to treatment of infertility by in-vitro fertilization and embryo transfer. Med J Aust 140:532–533

Menning BE (1977) Infertility. Prentice Hall, New Jersey

Mettler L (1987) Zum gegenwärtigen Stand der Reproduktionsmedizin. In: Pfäfflin F, Schorsch E (Hrsg) Sexualpolitische Kontroversen. Enke, Stuttgart, S 67–82

Michelmann HW, Bonhoff A, Langenbucher H, Riedel HH et al. (1985) In-vitro-Fertilisation, Erfolg oder Mißerfolg? Fertilität 1:22–25

Miller WB (1983) Chance, choice, and the future of reproduction. Am Psychol 38:1198–1205

Pepperell RJ, McBain JC (185) Unexplained infertility: a review. Br J Obstet Gynaecol 92:569–580

Petersen P (1985) Retortenbefruchtung und Verantwortung. Urachhaus, Stuttgart

Rosenkvist H (1981) Donor insemination. A prospective sociopsychiatric investigation of 48 couples. Dan Med Bull 28:133–148

Sarrel PM, DeCherney AH (1985) Psychotherapeutic intervention for treatment of couples with secondary infertility. Fertil Steril 43:897–900

Schepank H (1987) Psychogene Erkrankungen der Standtbevölkerung. Eine epidemiologisch-tiefenpsychologische Feldstudie in Mannheim. Spinger, Berlin Heidelberg New York Tokyo

Semm K (1985) Seit 1982 102 Entbindungen mit 131 Kindern. Dtsch Ärztebl 22:1683–1684

Singer P, Wells D (1984) The reproduction revolution. Oxford University Press, Oxford

Soules MR (1985) The in vitro fertilization pregnancy rate: let's be honest with one another. Fertil Steril 43:511–513

Stauber M (1986) Zur Psychosomatik der modernen Reproduktionsmedizin. Praxis Psychother Psychosom 31:285–297

Stone SC (1980) Complications and pitfalls of artificial insemination. Clin Obstet Gynecol 23:667–682

Tauber PF (1985) Medizinische Aspekte und Probleme der homologen und donogenen Insemination. Gynäkologe 18:198–207

Testart J (1988) Das transparente Ei. Schweitzer, Frankfurt München

Trotnow S, Kniewald T, Hünlich T et al. (1985) Experiences with the first 100 consecutive pregnancies achieved after in-vitro fertilization and embryo transfer at the university women's hospital in Erlangen. Arch Gynecol 237:57–66

Ulrich D (1988) Zur Psychosomatik des unerfüllten Kinderwunsches – eine Literaturübersicht. In: Brähler E, Meyer A (Hrsg) Partnerschaft, Sexualität und Fruchtbarkeit. Springer, Berlin Heidelberg New York Tokyo

Veevers JE (1980) Childless by choice. Butterworth, Toronto

Wood C, Westmore A (1983) Test-tube conception. Hill of Content, Melbourne

Zimmer K (1988) Kommen bald die Wunschkinder à la carte? Die Zeit 13 (25. März)

Aus der Diskussion nach dem Referat Davies-Osterkamp und Schlußaussprache

Jürgensen:
Es hat mit der besonderen Atmosphäre hier in Bad Boll zu tun, daß Sie als Psychologin uns Ärztinnen und Ärzte so kritisch hinterfragen können. Das ist woanders kaum möglich. Sie fordern zu Recht, daß die komplizierten Reproduktionstechniken eigentlich nur in Zusammenarbeit mit Psychologen als Therapie angewendet werden dürften. Leider ist das ein Ideal, fast eine Illusion, wenn man an die Praxis denkt.

Weinmann:
Die wichtigste Frage ist: was wird aus den Kindern? Was wird aus denen, die wir künstlich ins Leben rufen? Wie kann man solche Beobachtungen durchführen? Es muß ja möglich sein, denn Sie sprachen von der Scheidungsrate der von Ihnen beobachteten 1200 Paare.

Mürdter:
Ich denke an die Kritik, die in den USA in der Zeitschrift *Fertility and Sterility* zur Ehrlichkeit der Gynäkologenaussagen zu den Erfolgschancen veröffentlicht wurde. Das ist auch auf Deutschland übertragbar. Es wird sicher mit z.T. sehr unehrlichen Zahlen gearbeitet. Dennoch glaube ich, daß dies nur ein Teilaspekt ist. Die falschen Zahlen bzw. die hohen Erfolgsquoten spielen keine große Rolle bei den betroffenen Paaren, weil die Methoden, In-vitro-Fertilisation oder heterologe Methoden, für fast alle Paare die Endstation in einer langen Geschichte sind. An dieser Endstation ist es den Leuten egal, ob sie eine Erfolgsquote on 1% oder 25% haben. So ist zumindest mein Eindruck in Gesprächen mit Patienten, die mir signalisieren: „Sie sind der letzte, der uns helfen kann."

Zum psychosozialen Aspekt möchte ich folgendes sagen: Sie stellen praktisch die Forderung auf, daß ich zur Behandlung jedes Paares einen Psychologen hinzuziehen muß. Das wäre sicherlich wünschenswert. Ich habe aber in meinem Bereich niemanden, wo ich ein Paar hinschicken könnte. Ich sehe jedoch die Gefahr, daß hier dem Psychologen eine Art Selektion übertragen wird. Ich selbst führe mit jedem Paar ein langes Beratungsgespräch, das manchmal eine Stunde dauert. Dann überlasse ich es dem Paar, ob es sich für die In-vitro-Fertilisation entscheidet oder nicht. Ich betreibe letzten Endes keine Selektion. Ich weiß nicht, ob es richtig ist, daß dieses Paar ein Kind bekommt oder nicht. Wenn für 200 adoptionswillige Paare 4 Kinder zur Verfügung stehen, kann ich mir keinen Menschen vorstellen, auch keinen Psychologen, der gerade für diese 4 Kinder Kriterien für die Auswahl von 4 Paaren findet.

130   Diskussion

Klein:
Ich vermisse die Diskussion des sonst kontrovers diskutierten Themas „Leihmutterschaft". Ist dieses Thema schon so tabuisiert, daß es hier nicht doch einmal zur Sprache gebracht werden kann?

Thumm:
Mir ist aufgefallen, daß immer nur von „Paaren" geredet wurde und damit wohl Ehepaare gemeint waren. Ich habe in Erinnerung, daß Sie, Herr Kemeter, als Bedingung nannten, daß die Paare verheiratet sind, die Sie in Ihr Programm aufnehmen. Ich selbst bin ledige Mutter. Vor kurzem habe ich eine 39jährige Frau nach Tübingen zur IVF geschickt, die erstaunt darüber zurückkam, daß als Voraussetzung auch dort der Trauschein verlangt wurde. Ich möchte das sehr in Frage stellen. Nach meiner Ansicht steht hier eine Diskriminierung unverheirateter Paare im Hintergrund.

Mürdter:
Auch in meiner Praxis ist für die heterologe Insemination Voraussetzung, daß die Paare verheiratet sind. Das kommt daher, daß wir vom Gesetzgeber den Auftrag haben, daß Kinder in eine intakte Familienbeziehung hineingeboren werden. Dieser Satz ist auch Bestandteil der Berufsordnung, daran habe ich mich zu halten.

Davies-Osterkamp:
Es ist richtig, daß die Erfolgsquote für das Paar letztlich unerheblich ist. Untersuchungen zeigen, daß diese Paare wirklich alles machen wollen, auch wenn man sie über die Erfolgsrate aufklärt. Sie sind der Meinung, daß hier noch eine Chance für sie ist, die sie nutzen müssen. Sie haben in dem Zusammenhang das Wort „Endstation" gebraucht. Ich denke aber, daß diese Überzeugung der Paare schon ein guter Indikator ist, als Arzt eben nicht gleich zu handeln. Ärzte erleben als Helfer einen sehr hohen Erwartungsdruck. Aber bedenken Sie doch einmal, daß sie nicht nur in dieser Form der Hilfe den Erwartungen entsprechen müssen. Es gibt auch andere Formen der Hilfe. Hier gilt es vielleicht abzuwarten und allmählich das Paar mit anderen Möglichkeiten zu konfrontieren, die ihm helfen, mit dem unerfüllten Kinderwunsch zu leben.

Wollmann-Wohlleb:
Aus dem guten Buchvortrag von Frau Straeter ging doch eindeutig hervor, daß wir es mit intelligenten Patientinnen zu tun haben, die sich schon lange Gedanken gemacht haben, bevor sie zu uns kommen. Wer sich schließlich entscheidet, zu einem solchen Zentrum wie dem von Herrn Kemeter in Wien zu gehen, der hat sich das gründlich überlegt und kommt mit einem sehr klaren Auftrag. Wir müssen doch das Gespräch mit solchen Paaren vom Erstgespräch mit einem Paar unterscheiden, das zu uns in die Sprechstunde kommt. Die statistischen Wahrscheinlichkeiten sind für den Einzelfall in der Tat völlig belanglos. Denken Sie doch nur an die Kontrazeptionsberatung. Es nützt dem einzelnen Paar überhaupt nichts, daß eine Methode zu 99% sicher ist, wenn es dann eben das eine Paar ist, bei dem die Methode versagt.

Davies-Osterkamp:
Die Erfolgsquoten sind nicht ganz unwichtig. Wenn wir die Paare rechtzeitig informieren, dann können sie sich auch mit diesen Zahlen beschäftigen und sich

danach richten. Viele Paare haben mir gesagt, daß sie es sich noch gründlicher überlegt hätten, wenn sie das vorher gewußt hätten. Die Mitteilung der „Mißerfolgschance" hilft auch zur Verarbeitung des Mißerfolgs. Viele Frauen erleben es ja als *eigenes* Versagen, als *eigene* Insuffizienz, wenn z. B. keine Follikel wachsen. In den offiziellen Statistiken wird diese Tatsache vernachlässigt: Wieviele Zyklen sind überhaupt notwendig, bis es zu einer Follikelpunktion kommt? Die Frauen müssen wissen, daß das Verfahren in jedem Punkt scheitern kann und daß das dann nicht ihr eigenes Versagen ist.

Zum Stichwort „Selektion und Beratung" möchte ich folgendes anmerken. Wenn man „psychosozial" hört, denken viele, jetzt müßten sie selektieren. Die psychische Ausgangslage eines Paares zu berücksichtigen aber hat mit Selektion nichts zu tun. Die Ausgangslage muß Grundlage meiner Beratung sein.

N. N.:
Ich bin niedergelassener Gynäkologe und wollte zur IVF-Behandlung sagen, daß sie doch nur ein Teil der Sterilitätsbehandlung ist. Wir behandeln in der Praxis doch viele Patientinnen mit Clomiphen oder Gonadotropinen. Das ist die Mehrzahl unserer Patientinnen. Nicht einmal 1% von ihnen schicken wir zur Behandlung ins IVF-Programm. Wir haben doch auch sonst sehr viel für die Behandlung der verschiedenen Sterilitätsformen gelernt. Über die großen Erfolge, die wir in der medikamentösen Sterilitätsbehandlung haben, wurde hier überhaupt nicht gesprochen.

Hoffmann:
Es ist sicher richtig, daß sich das Paar auf einem langen Weg befindet und schon viel darüber reflektiert hat, wie es seinen Kinderwunsch verwirklichen kann. Dennoch, wie verschiedentlich hier schon gesagt, sollte der Arzt eben nicht sofort mit dem Handeln beginnen, sondern in den Gesprächen beispielsweise die Sexualität ansprechen. Je mehr wir uns zu Methoden hinbewegen, die asexuell sind, sollte eben die Sexualität ins Gespräch gebracht werden. So haben die Paare, auch bei einem Mißerfolg der Technik, einen Gewinn für die spätere Partnerschaft und können hiermit kompensieren, daß sie keine Kinder bekommen. Das scheint mir ein wichtiger Ansatzpunkt zu sein. Im Film gestern wurde lapidar die Häufigkeit des Geschlechtsverkehrs auf 2- bis 3mal pro Woche als normal bezeichnet. Das ist zu hinterfragen. Bedenken Sie bitte, daß es sich bei 50% der Paare mit unerfülltem Kinderwunsch von vornherein um funktionelle Sexualstörungen, d. h. Kommunikationsstörungen handelt.

Springer-Kremser:
Ich möchte Frau Davis-Osterkamp fragen, ob sie es mir erlaubt, ihre 3 möglichen Standpunkte durch einen 4. zu ergänzen. Sie intendieren in Ihrem Referat eine gute Zusammenarbeit zwischen dem Frauenarzt und einer Psychologin. Die Psychologin sollte über die Möglichkeiten der Reproduktionsmedizin Bescheid wissen. Der Arzt dürfte nicht das Gefühl haben, daß er an Kompetenz verliert, wenn er eine Patientin an die Psychologin überweist. Ich möchte deshalb darauf hinweisen, daß Ärztinnen und Ärzte in Balint-Gruppen soviel Kompetenz gewinnen können, um ein durchschnittliches neurotisches Paar in der Sterilitätsbehandlung gut begleiten zu können. Sie sollten aber auch soviel Kompetenz gewinnen, daß sie ihre Grenzen erkennen, daß sie sehen, wann ein Paar/eine Patientin an einen Psychologen

überwiesen werden muß. Die Teilnahme an Balint-Gruppen ist sicherlich organisierbar.

Davies-Osterkamp:
Ich stimme Ihnen zu. Ich möchte aber noch differenzieren und mit dem 2. Standpunkt den 3. verbinden. Man beobachtet ja häufig, daß Gynäkologen, die sich einer Balint-Gruppe anschließen und sich zunehmend mehr für Psychosomatik und Psychotherapie interessieren, in eine Identitätskrise geraten und zu kleinen Psychotherapeuten werden. Ich stelle mir vor, daß z. B. für niedergelassene Gynäkologen, die sehr viel mit diesem Problem konfrontiert sind, Balint-Gruppen die ideale Möglichkeit sind. In den Zentren, wo die In-vitro-Fertilisation oder andere Techniken praktiziert werden, wo also notgedrungen eine hochgradige Spezialisierung stattfindet, sollte ein psychosomatisch ausgebildeter Arzt oder ein Psychologe ins Team integriert sein. Vielleicht kann man diese Standpunkte verbinden!?

Jürgensen:
Ihre Antwort hat meine Anfrage fast überflüssig gemacht. Ich wollte nämlich sagen, daß in der Bundesrepublik die Kollegen, die in Balint-Gruppen gehen, keine IVF machen, und die Kollegen, die IVF an den Zentren machen, freiwillig in keine Balint-Gruppe gehen würden. So ist Ihr Vorschlag die einzige Lösung. Die Kliniken müßten eine Stelle für einen psychosomatisch orientierten Arzt oder einen Psychologen schaffen, der ins Team integriert wird. Das gibt es bisher in Deutschland an den wenigsten Kliniken. Da bleibt das Institut von Herrn Kemeter im deutschsprachigen Raum eine rühmliche Ausnahme.

Nijs:
Balint-Gruppen allein reichen nicht aus. In den Zentren zumindest sollte ein psychologisch ausgebildeter Arzt oder ein Psychologe im Team integriert angestellt werden. Wir als Psychologen müssen uns jedoch die Frage stellen, ob wir in der Lage sind, den gynäkologisch tätigen Kollegen eine richtige Antwort zu geben. Das ist nicht nur ein Problem der Fertilitätstechniken, sondern eine Herausforderung für die psychotherapeutische Ausbildung. Die Techniker sind fasziniert von ihrer Technik, und viele Psychotherapeuten sind fasziniert von ihren Phantasien.

N. N.:
Von meinem beruflichen Selbstverständnis her identifiziere ich mich mit der medizinischen Psychologie genauso wie mit der Psychotherapie. Lange habe ich medizinische Psychologie gelehrt und auch Medizinstudenten in Psychologie ausgebildet. Man kann nicht davon ausgehen, daß ein normaler klinischer Psychologe, der von einer deutschen Universität kommt, dafür irgendeine Kompetenz hat, worüber wir auf dieser Tagung gesprochen haben. Der braucht genauso eine Fort- und Weiterbildung in diesem Bereich der medizinischen Psychologie wie ein Gynäkologe, der sich mit der Fertilitätsbehandlung besonders beschäftigt.

Nijs:
Das Schlimmste bei uns ist, wenn ein niedergelassener Gynäkologe das Paar oder die Frau zu einem niedergelassenen Psychiater überweist. Das ist die schlechteste Kombination.

Mohr:
Wir sollten uns jetzt noch einmal der Frage zuwenden, ob die In-vitro-Fertilisation nur eine Methode für verheiratete Paare ist.

Kemeter:
Ich habe immer deshalb von Paaren gesprochen, und nicht von Ehepaaren, weil ich damit ausdrücken wollte, daß wir den Trauschein nicht überprüfen. Im Erstgespräch aber hinterfragen wir das „Nicht-verheiratet-Sein" sehr genau. Ich finde es schon wichtig zu wissen, warum jemand *nicht* heiratet. Doch ist das kein Kriterium für oder gegen die Behandlung.

Nijs:
In Leuven verwenden wir dieses Kriterium ebenfalls nicht für unsere Entscheidung für oder gegen eine In-vitro-Fertilisation. Wir fordern eine stabile heterosexuelle Beziehung. Bis heute gibt es in Leuven keine Donorinsemination und keine IVF-Behandlung bei lesbischen Paaren. Wenn solche Paare zu uns kommen, dann raten wir ihnen, nach Brüssel zu gehen. Die unverheirateten Paare fragen wir nach den Gründen, warum sie nicht verheiratet sind und inwieweit sie die Zukunft ihrer Kinder mit dieser Entscheidung belasten. Bis heute ist es in Belgien immer noch so, daß unehelich geborene Kinder psychosozial benachteiligt und belastet sind. Wenn ein Paar meint, das verantworten zu können, dann ist das seine Entscheidung und Verantwortung.

Mohr:
Ich begann die Tagung mit der Stellungnahme der Synode der EKD. In dieser kirchlichen Handreichung steht ein sehr seelsorgerlicher und zugleich revolutionärer Satz, den ich zitieren möchte. Die Synodalen schreiben: „Der Wunsch auch einer alleinstehenden Frau, Mutter zu werden, ist verständlich. Sie sollte aber, wenn sie eine extrakorporale Befruchtung in Erwägung zieht, bedenken, daß ihr Kind ohne Vater aufwachsen würde. Nach christlicher Überzeugung ist die liebevolle Familie der beste Rahmen für eine Kindheit, wie sie der Bestimmung des menschlichen Lebens durch die Liebe und zu ihr entspricht" (vgl. S. 151). In dieser Schrift steht nicht: Du darfst nicht, du sollst nicht! Sondern es heißt dort: Wir sind einer Überzeugung, was das beste ist, und wir möchten, daß man das bedenkt. Ich finde, für ein kirchliches offizielles Papier ist das sehr einfühlsam.

Mürdter:
Ich weiß nicht, ob ich vorhin richtig verstanden worden bin. Der Ärztetag 1986 hat uns klare Vorgaben gegeben. Für die In-vitro-Fertilisation wird eine intakte Familienbeziehung gefordert. Dafür ist bei uns nun einmal formell der Trauschein eine Voraussetzung. Die Beschlüsse des Ärztetages wurden später auch Bestandteil der Berufsordnung, an die wir uns zu halten haben.

Mohr:
Ich nehme an, für die Resolution von Travemünde war entscheidend, daß die Kolleginnen und Kollegen für den Fall geschützt werden sollten, daß eine nichteheliche Beziehung auseinandergeht und sie dann ggf. für das künstlich erzeugte Kind haftbar gemacht würden. Wir sollten uns einer anderen Frage zuwenden. Warum ist in all den Untersuchungen und Diskussionen das Kind so wenig beachtet worden?

Jürgensen:
Wir haben ja gestern gehört, daß Louise Brown erst 10 Jahre alt ist, und die anderen Kinder sind logischerweise jünger. Es geht also praktisch noch gar nicht, dazu eine statistische Untersuchung vorzulegen. In der Praxis ist es sehr schwer, solche Katamnesen nach Sterilitätsbehandlungen zu machen. Die einzige, die ich kenne, ist relativ groß und umfaßt immerhin 600 Fälle. Die Schwierigkeit liegt darin, daß man die Paare aus dem Blick verliert. Eine Untersuchung wäre ja auch allerfrühestens nach der Pubertät zu machen, bei den jungen Erwachsenen. Zudem muß man das „Lebensalter" eines Doktoranden hinzurechnen.

Thumm:
Ich könnte mir denken, daß die Kinderärzte in der Regel diejenigen sind, die Störungen an den Kindern der IVF-Programme zuerst bemerken.

N. N.:
So wichtig psychologische Erkenntnisse und Studien auch sein mögen, wir müssen uns aber überlegen, daß wir die Kinder durch eine solche Untersuchung aus ihren Familien herausholen, in eine Studie packen und damit zusätzlich belasten. Ich möchte dafür plädieren, daß man die Kinder zunächst einmal 10 oder 15 Jahre den Eltern überläßt, ohne sie zu untersuchen.

Mohr:
Herr Nijs, wie kommen Sie zu Ihren Zahlen?

Nijs:
Auch bei uns gibt es keine systematischen Nachuntersuchungen. Was ich vorgetragen habe, sind beschränkte Eindrücke, die ich seit der ersten Insemination 1971 gewonnen habe. Das ist ein relativ kurzer Zeitraum. In den letzten 10 Jahren hat man dann mehr solche Untersuchungen durchgeführt. Die Zahlen über die Scheidungsrate haben wir auf indirektem Wege durch Kontakte mit niedergelassenen Gynäkologen, mit Hausärzten usw. gewonnen. Wenn wir die Eltern fragen, ob wir sie nach 3, 5, 10 Jahren besuchen dürfen, um sie zu befragen, dann verneinen sie in der Regel. Das respektieren wir. Von der Statistik her gesehen ist das schlimm. Seit 1965 ist in Leuven die Adoption gesetzlich geregelt, und auch hier haben wir keine systematischen Nachuntersuchungen. Es gibt jedoch Eindrücke, die besagen, daß die Paare mit Donorinsemination in einer harmonischeren Beziehung leben, während die Paare mit Adoptivkindern größere Schwierigkeiten haben und sexuell weniger befriedigt sind. Einen Einfluß darauf könnte das schon fortgeschrittenere Alter der letztgenannten Paare haben. Aufs Ganze gesehen sind die Donorinseminationskinder lebhafter als die Adoptivkinder. Sie sind spielerischer; die Adoptiveltern spielen allem Anschein nach weniger mit den Kindern. Die vorläufigen Schlüsse läßt eine Testreihe zu. Das „Examen" kommt, wie Frau Jürgensen schon gesagt hat, erst im Erwachsenenleben dieser Kinder. Dann wird die Prüfung gemacht, ob diese Kinder lustfähig und beziehungsfähig geworden sind.

Mürdter:
Ich möchte auch noch eine Zahl hinzufügen, die mir von Herrn Schad aus Pyrmont bekannt ist. Er hat langfristig Paare nach heterologer Insemination untersucht und

fand eine Scheidungsrate von 1%. Dies scheint mir den Trend zu bestätigen, der in Leuven erkannt wurde, daß es sich um sehr stabile Partnerschaften handelt.

Springer-Kremser:
Ich möchte Sie, Herr Nijs, fragen, ob die Adoptionskinder unmittelbar nach der Geburt in die Familien gegeben wurden oder ob dies, wie es meines Wissens häufig leider noch immer der Fall ist, Kinder sind, die eine Zeitlang an einem anderen Ort nach der Geburt (in einem Heim usw.) untergebracht waren. Das hat doch einen Einfluß. Denn wir wissen spätestens seit den Untersuchungen von René Spitz und Bowlby, daß Kinder, die in einem Heim waren, einer mühsamen Nachreifung und Nacherziehung bedürfen. Ich frage mich, ob die Entwicklung dieser Kinder wirklich vergleichbar ist. Sie wäre es nur dann, wenn die Kinder gleich nach der Geburt in die Familien gekommen wären.

Nijs:
Die Mehrzahl der Kinder, die wir untersucht haben, ist in unserer Klinik in Leuven geboren worden und wurde 10–14 Tage nach der Geburt in die Adoptivfamilien gegeben. Ausnahmsweise ging es um Kinder, die erst im Alter von 2–3 Jahren adoptiert wurden.

Davies-Osterkamp:
Zur Nachuntersuchung der Kinder möchte ich sagen, daß ich Louise Brown bedauere, die auf diese Weise ins Licht der Öffentlichkeit gekommen ist. Auch von Reproduktionsmedizinern habe ich schon gehört, daß sie eine Nachuntersuchung ablehnten. Es könnte darauf hinweisen, daß dieser Weg der Zeugung mit einem Tabu belegt ist. Dieses Tabu müßten wir respektieren.

Nijs:
Vielleicht ist das einfach Respekt vor den betroffenen Menschen und kein Tabu im negativen Sinne. Das Tabu, das uns daran hindert, ein gesundes Paar nach 20 Jahren eines Sexuallebens einer wissenschaftlichen Untersuchung zu unterziehen, ist sowohl negativ als auch positiv zu werten. Natürlich kommen bei den behandelten Paaren nach Donorinseminationen und IVF Forscherinteressen hinzu.

Kemeter:
Auch ich frage mich, warum die Kinder nicht systematisch untersucht werden. Das eine wurde schon angesprochen: Es ist das Geheimnis der Elternschaft, es ist der Einbruch in die Intimsphäre durch irgendeine Institution. Dieser Einbruch wird von dem behandelten Paar nicht so einfach toleriert. Wir in Wien haben mit vielen Patienten Kontakt, weil wir Fragebögen verschickt haben. Auf diesen Fragebögen ist auch Raum für freie Mitteilungen, denen wir entnehmen können, daß es im großen und ganzen gut geht. Natürlich ist so ein Fragebogen nie objektiv. Er zeigt nicht, was sich wirklich abspielt. Zumindest die Eltern sagen immer wieder, daß sich ihr Leben total geändert hat, seit sie eine Familie sind. Sie sind uns sehr dankbar. Gelegentlich hört man auch von Schwierigkeiten, die nicht über das Maß hinausgehen, das Eltern sonst mit ihren Kindern haben, Schlafstörungen u.ä.

Mit der heterologen Insemination ist es ja eigentlich noch schwieriger. Ich war erstaunt zu hören, daß es die doch relativ große Studie aus England gibt, wo, wenn ich richtig gehört habe, 68 Familien nachuntersucht wurden, sogar bis zu dem

Zeitpunkt, zu dem die Kinder schon erwachsen waren. Mit 7 Kindern wurde darüber hinaus ein Interview gemacht, nachdem man ihnen gesagt hatte, sie seien in vitro gezeugt worden. Auch in dieser Studie wird betont, wie sorgfältig man vorgehen müßte, um eben nicht in dieses Geheimnis einzubrechen und womöglich etwas zu zerstören. Diese Studie zeigt deutlich die Dankbarkeit der Ehepaare dafür, daß sie auf diese Weise Kinder bekamen und zu einer Familie wurden. Das einzige, was viele bemängelten, war das Geheimnis, über die Zeugung ihrer Kinder mit niemandem sprechen zu können. Diejenigen, die innerhalb der Familie jemanden fanden, mit dem sie darüber reden konnten, empfanden das Gespräch als Erleichterung.

Ich will ein Beispiel erzählen: Es ist die Geschichte eines der ältesten Kinder, das nach heterologer Insemination und IVF zur Welt gekommen ist. Das Kind ist jetzt 5 Jahre alt. Die Mutter rief mich neulich an und klagte, daß das Kind im Wachstum zurückgeblieben sei und nicht die seinem Alter entsprechende Größe aufweise. Sie mache sich Sorgen. Ich habe nach der Größe des Kindes gefragt und sie hat mir eine Zahl genannt, die durchaus der Norm eines Kindes in diesem Alter entspricht. Ich forsche weiter: „Wieso glauben Sie eigentlich, daß Ihr Kind zu klein ist?" Sie antwortete: „Ich mache mir oft Phantasien über den Spender. Mein Mann ist felsenfest davon überzeugt, daß er der Vater ist." Ich fragte nach und sie fuhr fort: „Ich habe ihm damals gesagt, daß eine Spermienmischung stattgefunden habe." Das hatte sie ihrem Mann gesagt, ohne uns darüber zu informieren, obwohl wir ihr eindeutig mitgeteilt hatten, daß wir nur mit Spendersamen inseminiert hatten. Zufälligerweise hat nun das Kind an der Wade ein Muttermal, an der auch der Mann eins hat. Nun ist es an ihr, das ganze auszubaden. Er ist natürlich glücklich über seinen Sohn, es ist sein Sohn, das Muttermal beweist es. Aber offenbar hat die Frau doch Schuldgefühle und Ängste, daß das Kind nicht normal wächst. Und noch etwas hörte ich heraus. Sie hat plötzlich hinzugefügt: „Das Kind ist so gescheit, es ist uns haushoch überlegen!" Es ist allem Anschein nach nicht gut, wenn man die Spender zu gut aussucht!

N. N.:
Für mich ist es nicht überraschend, daß Nachuntersuchungen fehlen. Der große Erfolg ist die Schwangerschaft. Dann ist eigentlich für den Gynäkologen die Sache getan. Warum sollte er dann noch nachfragen? Das ist ähnlich wie bei der „Aufzucht" von Frühgeborenen. Die Geburtshelfer freuen sich, wenn sie ab dem 5. Monat, ja schon ab dem 4. Monat das Kind im Brutkasten hochgezogen haben. Doch was danach passiert, das, was die Psychiater mit „minimal brain damage" charakterisieren, davon erfahren die Gynäkologen überhaupt nichts mehr. Für sie ist die Geburt die Übergabe in den Brutkasten, und damit hat die gynäkologisch-pädiatrische Transferlinie geklappt. Damit ist es erledigt. In der Psychiatrie sieht es dann ganz anders aus.

Kemeter:
Sie haben das sicherlich ironisch gemeint. Wenn es überhaupt gilt, was Sie gesagt haben, dann gilt es vorwiegend für Ärzte großer Zentren, wo die Patienten von weither kommen und die Ärzte nicht in der Lage sind, ihr Geschick weiter zu verfolgen. Ich nehme nicht an, daß es für praktizierende Gynäkologen ebenso gilt, die natürlich die Nachuntersuchung 6 Wochen nach der Geburt machen, die werden mit dem Werdegang dann konfrontiert, mit Krankheiten der Kinder, mit der

Familie. Ich glaube, daß Sie übertrieben haben. Der praktizierende Gynäkologe und Geburtshelfer interessiert sich unwillkürlich für die ganze Familie.

Wollmann-Wohlleb:
Ich möchte zu bedenken geben, daß es das Problem „Wer ist mein Vater?" nicht erst seit der IVF gibt.

Mohr:
Für unsere Beratungsarbeit ist es wichtig, daß wir uns die Möglichkeiten noch einmal vor Augen führen, die wir einem Paar mit unerfülltem Kinderwunsch nennen müssen. Da ist zunächst die Möglichkeit, daß sich das Paar in das Schicksal seiner Unfruchtbarkeit schickt. Ich kann dem Paar auch zur Adoption raten, wobei wir zugeben müssen, daß es wenige Kinder gibt, die zur Adoption freigegeben werden. Welche Sperren im Hinblick auf die Adoption gibt es bei den Paaren, die zu uns in die Beratung kommen?

Solange Sie über diese Fragen nachdenken, möchte ich im Hinblick auf die Frage nach dem Ergehen der in vitro gezeugten Kinder noch eine Fußnote machen. Eine Kollegin im Haus führt Tagungen für Adoptiveltern durch. Zu diesen Tagungen kommen Eltern aus dem Land zusammen, die hier ihre Anonymität aufgeben können. Die Kinder kommen ebenfalls mit, haben Kinderbetreuung und ähnliches. Auf diese Weise können sich die Eltern austauschen. Sie können von ihrem Ergehen berichten. Ich könnte mir durchaus denken, daß man in ein paar Jahren eine IVF-Elterntagung in ähnlicher Weise durchführt. Vielleicht kommen da ja 5 oder 10 Paare, die sich gern einmal aussprechen möchten.

Jürgensen:
Das ist sicher ein machbarer Vorschlag. Aber natürlich wäre das keine Untersuchung über die emotionale Entwicklung dieser Kinder. Eine solche Tagung wäre höchstens eine Momentaufnahme.

Kemeter:
Es wäre auch eine Möglichkeit, das Positive aufzuzeigen. Das möchte ich dem Kollegen antworten, der das Positive in unserer Diskussion bisher vermißt hat.

Hönes:
Zur Adoption möchte ich aus meiner Erfahrung in der Schwangerschaftskonfliktberatung heraus sagen, daß die Freigabe zur Adoption von den Frauen sehr schlecht verkraftet wird und sie noch lange darunter leiden. Das gilt auch für Frauen in ganz schwierigen Verhältnissen. Mir fällt es immer schwer, zur Adoptionsfreigabe zu raten. Für mich sind die Frauen, die ihr Kind zur Adoption freigeben, so eine Art unfreiwilliger Leihmütter. Das ist doch sehr viel verlangt. Ich denke, man sollte die Hilfen so gestalten, daß Frauen gar nicht mehr gezwungen sind, ihre Kinder zur Adoption freizugeben.

N. N.:
Eine Anschlußfrage: Von wem werden die Frauen denn gezwungen, die Schwangerschaft auszutragen? Werden sie direkt oder indirekt gezwungen?

Hönes:
Natürlich werden die Frauen von den Verhältnissen gezwungen, weil sie keine andere Möglichkeit als die der späteren Adoptionsfreigabe sehen, ihre Kinder auszutragen. Sicher gibt es einzelne, wo die Adoptionsfreigabe auch eine Hilfe seine kann. Aber im allgemeinen ist das keine Hilfe; und eine Frau macht das nur, wenn sie keinen anderen Ausweg sieht. Wer Frauen beraten hat oder berät, der weiß, wie wahnsinnig schwierig es ist, ein Kind auszutragen und nachher herzugeben. Aber vielleicht kommt das Thema bei den Leihmüttern noch zur Sprache.

Direkt werden die Frauen zur Schwangerschaft natürlich auch durch die Empfehlung unserer Regierung gezwungen: Im Fall der Schwangerschaftskonfliktberatung müssen wir die Adoption auf jeden Fall mit anbieten. Das ist eine dubiose Entscheidung, die immer wieder in den Richtlinien drinsteht. Das sollte hinterfragt werden. Sollte man diesen Aspekt in der Ausbildung zum Berater nicht streichen?

Springer-Kremser:
Ich glaube, daß das eine schwierige Frage ist. Ich teile vollkommen Ihre Ansicht. Ich glaube, daß viel Sadismus und Strafbedürftigkeit der Gesellschaft darin steckt, einer Frau zu empfehlen, eine Schwangerschaft auszutragen und dann das Kind herzugeben. So erleben das die Frauen auch. Sie erleben dies als Bestrafung. Wir können von 2 Annahmen ausgehen: In der Regel wissen die Frauen, die schwanger sind, davon, daß es die Möglichkeit gibt, dieses Kind auszutragen und später zur Adoption freizugeben. Wir leben ja alle nicht auf dem Mond. Wir haben die Medien, und so können wir annehmen, daß die Frauen von dieser Möglichkeit wissen.

Die andere Frage ist, *wie* man in der Beratung an die Möglichkeit erinnert. Man kann natürlich formulieren: „Der Gesetzgeber zwingt mich, auch die Adoption zu erwähnen ..." Es gibt viele Möglichkeiten, individuell mit dieser Möglichkeit umzugehen. Es ist der Kompetenz des Beraters überlassen, dies möglichst sensibel zu handhaben.

Rose-Schmelzer:
Wir haben sicherlich 2 verschiedene Wertschätzungen. Eine Frau, die einen Schwangerschaftsabbruch vornehmen läßt, macht das hinter verschlossenen Türen, darüber wird nicht weiter gesprochen. Das geschieht im geheimen und ist bei uns legalisiert. Ein Kind nach der Entbindung herzugeben wird hingegen als negativ bewertet. Ich aber werte es positiv. Ich sage: Die Frau hat dieses Kind leben lassen!

Jürgensen:
Ich möchte auf die einzige medizinische Konstellation hinweisen, die fast zur Adoption zwingt, nämlich die, daß jemand in oder um die 20. Woche oder erst im 2. Trimenon zur Abruptio kommt. Hier können wir ja ärztlich nicht mehr tätig werden.

Davies-Osterkamp:
Ich möchte jetzt begründen, weshalb ich die Leihmütter ausgeklammert habe. Als Sozialwissenschaftler neigt man häufig dazu, die spektakulären Formen zu schildern, um dann das weniger Spektakuläre zu verteufeln oder ablehnen zu können. Das war der Grund, warum ich über die Leihmutter nicht gesprochen habe. Ich wollte den normalen Fall annehmen, an dem sich auch unterschiedliche Meinungen entzünden können. Ich wollte nicht den extremen Fall schildern, bei dem alle einer Meinung sein können. Dann wäre die Sache erledigt gewesen. Wenn Sie meine

persönliche Meinung wissen wollen: Ich finde Leihmutterschaft extrem problematisch. Im Zentrum steht dann wirklich die Frage nach der Rolle der Frau. Da wird für mich persönlich die Grenze überschritten. Über Leihmutterschaft würde ich einen anderen, einen weniger sanften Vortrag halten als den von heute morgen.

Mohr:
So wie die Entwicklung in der Rechtsprechung im Moment verläuft, wird die Leihmutterschaft in der Bundesrepublik verboten werden. Auch die Synode der EKD äußert sich in diesem Sinne: Das Wohl des Kindes erfordert es im Normalfall, daß die Frau, die es aufzieht, auch seine genetische und leibliche Mutter ist. Es kann zum Schicksal werden, daß die leiblichen Eltern das Kind nicht erziehen können. Die absichtlich herbeigeführte Aufteilung der Mutterschaft zwischen der Frau, von der das Kind genetisch abstammt und die es aufziehen will, und jener, die es austrägt und zur Welt bringt, verstößt gegen das Anrecht des Kindes auf einheitliche Elternschaft. Ersatzmutterschaft – ob gegen Entgeld (Mietmutterschaft) oder als Freundes- oder Verwandtenhilfe (Leihmutterschaft) – muß gesetzlich verboten werden. Abreden dieser Art sind sittenwidrig (vgl. S. 153). Schwangerschaft und das geborene Kind dürfen nicht zur käuflichen Ware entwürdigt werden. Mutterschaft darf weder vermietet noch gemietet werden. In der Diskussion wird immer wieder unterstrichen, daß diejenige die Mutter eines Kindes ist, die das Kind zur Welt gebracht und während 9 Monaten eine Beziehung zu diesem Kind aufgebaut hat. Dagegen können keine Rechtsansprüche und kein genetisches Gutachten geltend gemacht werden.

Kemeter:
Auch ich bin dieser Ansicht. Wir machen das auch nicht, weil wir der Auffassung sind, daß die Schwangerschaft so wichtig ist, auch zur Entwicklung einer Mutter-Kind-Beziehung. Was sich in 9 Monaten entwickelt, kann man nicht einfach abreißen. Dies ist jedoch ein rein gefühlsmäßiger Eindruck von mir. Es könnte sein, daß es durchaus sehr glückliche Fälle gibt, in denen die Leihmutterschaft funktioniert. Ich glaube aber, es ist ein rein pragmatischer Schachzug der Reproduktionsmediziner, die sagen: Hier ist die Grenze überschritten; wir geben euch die Leihmutterschaft, aber laßt uns den vor der Grenze liegenden „Rest".

N. N.:
In die Richtung geht natürlich die Verteufelung der Leihmutterschaft, indem man die Kommerzialisierung so in den Vordergrund rückt. In diesem Zusammenhang möchte ich auf die Bemerkung von Frau Hönes zurückkommen, daß die Schwangere, die mehr oder weniger dazu gedrängt wird, eine Schwangerschaft auszutragen und das Kind später zur Adoption freizugeben, eine *unfreiwillige* Leihmutter sei. Diese Frau ist ja viel schlechter dran als eine freiwillige Leihmutter, die sich bei Bewußtsein, mit gesundem Menschenverstand zu einer solchen Sache entschließt.

Nijs:
Bis heute haben wir in Leuven nur 3 solcher Fälle. In jedem Fall war es die Schwester einer infertilen Frau, die als Leihmutter zur Verfügung stand. Einmal ist das in der Klinik in Leuven durchgeführt worden: Die beiden Frauen waren eineiige Zwillinge; das Kind ist jetzt 3 Jahre und einige Monate alt. Ich habe mit allen Paaren und den Schwestern gesprochen. Ich war sehr zögernd, doch ich kann nicht sagen, daß es ein Leihen im Sinne erzwungener Leihmutterschaft wie bei einer Adoption war. Es gab

eine große Solidarität zwischen den Schwestern, auch bei den Zwillingen. Jedoch war es meiner psychopathologischen Einschätzung nach eine narzißtische Kollision zwischen den Zwillingen. Aber bis heute sind sowohl dieses Kind als auch die Paare glücklich. Für mich ist das als Psychiater und Therapeut überraschend. Ich kann nicht sagen, daß Konflikte und Probleme aufgetreten sind.

Wir können die Leihmutterschaft nicht ablehnen, solange noch eine einzige Frau zur Leihmutterschaft gezwungen wird. Solange wir eine so gespaltene Haltung zur Leihmutterschaft auf der einen Seite und zur Adoption nach aufgezwungener Schwangerschaft auf der anderen Seite haben, sind wir noch nicht in der Lage, ein Paar gut zu begleiten. Die Frauen, die ein Kind zur Adoption freigeben, leiden ungeheuer. Da ist einerseits die Arbeit der Geburt und zugleich die Trauerarbeit über den Verlust des Kindes. Wir sollten Adoptivfamilien skeptischer beurteilen. Bei der Donorinsemination sieht das alles besser aus.

Springer-Kremser:
Ich möchte erwähnen, daß es von BBC einen sehr informativen Film mit folgendem Setting gibt: In einem Kreis von Experten sitzen Gynäkologen, Juristen, Moraltheologen und ein amerikanischer Geschäftsmann, der die Leihmutterschaft geschäftlich betreibt. Und in diesen Kreis tritt eine Frau und stellt assoziativ Fragen im Zusammenhang mit Reproduktionstechnologien. Sie stellt alle Fragen, die man sich denken kann – im Film dauert es sicher über eine Stunde. Jede Frage wird von den Experten sachlich beantwortet, in der Regel nicht nur von einem, sondern von mehreren.

Straeter:
Ich erhebe Einspruch dagegen, Adoptionsfreigabe mit erzwungener Leihmutterschaft gleichzusetzen. Es gibt Frauen, die das Kind austragen, obwohl sie es hätten abtreiben können, wie z. B. die leibliche Mutter unserer Tochter. Das wissen wir ganz sicher. Diese Frauen sind vielleicht in der Minderheit. Aber es gibt sie, und es ist nicht in jedem Fall eine erzwungene Leihmutterschaft. Ich denke, daß das Leiden der Frau, die ihr Kind zur Adoption freigibt, dadurch erschwert wird, daß wir die Adoptionsfreigabe in unserer Gesellschaft verurteilen. Es gilt unmenschlich, sein Kind wegzugeben. Es ist viel einfacher, es abtreiben zu lassen.

Hoffmann:
Historisch gesehen kann man die Leihmutterschaft in eine Linie mit den sog. „Findelmessen" stellen. Früher wurden Kinder in der Kirche abgegeben, in ein Schubfach hineingelegt, symbolisch also dem Schöpfer zurückgegeben. Die Kirche hat sie dann zur Adoption in bestimmte Familien weitergegeben. Das Wissen um Adoption ist heute bei allen Familien gleich. Denken Sie nur an das Binsenkörbchen des Mose in der Bibel. Diese Geschichte kennen alle. Es gibt sie in allen Kulturkreisen. Das muß man also expressis verbis bei der Schwangerschaftskonfliktbetreuung nicht noch einmal aussprechen. Von diesem Wissen kann man ausgehen.

Mohr:
Vorhin hat der niedergelassene Kollege beklagt, daß wir nicht auch die vielen anderen Möglichkeiten der Sterilitätsbehandlung diskutiert haben. So wäre ein viel positiveres Bild entstanden. Vom Thema unserer Tagung her hätten wir das durchaus tun können, aber wir wollten ja – wie aus dem Tagungsprospekt hervorgeht – über

den Formenkreis der Sterilitätsbehandlungen sprechen, die uns die neueren Techniken bieten.

Nijs:
Trotzdem ist das kein prinzipieller Unterschied. Ich betreibe die normale Sterilitätsbehandlung seit 1971 nebenher. Immer wieder komme ich zu der Überzeugung, daß das neuroendokrine System funktionieren muß, wenn es zu einem normalen Eisprung kommen soll. Wir wissen längst, wie sehr Abweichungen im neuroendokrinen System von psychischen Faktoren abhängen. Wahrscheinlich zu 90%. Es genügt eben nicht, mit Hormonen irgendetwas auszugleichen. Ich muß praktisch immer parallel die Psyche mitbehandeln. Mich interessieren stets die Gründe für eine Abweichung. Das gilt genauso für die IVF wie für jede andere Hormonstörung. Es ist völlig überflüssig, z. B. einen Mann länger als vielleicht 3 Monate mit irgendeinem Medikament versuchsweise zu behandeln. Wichtig ist hingegen, ob dieser Patient mit seiner Unfruchtbarkeit oder verminderten Fruchtbarkeit fertig wird. Wichtig ist die Frage, welche Alternativen er wählt. Hier wiederum ist ein psychosomatisch orientiertes Gespräch notwendig. Alles andere, jede Behandlung, die sich aufs Somatische beschränkt und über ein halbes Jahr hinausgeht, ist nicht fachgerecht.

Jürgensen:
Zur Diskussion der Leihmutterschaft ist mir gerade noch etwas Ketzerisches eingefallen. Ich finde, am Abschluß der Tagung müssen wir uns klarmachen, daß wir mit dem Auffächern der Problematik nicht das Thema, sondern eher die Ehepaare und die Kinder überfrachten. Das ist schwierig zu erklären. Ich fand es sehr sympathisch von Frau Davies-Osterkamp, daß sie zum Thema Leihmutterschaft ihre persönliche Meinung gesagt hat. Sie hätte das auch wissenschaftlich begründen und in einem zweistündigen Vortrag darlegen können. Aus dieser Tagung muß aber auch hervorgehen, daß wir leider nicht nur die sind, die diese Ehepaare betreuen, begleiten und so ganz offen und in positiver Anteilnahme die einzelne Problematik verfolgen, sondern daß wir auch Experten sind, die zum Klima der Gesellschaft beitragen können, auch durch Verbote und Gebote. An uns liegt es, ob ein Kind als verbotenes Kind aufwächst oder nicht. Ich war sehr froh, daß das Schlußwort gestern in die Richtung „eher verbessern als verbieten" ging. Wir, die IVF-Leute, müssen unsere Grenzen sehen. Ich verweise auf die Studie von Stauber. Sie zeigt, daß wir in vielen Fällen an den Interessen der eigenen Patienten vorbeihandeln, wenn wir 2 Jahre zögern, sie zu behandeln, und sie statt dessen in der Psychotherapie begleiten. Die Patienten in der Ambulanz aber gehen einfach zu einem anderen und lassen die IVF machen. Das sind dieselben Patienten. Nicht nur die Ehepaare sind Mitglieder der Gesellschaft, sondern wir auch, wir, die durch die Richtlinien in Ethikkommissionen der Kliniken Grenzen setzen und Verbote aussprechen.

Nijs:
Ich möchte noch einen positiven Zeiteffekt der IVF und Donorinsemination nennen. In Belgien führten bis vor einigen Jahren der niedergelassenen Gynäkologe wie die Universitätszentren auch homologe Inseminationen durch, wenn der Mann aus psychosexuellen Gründen impotent war. Davon ist man jetzt aber abgegangen. Es ist doch geradezu ein paradoxer Nebeneffekt dieser Fertilisationstechniken, daß man

die Genitalorgane nur als Fortpflanzungsorgane betrachtet und vergißt, daß sie in erster Linie Lust- und Kontaktorgane sind.

Davies-Osterkamp:
In dieser Expertenrunde hier, ob wir nun Gynäkologen oder Psychologen sind, saßen wir ja nicht nur als Experten und vertraten unsere Fächer. Gerade die Frauenheilkunde hat sehr viel mit ganz persönlichen Wertungen zu tun. Wenn ich mehr Zeit hätte, würde ich gern die wissenschaftlichen Stellungnahmen, Experimente, Erfolgseinschätzungen usw. dahingehend prüfen, wie hier nach persönlicher Wertung selektiv weitergegeben wird, was wir erkannt zu haben glauben. Es ist für jeden von uns schwer, seine Identität, seine persönliche Meinung als Frau oder als Mann herauszuhalten.

Zur Achtung vor dem Leben
Maßstäbe für Gentechnik und Fortpflanzungsmedizin*

Kirchenamt der EKD Hannover

I.

Die Synode der Evangelischen Kirche in Deutschland hat auf ihrer Tagung vom 1. bis 6. November 1987 in Berlin neuere Entwicklungen auf den Gebieten der Gentechnik und der Fortpflanzungsmedizin als ihr Schwerpunktthema gewählt.

Diese Entwicklungen wecken Hoffnungen und Ängste. Viele sehen weitreichende Möglichkeiten zur Erfüllung eines Kinderwunsches, bei der Behandlung von Krankheiten, zur Verbesserung der Nahrungsmittelerzeugung oder im Umweltschutz. Andere werten solche Erwartungen als einen Fortschrittsglauben, den sie nicht länger teilen können; sie ziehen in Zweifel, daß die Gefahrenpotentiale bereits ausreichend erkannt sind, und fordern, daß - auch durch den Gesetzgeber - der Forschung und ihrer technischen Anwendung klare Grenzen gezogen werden. Die Kompliziertheit der Sachfragen führt aber weithin auch zu einer großen Unsicherheit, wie die Bedeutung der sich abzeichnenden Entwicklungen und die Größe des Risikos wirklich einzuschätzen seien.

Angesichts solcher Hoffnungen, Ängste und Unsicherheiten fragen Christen nach einer Orientierung aus ihrem Glauben an Gott, der das Leben liebt und von uns die Achtung vor dem Leben fordert:

> Du liebst alles, was ist, und verabscheust nichts von dem, was du gemacht hast; denn du hast ja nichts bereitet, gegen das du Haß gehabt hättest. Wie könnte etwas bleiben, was du nicht wolltest? Oder wie könnte erhalten werden, was du nicht gerufen hättest? Du schonst aber alles; denn es gehört dir, Herr, du Freund des Lebens, und dein unvergänglicher Geist ist in allem (Weisheit Salomos 11, 24 - 12, 1).

Die Synode hat sich nur mit einigen wichtigen Aspekten des Problemfeldes befaßt. Sie ist sich darin einig, daß der Glaube an Gott den Schöpfer, den Erlöser und den Vollender die Kirche und ihre Glieder dazu verpflichtet, öffentlich zur Sache zu sprechen und die Gewissen zu schärfen. Die Heilige Schrift und der Glaube der Christen geben Grundlagen für ethische Schlußfolgerungen, selbst wenn sich nicht für jede Einzelfrage eine Antwort unmittelbar aus ihnen ableiten läßt. Die Synode ist überzeugt, daß den Schlußfolgerungen nicht nur Christen zustimmen können. Die ethische Urteilsbildung auf den Gebieten der Gentechnik und der Fortpflanzungs-

---

* Kundgebung der Synode der Evangelischen Kirche in Deutschland, Berlin 1987 (EKD-Texte 20, hrsg. vom Kirchenamt der EKD, Hannover).

medizin ist um so dringlicher, als in der wissenschaftlich-technischen Zivilisation die Eigendynamik neuer Entwicklungen, der Machbarkeitsglaube und kommerzielle Interessen stärker sind als die Orientierung an grundlegenden Werten. In der Welt von Wissenschaft und Technik führt die Ethik oft ein Schattendasein.

II.

Bevor die Heilige Schrift vom Leben und Sterben des Menschen, von Gesundheit und Krankheit oder von Gelingen und Mißlingen seines Lebens spricht, sagt sie, *wer* der Mensch *ist*. Er ist Teil aller Kreatur, aber zugleich als Mann und als Frau Gottes Ebenbild. Indem er sich als Gottes Gegenüber weiß, kann er Wertorientierungen begründen und Maßstäbe finden. Die Bezogenheit auf Gott findet gerade auch im Gebet ihren Ausdruck: im Lob der Schöpfung und in der Bitte um Wegweisung.

Die Synode hat das Schwerpunktthema unter die Überschrift gestellt: „Ich glaube, daß mich Gott geschaffen hat samt allen Kreaturen". Sie erinnert mit diesem Satz aus Martin Luthers Auslegung des christlichen Glaubens an den Ursprung allen Lebens in Gott, an den darin gründenden Wert alles Geschaffenen und an die ausdrückliche Zuwendung Gottes in Jesus Christus zu jedem einzelnen Menschen:

1) Alles Geschaffene kommt von Gott, lebt aus ihm und ist bestimmt zu seinem Lob. Es hat darum einen eigenen Wert und Sinn und ist nicht bloße Verfügungsmasse in der Hand des Menschen. Der Mensch schadet sich am Ende selbst, wenn er die Ehrfurcht vor der Fülle, Ordnung und Schönheit des Lebens verliert. Es gibt nicht nur Sünde in unseren mitmenschlichen Beziehungen, sondern auch Sünde gegenüber dem Lebensrecht und Eigenwert der Kreatur insgesamt.

2) Dem Menschen des wissenschaftlich-technischen Zeitalters ist seine besondere Stellung unter den Geschöpfen Gottes nachdrücklich erfahrbar geworden: „Du hast ihn wenig niedriger gemacht als Gott, mit Ehre und Herrlichkeit hast du ihn gekrönt. Du hast ihn zum Herrn gemacht über deiner Hände Werk, alles hast du unter seine Füße getan" (Psalm 8). Weltgestaltung gehört zum Wesen und Auftrag des Menschen, auch die Entwicklung neuer medizinischer Verfahren und die Gentechnik. Der Zuwachs an Wissen und Können und die natürlichen Lebensbedingungen stehen nicht im Widerspruch zueinander, solange der Mensch den rechten Gebrauch von seinen Möglichkeiten macht. Heute handelt er mehr und mehr, bevor der rechte Gebrauch geklärt ist. Der Mensch steht in der Versuchung, die Erfolge und den Nutzen von Wissenschaft und Technik zu Lasten der übrigen Schöpfung durchzusetzen und der mitgeschöpflichen Welt ihr Daseinsrecht zu rauben.

3) Diese Entwicklung richtet sich gegen den Menschen selbst. Je höher er steigt, desto tiefer kann er fallen. Das vom Menschen in der Atomtechnik geschaffene ungeheure Vernichtungspotential findet seine Parallele in der von der Gentechnik ermöglichten enormen Fähigkeit zur Manipulation sowohl des Menschen selbst wie der übrigen Schöpfung. Der Mensch errichtet damit eine Herrschaft seiner eigenen wissenschaftlichen Möglichkeiten – schwer durchschaubar, aber von größter Tragweite auch für kommende Generationen. Damit wird Kontrolle immer schwieriger.

4) Die Würde des Menschen ergibt sich nicht nur aus seiner Sonderstellung unter den Kreaturen, sondern vor allem aus der besonderen Zuwendung der Liebe Gottes zu jedem einzelnen. Diese Einzigkeit jedes Menschen unter Gott ist seine Menschenwürde. Alles kommt letztlich und entscheidend darauf an, daß einer wahrhaft von sich sagen und bekennen kann: „Ich glaube, daß Gott mich und mein Leben will" und daß er dann auch in der Begrenzung mit anderen jedes Menschenleben als würdig und wertvoll, als unersetzbar und also als notwendig erkennt und achtet. Gott will, daß im Lebensraum, den er jedem Menschen einräumt, mit unserer Liebe seine Liebe geschieht. Eine so bestimmte Würde des Menschen ist nicht teilbar und nicht aberkennbar. Jeder Mensch, wie immer er ist, jung oder alt, gesund oder krank, schwarz oder weiß, hat die gleiche Würde. Niemand hat über Wert oder Unwert eines anderen Menschenlebens zu befinden.
5) Dies gilt auch für das ungeborene menschliche Leben von seinem frühesten Entwicklungsstadium an. Gottes Liebe zu jedem einzelnen Menschenkind beginnt nicht erst mit der Geburt. Im werdenden menschlichen Leben ist mit der Vereinigung von Eizelle und Samenzelle eine künftige Person angelegt.

III.

Diese Einsichten führen im Blick auf die Fragen der Gentechnik und Fortpflanzungsmedizin zu einer Reihe von Schlußfolgerungen:

1) Die Synode erkennt und anerkennt auch in Forschung, Technik und ärztlicher Kunst gute Schöpfungsgaben Gottes. Sie erinnert aber an die Versuchung zur Hybris und die zerstörerischen Kräfte, die allem menschlichen Streben und Trachten innewohnen. Die Freiheit eines Forschers erweist sich nicht nur im Ausschöpfen seiner Möglichkeiten, sondern verwirklicht sich ebenso in der Selbstbeschränkung angesichts des Eigenwertes alles Geschaffenen und der unbedingten Würde jedes einzelnen Menschenlebens. Forschung, Technik und Medizin dürfen nicht alles tun, was ihnen an Möglichkeiten in die Hand gegeben ist. Sie bedürfen der Ethik. Ein Beitrag dazu ist die Tätigkeit von Ethikkommissionen, in denen unmittelbar Beteiligte und Nichtbeteiligte miteinander im Gespräch bleiben.
2) Die Gentechnik wird häufig als eine Schlüsseltechnologie der Zukunft bewertet. Die Synode wendet sich nicht grundsätzlich gegen das politische und wirtschaftliche Interesse, eine mögliche Wachstumsbranche zu fördern und zu entwickeln. Sie gibt jedoch zu bedenken, daß eben dieses Interesse objektiv eine Versuchung darstellt, um ökonomischer Vorteile willen ethische Gesichtspunkte zu vernachlässigen. Die Absicht, wirtschaftliches Wachstum zu sichern und neue Arbeitsplätze zu schaffen, ist für sich genommen noch nicht ethisch gut.
3) In der Anwendung der Gentechnik stecken erhebliche Gefahren. Dies gilt insbesondere für die Freisetzung von Lebewesen mit neukombinierten Eigenschaften und für die Möglichkeit des Mißbrauchs zu militärischen Zwecken. Im Unterschied zu der langsam fortschreitenden Evolution des Lebens verlaufen die durch die Gentechnik ausgelösten Veränderungen unverhältnismäßig schnell. Sie lassen schwerwiegende Rückwirkungen auf den Artenbestand, die Vielfalt des

Genpools und das ökologische Gleichgewicht befürchten. Eine begleitende Risikoanalyse, die Umwelt- und Sozialverträglichkeit neuer Entwicklungen prüft, muß Transparenz für die Öffentlichkeit herstellen und mit einer wirksamen staatlichen Aufsicht verbunden sein.

4) Die Achtung vor dem Leben verlangt, daß der Eigenwert von Pflanzen und Tieren bei ihrer Nutzung durch den Menschen nicht weiter mißachtet wird. Der Mensch hat kein Recht, durch den Mißbrauch gentechnischer Möglichkeiten mit der Neukombination von Arten zu experimentieren und vorhandene Arten in ihrem Bestand zu gefährden.

5) Die Synode erinnert daran, daß der Rat der Evangelischen Kirche in Deutschland im November 1985 unter dem Titel „Von der Würde werdenden Lebens" eine Handreichung zu den Fragen der extrakorporalen Befruchtung, Fremdschwangerschaft und genetischen Beratung herausgegeben hat. Auf dieser Grundlage erklärt sie:

a) Kinder sind Gabe und Aufgabe. Sie brauchen eine behütete Kindheit. Aber es gibt keinen Anspruch auf Kinder. Wenn mit Mitteln der extrakorporalen Befruchtung ein Kindeswunsch verwirklicht werden soll, der sonst unerfüllt bliebe, ist auch zu bedenken, ob das Wohl des Kindes gesichert sein wird. Die Synode appelliert an den Gesetzgeber, auf dem Gebiet der Fortpflanzungsmedizin rechtliche Regelungen zu treffen, die das Wohl des Kindes berücksichtigen.

b) Gewichtige Gründe sprechen gegen die extrakorporale Befruchtung. Aber die Not der ungewollten Kinderlosigkeit darf nicht geringgeschätzt werden. Der Wunsch nach einem Kind rechtfertigt jedoch noch nicht jede medizinische Maßnahme. Darum rät die Synode vom Verfahren der extrakorporalen Befruchtung ab.

c) Heterologe Insemination, Samenspende und Eispende können zu Spannungen in den Beziehungen der Eltern zueinander und zum Kind führen; dadurch würde die familiäre Geborgenheit des Kindes gefährdet. Eine Verwendung von Samenzellen oder Eizellen Dritter zur Überwindung der Unfruchtbarkeit muß darum nachdrücklich abgelehnt werden.

d) Das Wohl des Kindes erfordert es im Normalfall, daß die Frau, die es aufzieht, auch seine genetische und leibliche Mutter ist. Es kann zum Schicksal werden, daß die leiblichen Eltern das Kind nicht erziehen können. Die absichtlich herbeigeführte Aufteilung der Mutterschaft zwischen der Frau, von der das Kind genetisch abstammt und die es aufziehen will, und jener, die es austrägt und zur Welt bringt, verstößt gegen das Anrecht des Kindes auf einheitliche Elternschaft. Ersatzmutterschaft – ob gegen Entgelt (Mietmutterschaft) oder als Freundes- oder Verwandtenhilfe (Leihmutterschaft) – muß gesetzlich verboten werden. Abreden dieser Art sind sittenwidrig.

e) Nach christlicher Überzeugung ist eine liebevolle Familie der beste Rahmen für das Heranwachsen von Kindern. Die Manipulation von Zeugung, Empfängnis und Schwangerschaft gefährdet Bindung und Bestand von Ehe und Familie.

f) Das Recht, sich genetisch nicht erforschen zu lassen, gehört zur Menschenwürde. Ebensowenig darf zu humangenetischer Beratung und Diagnostik verpflichtet oder genötigt werden; sie kann immer nur freiwillig sein. Die Möglichkeiten der Genomanalyse geben den gegenwärtigen Ängsten vor der Schaffung des „gläsernen Menschen" zusätzliche Nahrung. Insbesondere wo öffentliche und private Arbeitgeber oder Versicherungen das Instrument der Genomanalyse benutzen sollten, ohne daß Arbeitnehmer oder Versicherte die rechtlich garantierte Freiheit haben, sich genetisch nicht erforschen zu lassen, ergäbe sich die schwerwiegende Gefahr der Benachteiligung oder Ausgrenzung von Individuen oder Gruppen.

g) Humangenetische Beratung soll gewährleisten, daß das Lebensrecht auch eines behinderten Kindes geachtet und mit der pränatalen Diagnostik nicht automatisch die Entscheidung für einen Schwangerschaftsabbruch im Falle einer festgestellten Fehlbildung verbunden wird. Wenn feststeht, daß ein Kind mit einer Krankheit oder Fehlbildung erwartet wird, muß die Beratung verdeutlichen, daß es sich bei den beiden Alternativen, ein krankes Kind anzunehmen und auszutragen oder die Schwangerschaft abzubrechen, um einen kaum lösbaren Konflikt handelt. Es kann kein Ziel sein, Leid unbedingt zu vermeiden; Leid kann auch stärken oder ungeahnte Kräfte wecken. Zu beachten ist, daß die individuelle Entscheidung einer betroffenen Familie auch abhängig ist von der Einstellung zu Behinderten in der Gesellschaft insgesamt. Eine Gesellschaft, die Behinderte nicht integriert, verschärft den Konflikt in der humangenetischen Beratung. Die Mitarbeiter in der humangenetischen Beratung brauchen in ihrer verantwortungsvollen Aufgabe, Menschen in Krisensituationen zu begleiten, zusätzliche Angebote in der Aus-, Fort- und Weiterbildung.

h) Gentransfer und andere Eingriffe in menschliche Keimbahnzellen, die in Zukunft technisch möglich werden könnten, sind aus ethischen Gründen nicht vertretbar. Angesichts der gegenwärtigen Einsicht in Risiken, Voraussetzungen und Folgen solcher Eingriffe muß es als äußerst fraglich gelten, ob zu irgendeinem Zeitpunkt eine auch nur begrenzte Revision dieses Urteils möglich sein wird.

i) Gezielte Eingriffe an menschlichen Embryonen, die ihre Vernichtung in Kauf nehmen, sind ethisch nicht vertretbar. Die Synode erklärt ausdrücklich, daß die „verbrauchende" oder experimentelle Forschung an Embryonen eine wesentliche Grenze überschritten hat. Sie kann vor „verbrauchender" Forschung an sog. überzähligen Embryonen, der Erzeugung von Embryonen zu Forschungszwecken – und seien die Forschungsziele noch so hochrangig – sowie dem „Verbrauch" von Embryonen zur pränatalen Diagnostik nur dringend warnen und fordert entsprechende gesetzliche Regelungen.

j) Achtung vor der Würde und Individualität des Menschen muß bei jeder Entscheidung den obersten Grundsatz bilden. Menschliches Leben darf darum nicht nach einem fremden, planenden, menschenzüchterischen Willen hergestellt werden. Klonen sowie Chimären- und Hybridbildung verletzen in tiefgehender Weise sowohl die vorgegebene Gestalt des Lebens als auch seine Unverfügbarkeit und Individualität.

6) Gerade wenn ein umfassender und uneingeschränkter Schutz für menschliche Embryonen gefordert wird, erhebt sich um so dringlicher die Frage, was daraus

für das Problem des Schwangerschaftsabbruchs folgt. Die Synode sieht es als eine positive Entwicklung an, daß die aktuelle Diskussion über Gentechnik und Fortpflanzungsmedizin zu einer neuen Aufmerksamkeit und Wachsamkeit gegenüber der belastenden Praxis der Schwangerschaftsabbrüche und ihrer bedrückend hohen Zahl beigetragen hat. Der Schutz des ungeborenen Lebens ist unteilbar. Ein Embryo ist ein menschliches Wesen mit eigener Identität und eigenem Wert. Eine Abtreibung – in welchem Stadium auch immer – ist Tötung menschlichen Lebens. Der Schutz des Embryo in vitro (außerhalb des Körpers) und der Schutz des Embryo in vivo (im Mutterleib) stehen ethisch in einem unauflöslichen Zusammenhang. Angesichts der gegenwärtigen Bemühungen um einen gesetzlichen Embryonenschutz muß das Bewußtsein in Kirche und Öffentlichkeit weiter verstärkt werden, daß es sich in den straffrei gestellten Fällen des Schwangerschaftsabbruchs nicht um eine prinzipielle Einschränkung des Schutzes für das ungeborene Leben und somit nicht um ein Recht zur Abtreibung handelt, sondern um das notwendige unvollkommene Bemühen, nicht auflösbare Konfliktsituationen zu regeln. Das weiterreichende Ziel muß es freilich sein, schon dem Vorfeld der ungewollten Schwangerschaften, vor allem der Erziehung zu verantwortlicher Partnerschaft und Sexualität, die Aufmerksamkeit zuzuwenden. Auch sollten stärker als bisher auf Gemeinde- und Nachbarschaftsebene wirksame Hilfen für Menschen angeboten werden, für die das Ja zum Kind durch viele Umstände erschwert ist. Auf diesem Feld steht die Glaubwürdigkeit der Kirche auf dem Spiel.

IV.

Die Synode erinnert alle Christen, die als Eltern, Ärzte, Wissenschaftler oder Politiker Entscheidungen über das Leben zu treffen haben, an die Kraft des Gebets: Laßt uns Gott bitten um Orientierung für unseren Weg, um Vertrauen in die Treue Gottes zu seiner Schöpfung und um die Gewißheit der Vergebung, wo wir versagen und schuldig werden. Wir alle stehen unter der Zusage und dem Gebot der Liebe Christi.

Berlin-Spandau, den 6. November 1987

Der Präses der Synode der Evangelischen Kirche in Deutschland

gez. Schmude

Anhang: Von der Würde werdenden Lebens

Extrakorporale Befruchtung, Fremdschwangerschaft und genetische Beratung. Eine Handreichung der Evangelischen Kirche in Deutschland zur ethischen Urteilsbildung

Die medizinische Forschung hat auch im Blick auf die menschliche Fortpflanzung in letzter Zeit weitreichende neue Erkenntnisse gewonnen. Diese können und sollen dem Menschen dienen. Zum einen soll unfruchtbaren Ehepaaren die Erfüllung eines Kinderwunsches ermöglicht werden; zum anderen soll die Geburt von Kindern mit schweren Erbleiden möglichst vermieden oder eine Therapie von Behinderungen ermöglicht werden.

Neben diesem Ziel, einzelnen Menschen zu helfen, gibt es freilich auch ein rein theoretisches Forschungsinteresse. Die Erforschung früher Phasen der menschlichen Entwicklung gewährt Einblick in die Entstehung menschlichen Lebens. Damit eröffnen sich zugleich Möglichkeiten und Gelegenheiten zu Manipulationen am Anfang des Lebens, woraus heute noch nicht absehbare Gefahren erwachsen.

Wünsche im Blick auf das eigene Kind, therapeutische Zielsetzungen und das Interesse der Forschung können in Gegensatz zur christlichen Ethik geraten. Evangelische Stellungnahmen aus Anlaß der Reform des Strafrechts zum Schwangerschaftsabbruch (§ 218 StGB) haben immer vorausgesetzt, daß ethische Verantwortung für das menschliche Leben mit dem Zeitpunkt der Zeugung beginnt und deshalb einen angemessenen Schutz des werdenden menschlichen Lebens als eines hohen Rechtsgutes verlangt.

So werfen die neuen Möglichkeiten medizinischer Eingriffe am Anfang des Lebens ethische Grundlagen auf, denen die Kirche nicht ausweichen darf – um der Betroffenen und der Verantwortung für das Leben willen.

1 Grund-Sätze

1.1 Menschliches Leben ist eine Gabe Gottes und hat eine besondere Würde. Diese Gabe, die in Gottes Liebe ihren Ursprung hat, will in Liebe angenommen und weitergegeben werden; menschliches Leben ist durch die Liebe und zur Liebe bestimmt. Mann und Frau sind so geschaffen, daß aus ihrer Liebe in leibseelischer Ganzheit neues Leben hervorgehen kann. Bei einer Befruchtung außerhalb des Mutterleibes wird die Entstehung menschlichen Lebens von Mann und Frau an einen medizinisch-technischen Vorgang gebunden. Dabei besteht die Gefahr, daß das Werden menschlichen Lebens in Spannung gerät zu seiner Bestimmung durch die Liebe und zur Liebe.

1.2 Zeugung und Geburt gehören nach christlichem Verständnis in den Zusammenhang von Liebe und Ehe. Dies gilt, obwohl es auch in der Ehe Zeugung ohne Liebe und Schwangerschaft außerhalb der Ehe gibt. Der Zusammenhang von Liebe, Zeugung und Geburt wird aufgelöst, wenn der Akt der Zeugung durch medizinische Eingriffe ersetzt wird. Dies kann zu heute noch nicht absehbaren Folgen führen.

1.3 Kinderlosigkeit ist für viele ein hartes Schicksal, aber auch eine Chance für ein anders erfülltes und sinnvolles Leben. Es gibt keinen Anspruch auf Kinder. Kinder sind Gabe und Aufgabe. Sie brauchen eine behütete Kindheit. Ihr Anrecht darauf wird verletzt, wenn eine Frau ohne Mann leben, aber ein Kind bekommen will, so daß dieses ohne Vater aufwachsen müßte, statt in einer Geborgenheit, wie sie normalerweise Eheleute und Familie bieten. Kinder haben auch ein Anrecht darauf, daß die leibliche Mutter zugleich die genetische ist. Kinder müssen erfahren können, wer ihre leiblichen Eltern sind; eine Befruchtung mit Samen anonymer Spender versucht dies zu unterbinden.

1.4 Die Erfüllung eines individuellen Kinderwunsches durch eine extrakorporale Befruchtung bindet in den medizinischen Einrichtungen erhebliche finanzielle Mittel. Diese Mittel stehen zur Behebung von anderer Not nicht mehr zur Verfügung.

1.5 Im werdenden menschlichen Leben ist von dem Augenblick an, in dem sich Samen und Ei vereinen, eine künftige Person angelegt. Schon der Embryo ist zum unverwechselbaren Individuum bestimmt. Auch im Stadium der ersten Zellteilung besitzt er schon die gleiche ethische Qualität wie ein Fetus in der vorgerückten Schwangerschaft.

1.6 Genetische Beratung darf sich immer nur auf den Einzelfall beziehen. Sie muß jeweils die besonderen persönlichen und sozialen Umstände berücksichtigen und hat davon auszugehen, daß auch schon ungeborenem menschlichem Leben Individualität eignet.

1.7 Eine genetische Untersuchung, bei der das Erbgut analysiert wird, kann zur Erkennung von Krankheitsrisiken hilfreich sein. Solche Untersuchungen dürfen jedoch nur freiwillig und unter Wahrung strengster Verschwiegenheit erfolgen. Denn zur Menschenwürde gehört das Recht, sich nicht genetisch erforschen zu lassen.

1.8 Das Genom (Erbgut) prägt biologisch die Individualität eines Menschen. Die Menschenwürde gebietet, daß diese nicht manipuliert wird. Die Freiheit des Menschen beruht auch darauf, daß ihm die individuellen Anlagen nicht durch Eingriffe anderer Menschen zugeteilt worden sind. Ein Gentransfer und andere Eingriffe in die Keimbahnzellen, die in Zukunft technisch möglich werden könnten, sind deshalb aus ethischen Gründen nicht vertretbar. Heute kann noch nicht abgesehen werden, ob eine Modifikation dieser Ablehnung mit der therapeutischen Begründung, durch Gentransfer oder ähnliche Eingriffe könnten Erbkrankheiten vermieden werden, in Zukunft möglich werden wird. Die Forschung nach dieser Möglichkeit muß durch ständige kritische Fragen nach der ethischen Verantwortbarkeit begleitet werden.

1.9 Die Freiheit eines Forschers verwirklicht sich auch in der Selbstbeschränkung, zumal wo ethische Grenzen berührt werden. Freiheit der Forschung hat ihre Grenze an der Würde des menschlichen Lebens. Deshalb muß z. B. davor gewarnt werden, wissenschaftliche und finanzielle Kapazitäten auf eine ethisch nicht vertretbare Forschung an menschlichen Embryonen festzulegen.

2 Extrakorporale Befruchtung

2.1 Kommt eine Befruchtung auf natürlichem Wege nicht zustande, so besteht medizinisch-technisch die Möglichkeit, eine Eizelle operativ zu entnehmen, sie in einem Gefäß mit einer Samenzelle verschmelzen zu lassen („In-vitro-Fertilisation") und den sich entwickelnden Embryo in die Gebärmutterhöhle einzupflanzen („Embryotransfer").

2.2 Bevor eine extrakorporale Befruchtung als therapeutische Maßnahme in Erwägung gezogen wird, müssen zuvor alle anderen Möglichkeiten, den Kinderwunsch eines Ehepaares zu erfüllen, geklärt worden sein. Die Eheleute sollten auch die Möglichkeit einer Adoption oder des Verzichts auf Kinder in Betracht ziehen. Es darf keine Verpflichtung des Arztes zur extrakorporalen Befruchtung geben.

2.3 Bei Zeugung und Geburt eines Kindes beeinflussen sich leibliche und seelische Vorgänge wechselseitig. In einem erheblichen Teil der Fälle ist Sterilität des Mannes oder der Frau auch psychisch bedingt. Die psychischen Ursachen würden durch eine extrakorporale Befruchtung nicht behoben, sondern nur technisch überspielt.

2.4 Das abgeschätzte Risiko für angeborene Fehlbildungen liegt bei der extrakorporalen Befruchtung nicht höher als bei natürlicher Zeugung. Allerdings ist derzeit die Wahrscheinlichkeit für die Entstehung zweieiiger Zwillinge, bei denen ein erhöhtes Fehlbildungsrisiko besteht, größer.

2.5 Es ist noch unerforscht, ob es langfristige somatische oder psychosomatische Folgewirkungen hat, wenn der Embryo die ersten Lebenstage in einem Gefäß verbringt statt im Mutterleib; das Risiko ist nicht auszuschließen.

2.6 Die Vernichtung überzähliger Embryonen bei extrakorporalen Befruchtungen steht in unauflöslichem Widerspruch zu dem Schutz des werdenden menschlichen Lebens. So entsteht bei extrakorporalen Befruchtungen ein ethischer Konflikt, dessen Austragung hohes Verantwortungsbewußtsein erfordert.

2.7 Der medizinische Eingriff mutet eine größere Verantwortungslast zu als die natürliche Zeugung. Gewichtige Gründe lassen zu genereller Zurückhaltung raten. Bei einer extrakorporalen Befruchtung geht der Zusammenhang des Werdens menschlichen Lebens mit der leib-seelischen Ganzheit des Zeugungsvorgangs verloren. Nur begrenzt läßt sich sicherstellen, daß der Kinderwunsch dem vorrangigen Recht des Kindes in zureichendem Umfang Rechnung trägt. Überzählige Embryonen müssen sterben.
Achtung vor der Würde und Individualität des Menschen müssen bei jeder Entscheidung den obersten Grundsatz bilden.

2.8 Der Wunsch auch einer alleinstehenden Frau, Mutter zu werden, ist verständlich. Sie sollte aber, wenn sie eine extakorporale Befruchtung in Erwägung zieht, bedenken, daß ihr Kind ohne Vater aufwachsen würde. Nach christlicher Überzeugung ist die liebevolle Familie der beste Rahmen für eine Kindheit, wie sie der Bestimmung des menschlichen Lebens durch die Liebe und zu ihr entspricht.

2.9 Es müssen durch Richtlinien hohe ethische Standards für die Durchführung der extrakorporalen Befruchtung festgelegt werden, die Kontrollmöglichkeiten gewährleisten und Mißbrauch wie Experimente an Embryonen oder die Beteiligung von Ei oder Samen Dritter ausschließen. Die vom 88. Deutschen Ärztetag im Mai 1985 beschlossenen „Richtlinien zur Durchführung von In-vitro-Fertilisation und Embryotransfer als Behandlungsmethode der menschlichen Sterilität" und die entsprechenden Ergänzungen der Berufsordnung der Ärzte sind insofern zu begrüßen. Solche Richtlinien dürfen nicht durch nur formale Handhabung um ihren Sinn gebracht werden.

Therapeutische Eingriffe in die menschliche Keimbahn setzen wesentliche Verbesserungen der In-vitro-Fertilisation voraus. Dies würde ausgedehnte Experimente auch an menschlichen Embryonen notwendig machen; sie aber sind ethisch nicht vertretbar.

3 Heterologe Insemination und Eispende

3.1 Kinderlosigkeit kann durch die Zeugungsunfähigkeit des Mannes oder durch die Sterilität der Frau bedingt sein. Medizinisch-technisch kann zu einer Befruchtung entweder der Samen eines fremden Mannes oder das Ei einer fremden Frau benutzt werden.

3.2 Die von einer Kommission der Evangelischen Kirche in Deutschland 1971 erarbeitete Denkschrift zu Fragen der Sexualethik führte aus (Ziffer 59):

> Wenn wegen Zeugungsunfähigkeit des Mannes seine Frau von ihm kein Kind empfangen kann, wird heute gelegentlich die Übertragung fremden Samens auf die Ehefrau empfohlen, sofern dringender Kinderwunsch besteht (sog. „heterologe Insemination").
>
> Aber selbst wenn im Zeitpunkt der Beantragung solcher Maßnahme zwischen dem kranken (sc. zeugungsunfähigen) Ehemann und seiner Frau Übereinstimmung besteht, kann danach das Verhältnis der Eheleute gestört und ein so empfangenes Kind besonderen Belastungen ausgesetzt werden. Auch juristische und erbbiologische Probleme sind heute noch nicht völlig geklärt.
>
> Die Übertragung ehefremden Samens auf die Ehefrau ist nach christlichem Verständnis der Ehe – auch wenn der Spender unbekannt bleibt und völliges Einverständnis zwischen den Eheleuten besteht – ein Einbruch in die Ehe und damit eine Verletzung der Ausschließlichkeit ehelicher Beziehungen. Aus diesem Grunde kann die Übertragung fremden Samens auf die Ehefrau ethisch nicht gleich behandelt werden wie die instrumentelle Besamung mit dem Samen des Ehemannes.

3.3 Weil für das bestimmungsgemäße Werden menschlichen Lebens die Liebe der Eltern im Akt der Zeugung wesentlich ist, gelten die Vorbehalte, die gegen die extrakorporale Befruchtung erhoben wurden, auch gegen die heterologe Insemination.

3.4 Die genetische Abstammung ist ein Bestandteil der persönlichen Identität. Deshalb besteht bei heterologer Befruchtung ein Unterschied, ob der Spender anonym bleibt oder bekannt ist. Eine schicksalhafte Unkenntnis der Herkunft ist mit einer bewußt herbeigeführten ethisch nicht vergleichbar. Eltern schulden ihrem Kind Aufklärung über seine genetische Herkunft. Dies kann sogar aus medizinischen Gründen lebenswichtig werden.

3.5 Wenn der Vater des Kindes nicht der Ehemann und der Familienvater ist, kann dies zu Spannungen in den Beziehungen der Eltern zueinander und zum Kind führen; dadurch würde die familiäre Geborgenheit des Kindes gefährdet.

3.6 Eine heterologe extrakorporale Befruchtung ist ethisch auszuschließen; zu den Einwänden gegenüber einer heterologen Insemination und Eispende kommen die Vorbehalte gegenüber der extrakorporalen Befruchtung hinzu.

4 Ersatzmutterschaft

4.1 Neue medizinische Techniken machen es möglich, einen Embryo nicht von der Frau austragen zu lassen, von der das Ei stammt. Ist eine Frau nicht zur Schwangerschaft fähig, so kann nach der Befruchtung der Embryo in die Gebärmutterhöhle einer anderen Frau eingepflanzt werden. Es hat inzwischen mehrere Fälle solcher Fremdschwangerschaften gegeben.

4.2 Nach unserer Rechtsordnung ist die gebärende Mutter die leibliche Mutter. Dies soll dem Schutz von Mutter und Kind dienen. Auch in ethischer Sicht hätte im Falle einer Ersatzmutterschaft die leibliche Mutter, die in der Schwangerschaft mit dem Kind intensiv verbunden wurde, Vorrang vor der genetischen.

4.3 Schwangerschaft und das zu gebärende Kind dürfen nicht zur Ware gemacht werden. Die Mutterschaft darf nicht vermietet werden. Zudem besteht die Gefahr, daß sozial schwache Frauen ausgebeutet werden, indem sie die Gesundheitsrisiken und die seelischen Belastungen einer Fremdschwangerschaft gegen Entgelt auf sich nehmen.

4.4 Aber auch unter der Voraussetzung, daß die Ersatzmutterschaft nicht entlohnt wird, sondern etwa als Freundes- oder Verwandtenhilfe geschieht, bestehen unüberwindliche ethische Bedenken. Der gelegentliche Hinweis darauf, daß das Alte Testament stellvertretende Elternschaft kennt, geht fehl; die Strukturen von Ehe und Familie haben sich fortentwickelt. Auch ein Vergleich mit der Adoption ist nicht stichhaltig, weil deren Sinn darin besteht, einem Kind fehlende Elternschaft zu gewähren. Hingegen führt die Ersatzmutterschaft eine Trennung von leiblicher und sozialer Elternschaft willentlich ein und verursacht so eine Verunsicherung des Kindes über sein Herkommen.

4.5 Das legitime Interesse des Kindes verlangt normalerweise eine einheitliche (genetische, leibliche und aufziehende) Mutter- bzw. Elternschaft. Es kann zum Schicksal werden, daß die leiblichen Eltern das Kind nicht erziehen können. Die Aufspaltung der Mutterschaft, in die sich dann die Frau, von der das Kind genetisch abstammt und die es aufziehen wird, und jene, die es austrägt und zur Welt bringt, teilen, verstößt gegen das Anrecht des Kindes auf einheitliche Elternschaft.
Die Beziehung zwischen Mutter und Kind während der Schwangerschaft übt einen wichtigen Einfluß auf die werdende Persönlichkeit des im Mutterleib

heranwachsenden Kindes aus. Deshalb sollte dieser Einfluß möglichst positiv gestaltet sein. Dazu gehört die leib-seelische Bindung zwischen Mutter und Kind; ebenso gehört dazu, daß die Mutter die Zeugung in der Liebe zum Vater des Kindes bejaht. Auch für die Annahme des Kindes durch die Eltern spielt das Erlebnis der Schwangerschaft eine Rolle. Dies gilt insbesondere, wenn ein behindertes Kind zur Welt kommt. Bei der Ersatzmutterschaft entsteht in einem solchen Fall ein besonders schwerwiegendes Problem.

5 Genetische Beratung und pränatale Diagnostik

5.1 Nicht alle angeborenen Fehlbildungen oder Krankheiten sind Erbkrankheiten; viele beruhen auf vorgeburtlichen Schädigungen. Der heutige Erkenntnisstand der Humangenetik läßt es zu, zahlreiche Krankheiten und Fehlbildungen als erblich zu identifizieren. Bei den meisten Erbkrankheiten kann man aus dem Vererbungsmuster jedoch nur eine Wahrscheinlichkeitsberechnung für die Wiederholung einer bestimmten Krankheit ableiten. Während der Schwangerschaft gelingt es mit unterschiedlichen Untersuchungsmethoden, einige erbliche und nichterbliche Krankheiten und Fehlbildungen zu diagnostizieren. In der angewandten Humangenetik wird einzelnen Betroffenen und Familien genetische Beratung angeboten. Diese kann das für alle Eltern geltende Risiko genetisch bedingter oder auch während der Schwangerschaft entstandener Störungen oder Auffälligkeiten von Neugeborenen (etwa 2–4% der Fälle) nicht aufheben. Manche Schädigungen können auch nach der Geburt noch medizinisch behandelt werden. Die Möglichkeiten der vorgeburtlichen Diagnostik, insbesondere der Voraussagen von Krankheiten, stellen vor weitreichende Entscheidungen, die gemeinsam von den Eltern, den beteiligten Ärzten und Mitarbeitern ethisch verantwortet werden müssen.

5.2 Allen erblich belasteten Personen und Familien ist humangenetische Beratung und Diagnostik zu empfehlen. Eine solche Beratung darf jedoch nicht verlangt werden; sie kann immer nur freiwillig sein. Auch dürfen bei krankhaftem Befund nicht automatisch bestimmte Konsequenzen gezogen werden. Humangenetische Familienberatung darf nicht dem Ziel dienen, den Bestand an Erbfaktoren einer Bevölkerung zu verbessern.

5.3 Humangenetische Beratung *vor* einer Schwangerschaft kann dazu beitragen, daß durch Verzicht auf Kinder genetisch bedingte Krankheiten verhindert werden. Gelegentlich wird aber auch eine Entscheidung für eine „Schwangerschaft auf Probe" getroffen, mit der Absicht, die Schwangerschaft abzubrechen, wenn tatsächlich eine Fehlbildung diagnostiziert wird. Ein Entschluß zur Schwangerschaft auf Probe wiegt, selbst wenn eine Fehlbildung äußerst unwahrscheinlich wäre, schwer. Es ist ethisch bedenklich, wenn menschliches Leben hervorgerufen und getestet wird in der Absicht, es bei Vorliegen einer Schädigung zu töten.

5.4 Genetische Beratung *während* der Schwangerschaft hat die Aufgabe, Eltern darüber aufzuklären, ob, wie und mit welcher Genauigkeit das in der Familie vorhandene spezielle Risiko für eine Krankheit oder Fehlbildung bestimmt werden kann. Die Eltern müssen darauf vorbereitet werden, daß die Ergebnisse der pränatalen Diagnostik sie in einen Entscheidungskonflikt stellen können. Beratung soll gewährleisten, daß das Lebensrecht auch eines behinderten Kindes gewürdigt wird und mit der Pränataldiagnostik nicht automatisch die Entscheidung für einen Schwangerschaftsabbruch im Falle einer festgestellten Fehlbildung verbunden wird. Pränatale Diagnostik lediglich zum Zweck einer Geschlechtsbestimmung ist wegen des möglichen Mißbrauchs ethisch nicht vertretbar und muß ausgeschlossen bleiben.

Wenn feststeht, daß ein Kind mit einer Krankheit oder Fehlbildung erwartet wird, muß die Beratung verdeutlichen, daß es sich bei den beiden Alternativen, ein krankes Kind anzunehmen und auszutragen oder die Schwangerschaft abzubrechen, um einen kaum lösbaren menschlichen Konflikt handelt. Wenn bei einem krankhaften Befund automatisch die Konsequenz eines Abbruchs der Schwangerschaft gezogen wird, ist die Auseinandersetzung mit diesen Konflikten verdrängt.

5.5 Der ethische Konflikt ergibt sich aus folgenden Überlegungen:
Einer verwerflichen Tötung werdenden menschlichen Lebens steht die Übernahme von Leid und Verantwortung gegenüber, die ein krankes Kind für die Eltern bedeutet. Aber auch die Last der Krankheit für das erwartete Kind muß stellvertretend übernommen werden. Wenn Eltern sich bereitfinden, das Leid und die Verantwortung, die mit einem behinderten Kind auf sie zukommen, zu übernehmen, so entscheiden sie damit auch, daß ihr Kind mit der schweren Krankheit oder Mißbildung leben muß. Es kann kein Ziel sein, Leid unbedingt zu vermeiden; Leid kann auch stärken oder ungeahnte Kräfte wecken. Die Meinung, von Geburt an mißgebildete oder schwerstbehinderte Menschen dürften nicht geboren werden, ist ethisch nicht akzeptabel und mit dem christlichen Glauben unvereinbar. Neben der schwierigen Abwägung zwischen Schuld, Leidübernahme und Leidzumutung geht es um ein Abwägen der Fähigkeit der Eltern bzw. der Familie, das Schicksal eines kranken Kindes mitzutragen. Immer spielt auch das Ausmaß der spezifischen Erkrankung, der Grad einer zu erwartenden Behinderung bei der gemeinsamen Bearbeitung dieses Konfliktes eine entscheidende Rolle. Beratung kann nur individuell erfolgen und sich am Einzelschicksal der Familie orientieren. Das Abwägen im Einzelfall läßt sich nicht durch Gewichtung verschiedener Behinderungen (nichtlebensfähig, schwerstbehindert, leichtbehindert, riskant) ersetzen.

Weder kann sich eine Entscheidung nur nach den Wünschen der Eltern richten, noch darf der Berater seine Vorstellungen aufdrängen. Genetische Beratung ist in diesem Sinne ein kommunikativer Prozeß, der beide Seiten, Eltern und Berater, zur gewissenhaften, gemeinsamen ethischen Verantwortung in allen Entscheidungen aufruft.

5.6 Im Falle der Entscheidung für das Austragen eines mißgebildeten oder schwerstbehinderten Kindes ist eine kontinuierliche beratende Schwangerschaftsbegleitung notwendig. Die Nachbetreuung in derartigen Konfliktsituationen ist für die Kirche und ihre Diakonie zunächst eine seelsorgerliche Aufgabe, erfordert aber auch weitere flankierende Maßnahmen, um die gesellschaftliche Annahme von Behinderten, insbesondere behinderten Kindern, zu unterstützen. Die Kirche darf allerdings auch keine Versprechungen machen, die sie nicht einhalten kann.

Es muß selbstverständlich sein, daß auch bei einer Entscheidung zum Schwangerschaftsabbruch eine Nachbetreuung und Begleitung erfolgt.

5.7 Humangenetische Beratung und Diagnostik erfordern selbstverständlich eine qualifizierte Ausbildung auf dem Gebiet der Humangenetik und der Beratertätigkeit. Zusätzlich aber wird an den Berater ein hoher Anspruch an menschlicher Zuwendung und ethischem Urteilsvermögen gestellt, damit die Beratung zu verantworteten Entscheidungen verhelfen kann.

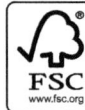

If you have any concerns about our products,
you can contact us on
ProductSafety@springernature.com

In case Publisher is established outside the EU,
the EU authorized representative is:
**Springer Nature Customer Service Center GmbH
Europaplatz 3, 69115 Heidelberg, Germany**

Printed by Libri Plureos GmbH
in Hamburg, Germany